W0268764

ENZYKLOPAEDIE DER KLINISCHEN MEDIZIN

HERAUSGEGEBEN VON

L. LANGSTEIN
BERLIN

C. VON NOORDEN
FRANKFURT A. M.

C. VON PIRQUET
WIEN

A. SCHITTENHELM
KÖNIGSBERG I. PR.

SPEZIELLER TEIL

DIE NASEN-, RACHEN- UND OHR-ERKRANKUNGEN DES KINDES IN DER TAEGLICHEN PRAXIS

VON

F. GÖPPERT
GÖTTINGEN

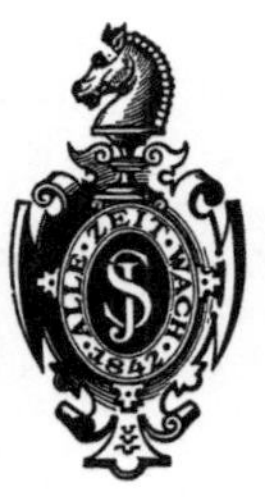

BERLIN
VERLAG VON JULIUS SPRINGER
1914

DIE
NASEN-, RACHEN- UND OHR-
ERKRANKUNGEN DES KINDES

IN DER TAEGLICHEN PRAXIS

VON

PROFESSOR Dr. F. GÖPPERT
DIREKTOR DER UNIVERSITÄS-KINDERKLINIK ZU GÖTTINGEN

MIT 21 TEXTABBILDUNGEN

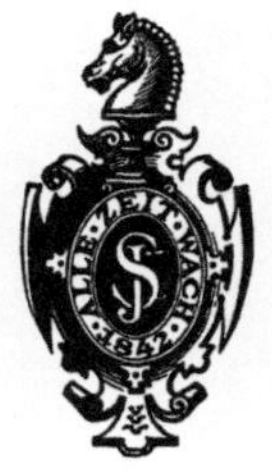

BERLIN
VERLAG VON JULIUS SPRINGER
1914

ISBN-13:978-3-642-88840-3   e-ISBN-13:978-3-642-90695-4
DOI: 10.1007/978-3-642-90695-4

Vorwort.

Die Lehre von den Erkrankungen der oberen Luftwege und des Mittelohres hat nicht nur deswegen eine besondere Bedeutung, weil es sich um die bei weitem häufigsten Leiden des Menschen handelt, sondern auch, weil der Konnex mit den übrigen Erkrankungen des Körpers ein so inniger ist, daß man in der alltäglichen Praxis ihre Kenntnis nicht entbehren kann. Bald dient der Nasenrachenraum als Eintrittspforte oder als Initialherd, bald kompliziert das Nasenrachenleiden oder die Mittelohrerkrankung den Verlauf der Infektionskrankheit und bestimmt ihn in mehr oder weniger ausgesprochenem Grade. Die Rückwirkung selbst unbedeutender Leiden dieser Organe auf Wohlbefinden und Gedeihen läßt uns auch die weniger schweren Affektionen als beachtenswert erscheinen. Umgekehrt spiegelt sich die Konstitution des Gesamtkörpers in den Schleimhäuten von Nase und Ohr wieder. Trotzdem daher die Kenntnis dieser Leiden in der allgemeinen Praxis so wesentlich ist wie die der Lungenleiden, sind heutuzutage mehr als wünschenswert die Ohren- und Nasenkrankheiten eine Domäne des Spezialarztes geworden. Der Grund liegt nicht in der Schwierigkeit der Materie. Gewiß gibt es große Gebiete, die nicht nur wegen der Schwierigkeit der Technik der Untersuchung und der Erlernung chirurgischer Handgriffe, sondern auch wegen der Möglichkeit, gesicherte diagnostische Kenntnisse zu erwerben, stets Domänen des Spezialarztes bleiben müssen. Und nichts liegt mir ferner als das Bestreben, diese oder jene Operation noch in den Wirkungsbereich des praktischen Arztes zu ziehen, ja selbst der Chirurg scheint mir bei der Operation eines erkrankten Warzenfortsatzes dem Otochirurgen unterlegen. Es würde einen Rückschritt bedeuten, wenn hier das „auch können" das bessere Können des speziell Geübten und Geschulten ersetzen würde. Wo es sich um diesen oder jenen Eingriff handelt, wo es eine Diagnose zu bestätigen gilt, da steht uns ja stets ein Spezialarzt zur Verfügung, aber in der Beurteilung der täglich sich wiederholenden Krankheitsprozesse, in der Erkennung des Zusammenhangs für den Allgemeinzustand, in der Pflege der erkrankten Schleimhäute muß der Arzt eigenes Können und eigenes Wissen besitzen. Auch ist es nur dem allgemein wirkenden Arzt, nicht dem Spezialarzt möglich, den richtigen Maßstab für die Bedeutung auch der kleineren Leiden anzulegen.

In der allgemeinen Praxis ist es zudem eine undenkbare Forderung, daß man zu jedem Nasen- und Ohrenleiden sofort einen Spezialarzt zuziehen soll. So kann man z. B. nicht jedesmal bei einem fiebernden Kranken, dessen Krankheitserscheinung man sich nicht recht erklären kann, einen Spezialarzt rufen, um feststellen zu lassen, ob ein Ohrenleiden besteht. · Und doch wäre derjenige dazu verpflichtet, der nicht selbst die Diagnose stellen kann. So kommt es notwendig zu Vernachlässigungen, die sich glücklicherweise dank der Vis medicatrix naturae nicht immer rächen. Doch hat diese Vernachlässigung oft der Wertschätzung des praktischen Arztes im Publikum geschadet. Zu bedauern ist die Unkenntnis der Leiden auch besonders deswegen, weil häufige pathologische Erscheinungen, namentlich des Säuglingsalters, als Nerven- und Magenleiden, wenn nicht gar als Folgen der „Zahnung" oder „verdorbener Brustmilch" gedeutet werden.

So scheint es mir eine lohnende Aufgabe zu sein, die innigen Beziehungen der Erkrankungen des Nasenrachenraums und des Mittelohrs zum Gesamtorganismus einer Besprechung zu unterziehen, und zwar, indem wir besonders Wert legen auf die im spezialistischen Sinne kleinen und unbedeutenden Leiden. Zugleich soll es die Aufgabe der Zeilen sein darzustellen, was der nicht spezialistisch tätige Arzt von diesen Leiden zu beachten und eventuell zu behandeln hat. Gerade aber als Nichtspezialist mußte ich aufs schärfste die Grenzen betonen, die dem Nichtspezialisten gezogen sind.

Wenn wir nicht in Erlernung kleiner Kunstgriffe, sondern in diagnostischer Ausbildung und Erfahrung unser ärztliches Wirkungsgebiet zu erweitern uns bestreben, dann gibt es kaum ein Gebiet in der Medizin, das dem Arzte so viel Erkenntnis und in der Therapie so viel Freude bereitet, wie die Erkrankung dieser Organe. Unsere Betrachtungen werden sich dabei beschränken auf die Schleimhauterkrankungen der Nase, des Nasenrachenraums und des Mittelohrs. Tiefergreifende, im eigentlichen Sinne spezialistische Krankheitsprozesse werden nur soweit dargestellt, als es Aufgabe des Arztes ist, ihr Eintreten zu erkennen. So bleibt auch die Erkrankung des inneren Ohrs und die bewundernswürdig ausgebildete funktionelle Diagnostik derselben außerhalb des Bereiches unserer Betrachtung. Nur soweit sie die akuten Infektionskrankheiten kompliziert, mußte sie eine Besprechung erfahren. Im besonderen war es mein Bestreben, möglichst nur das zu bringen, was ich durch eigene Beobachtung und Erfahrung, nicht nur durch Literaturstudien beurteilen kann.

Göttingen, Ende Oktober 1913.

F. Göppert.

Inhaltsverzeichnis.

Einleitung.

Als Inhalt folgender Abhandlung ist im wesentlichen zu bezeichnen die Lehre von der Erkrankung der Schleimhäute der Nase, des Nasenrachenraums und ihrer Nebenhöhlen, eingerechnet der des Mittelohres, und ihre unmittelbaren Folgeerscheinungen. Entsprechend der besonderen Aufgabe sind diese Leiden hauptsächlich in ihren Beziehungen zu dem Gesamtorganismus und seinen Krankheiten zu betrachten.

Die entzündlichen Erkrankungen der Schleimhäute der Nase und des Nasenrachenraumes finden im ersten Teil ihre Besprechung. Hierbei wird der gesamte Schleimhautkomplex als eine pathologische Einheit betrachtet. Es gehört hierzu also auch die Entzündung der eingebetteten lymphatischen Apparate. Die besonderen Erscheinungen, die durch lebhaftere Teilnahme der Rachen- oder Gaumenmandeln hervorgerufen werden, finden zwar als Krankheitstypen Erwähnung, dürfen aber nicht als selbständige Krankheiten, wie z. B. Angina tonsillaris, bezeichnet werden. Dieser fast selbstverständliche Standpunkt muß deswegen besonders betont werden, weil die Blicke des Arztes meist allzusehr von den Vorgängen an den Tonsillen befangen, sind und daher hochfieberhafte Pharyngitiden, bei denen die Tonsillen nicht oder noch nicht in den Krankheitsprozeß hineingezogen sind, vielfach nicht richtig gedeutet werden. Folgeerscheinungen, die eine selbständige pathologische Bedeutung gewonnen haben, wie Erkrankung der Nebenhöhlen, Erkrankung der regionären Lymphdrüsen und Retropharyngealabszeß finden im zweiten Teil ihren Platz. In diesen gehören aber namentlich die selbständigen Erkrankungen der chronisch geschädigten lymphatischen Apparate, Hyperplasie sowohl wie chronische Tonsillitis.

Zum ersten Abschnitt gehören eigentlich auch die einfachen katarrhalischen Erkrankungen des Mittelohres, die klinisch weiter nichts als ein Teil dieser Systemerkrankung, der Nasopharyngitis, sind. In der Tat können wir den Unterschied zwischen Pharyngitis und Otitis media, wenn wir die klinischen Folgeerscheinungen auf die gesamte Konstitution besprechen müssen, nicht durchführen. Aus einfach praktischen Gründen und wegen derjenigen Fälle, bei denen klinisch der besondere Bau dieser wichtigsten „Nebenhöhlen" zu selbständigen Erscheinungen führt, empfiehlt es sich, die Mittelohrerkrankungen in einem besonderen, dem dritten Abschnitt, zu besprechen. Zwar sind die bedeutsameren Fälle trotz ihrer Häufigkeit eine verschwindende Minderzahl unter der gesamten Menge der Mittelohrerkrankungen. Um so größer ist aber ihr klinischer Wert. Es ergibt sich aus dieser Anschauung, daß wir bei der Schilderung der Folgen für den Allgemeinzustand nur diejenigen Erscheinungen als Folge der Mittelohrentzündung besprechen, die durch den speziellen Bau des Mittelohrs bedingt sind, d. h. die Folgen der Retention

und der Knochenerkrankung. Die gewöhnliche katarrhalische Affektion der
Mittelohrschleimhaut aber gilt nur als eine mitunter recht unbedeutende Teil-
erscheinung der Pharyngitis, und ihre Rückwirkung auf den Körper ist in der
Besprechung der Nasopharyngitis enthalten. Der vierte Abschnitt beschäftigt
sich mit den Nasen-, Nasenrachen- und Mittelohrerkrankungen als Teilerschei-
nung der Infektionskrankheiten. Hierbei ist aus praktischen Gründen auch
Rücksicht auf die Erkrankung des inneren Ohres genommen, soweit sie dem
Praktiker begegnet und daher bekannt sein muß.

Erster Teil

Nasopharyngitis[1]).

Ätiologie.

Die Nasopharyngitis ist eine Infektionskrankheit, die den mannigfaltigsten Krankheitserregern ihren Ursprung verdankt. Pneumokokken, Streptokokken, Influenzabazillen, Micrococcus katarrhalis u. a. können bei verschiedenen Epidemien vorherrschen. Es unterscheidet sich jede Epidemie von der anderen, auch ohne daß der Befund an Mikroorganismen eine Erklärung hierfür gäbe. Die einzelnen Epidemien differieren von einander durch ihre Schwere und ihre Neigung zu Komplikationen. So sieht man bei einer vorwiegend schwere Bronchopneumonien sich anschließen, bei einer anderen ist die Beteiligung des Mittelohrs fast obligatorisch. Manche Endemie zeichnet sich aber auch durch besondere Charakteristika aus, die Veranlassung zur Aufstellung von Krankheitsbildern geben könnten. So sieht man eine Reihe von Fällen, bei denen starke Entzündung der Seitenstränge des Pharynx und Entzündung der vorderen Zungenspitze zusammen auftreten, andere, bei denen die Mittelohrentzündung gering ist, aber regelmäßig Blasen auf dem Trommelfell erscheinen. So fand ich einmal bei einer einzigen Besuchstour am selben Vormittage drei Fälle dieser immerhin sonst nicht so häufigen Affektion. Die Lust zur Klassifizierung vergeht aber schon bei der nächsten Epidemie, bei der wieder andere Typen auftreten.

Wie infektiös die Krankheit ist, das weiß nicht nur die Mutter einer zahlreichen Familie, das erfahren wir leider nur zu oft in Säuglingsabteilungen. Ein Beispiel einer derartigen Hausepidemie, die sämtliche Säuglinge der damaligen provisorischen Göttinger Säuglingsabteilung betraf, gibt uns Abb. 8a u. b.

Ein Blick auf die Kurve zeigt, daß es sich hier um eine kleine Epidemie handelt, die sich durch schwere Rückwirkung auf die Verdauungsvorgänge, aber durch geringe Folgen für die tieferen Luftwege gegenüber anderen Epidemien charakterisiert.

Bedeutung der Konstitution.

Es ist hier wie bei den Hauterkrankungen unmöglich, Wesen und Bedeutsamkeit der Affektion zu verstehen, wenn man nur den exogenen Faktor berücksichtigen wollte. Es ist auch dem Laien bekannt, daß es Menschen gibt, die bei jeder Gelegenheit zu einer Schnupfeninfektion auch Schnupfen bekommen, während andere davon frei bleiben. Jeder Arzt weiß, daß nicht nur die Erkrankung, sondern auch die Verlaufsart der Erkrankung durch die Konstitution bedingt ist, und so ist hier wie in anderen Gebieten der Pathologie

---

[1]) Unter Nasopharyngitis wird hier überall die entzündliche Erkrankung der Nase und des Nasenrachenraums verstanden.

die Czernysche Lehre von der exsudativen Diathese als befreiend und klärend zu begrüßen.

Die exsudative Diathese manifestiert sich durch die Neigung des Körpers, auf chemische, physikalische, wie bakterielle Reize der Häute und Schleimhäute leichter zu reagieren als normal. Diese Reaktion aber ist zugleich eine verstärkte. Grad und Dauer der Schwellung, die Mitbeteiligung der regionären Lymphdrüsen ist hier vermehrt. Die Neigung zum chronischen Verlauf und zum Rezidiv tritt stärker hervor. Die Mitbeteiligung der Mittelohrräume oder der oberflächlichen Luftwege führt leichter zu selbständigen Folgeerkrankungen.

Gewisse Ernährungsformen können diese Empfindlichkeit steigern.

Die lokale Disposition wird häufig erst durch eine einmalige schwere Infektion geweckt. Man sieht dann beim vorher beschwerdefreien Kinde die Neigung zu exsudativen Prozessen des Rachenraums manifest werden.

Bedeutung der Domestikation.

Häufigkeit und Heftigkeit der Attacken ist aber weiterhin noch abhängig von dem Grade derjenigen Eigenschaft, die man als Abhärtung zu bezeichnen pflegt. Diese besteht nicht in der Fähigkeit, klaglos Kälte zu ertragen, sondern in der Reaktion der Haut auf den Kältereiz mittels Erweiterung der Hautgefäße und vermehrter Zirkulation.

Diese Fähigkeit ist dem Menschen zum Teil durch die Kleidung entbehrlicher geworden und ist um so mehr verloren gegangen, je sorgfältiger Temperatur und Kleidung in stete Übereinstimmung gebracht werden und je besser gewärmt die Wohnungen sind. Dieser mangelnden Übung ist gleichwertig das Verhalten beim Kinde der niederen Arbeiterstände, das das überhitzte Zimmer in unzureichender Kleidung verläßt, um draußen zu frieren.

Da die Wärmeregulation unter Durchblutung und Erwärmung der Haut die Steigungsfähigkeit des Stoffwechsels voraussetzt, übt sie der Körper um so unvollkommener aus, je weniger Lust und Gelegenheit zu körperlicher Bewegung und Anspannung der Muskeln in jedem Augenblick besteht.

Eine zweite Schädigung bringt das Zusammenleben in Städten z. B. durch Rauch und Staub hervor, die die Neigung zur Erkrankung der Nase vermehren, wie wir uns jederzeit in Industriebezirken überzeugen können.

Schließlich wird durch den Zusammenfluß vieler Menschen im geschlossenen Raume die Gelegenheit zu Schnupfeninfektion vermehrt.

Wesen des Rezidives.

Es fragt sich, ob zu jedem Rückfall eine Neuinfektion notwendig ist. Daß dies oft der Fall, lehrt die tägliche Erfahrung. Es kann aber auch ein bisher sozusagen nur schmarotzender Krankheitskeim unter gewissen Bedingungen, z. B. Erkältung, imstande sein, jetzt selbständig eine Krankheit zu erzeugen, wie es ja bei Entstehung der Lungenentzündung klinisch und im Tierversuch bewiesen ist. Bei Nasenrachenraumerkrankungen sind klimatische Einflüsse zweifellos von größter Wichtigkeit, so Witterungsumschläge und lang dauernde sonnenlose Perioden. Dann aber müssen wir auch annehmen, daß chronische Entzündungsvorgänge unbedeutender Art durch die genannten Einflüsse periodisch immer wieder aufflammen, wobei dahingestellt sein mag, wieweit hierbei die Bakterien eine Rolle spielen[1]).

---

[1]) Nach den interessanten Versuchen von L. F. Meyer scheint die Reinfektion die häufigere Ursache des Rezidivs zu sein.

So erklärt sich die enorme Häufigkeit der Erkrankungen der
oberen Luftwege nicht nur aus der Verbreitung der exsudativen
Diathese, sondern auch durch die schädlichen Bedingungen, unter
denen der kultivierte Mensch mehr oder weniger leben muß, die
wir als Domestikationsschädigung zusammenfassen.

A. Die Nasopharyngitis der Säuglinge.

Die Nasopharyngitis der Säuglinge unterscheidet sich von der gleichen
Erkrankung des späteren Kindesalters klinisch in so vielen Punkten, daß sie
einer getrennten Besprechung bedarf. Die Organsysteme, die beim Neugeborenen gezwungen sind, den Kampf mit der Außenwelt aufzunehmen, die
Haut, der Magendarmkanal und die oberen Luftwege haben in der Pathologie
des Säuglingsalters eine besondere Bedeutung, die für die ersten beiden Systeme
allgemein anerkannt, für das dritte aber längst nicht genug gewürdigt wird.
Weitere Besonderheiten ergeben sich aus der Differenz des anatomischen Baues
von Nase und Pharynx gegenüber dem späteren Kindesalter.

I. Anatomie des Nasenrachenraums des Säuglings.

Wie aus den beigegebenen Abbildungen ersichtlich, ist die Pars oralis pharyngis
unendlich klein gegenüber dem Nasenrachenraum und der eigentlichen Nase.

Der Additus narium ist stärker nach oben gerichtet als im späteren Alter und zeigt
an seinem Übergang in die Nase eine Verengung. Bei Beginn der eigentlichen Nase steigt
fast senkrecht die obere Begrenzung in die Höhe, um nach den Choanen zu wieder herab-
zufallen. Die Choanen verdienen ihren Namen nicht. Sie stellen nichts weiter dar als kleine,
kreisrunde Öffnungen, bzw. Kanälchen, so daß die Nasenmuscheln völlig vom Nasenrachenraum abgetrennt werden. Für diesen ein- bis zwei mm langen Kanal möchte ich daher
den Namen „Canalis choanalis" gebrauchen. Diese Kanäle sind durch eine stark schwell-
bare Schleimhaut eingesäumt, namentlich die obere Begrenzung nach dem Nasenrachenraum
zeigt diese Eigenschaft, wie aus dem Bilde 6, das von einem chronischen Säuglings-
schnupfen stammt, zu ersehen ist. Im Laufe des ersten Lebensjahres erweitert sich die
Choane nach oben gleichzeitig mit den übrigen Wachstumserscheinungen des Gesichtsschädels.

Nach der Vereinigung der beiden Canales choanales verläuft der Nasopharynx eine
große Strecke lang völlig horizontal, sich nach hinten zu verbreiternd bis zu den nicht tief
einspringenden Rosenmüllerschen Gruben, wo er seine größte Breite erreicht. In scharfer
Kante biegt er hier nach unten um und verläuft jetzt, sich verschmälernd, in einem stumpfen
Winkel gegen die Horizontale, also nicht rechtwinklig, wie etwa beim Erwachsenen, bis zur
Pars laryngea, ein Verhalten, wie wir es beim Tiere sehen. Der horizontale Teil ist
an der Oberfläche vollständig platt und trägt hier die Pharynxtonsille, die im ersten
Lebensjahr häufig noch keine Keimzentren aufweist (siehe Abb. 1. 2 u. 6). Die Unter-
fläche dieses Pharynxteils ist begrenzt von dem vollständig horizontal verlaufenden weichen
Gaumen, der auch im Gegensatz zum Erwachsenen noch in seinem letzten Teile, dem Gaum-
segel, diesen Verlauf beibehält.

Der stumpfe Winkel, in dem der untere Teil des Pharynx diese Horizontale kreuzt,
bedingt, daß der Zungengrund in schrägerer Linie aufsteigt und länger der Hinterwand des
Pharynx anliegt (siehe Abb. 1—3.)

1. Klinische Bedeutung des abweichenden Baues für die Pathologie.

Das quantitative Verhältnis zwischen Pars oralis und den übrigen Teilen
des ‚Pharynx und der Nasenräume spricht sich klinisch in der höheren
Bedeutung der Erkrankung des Nasenrachenraums gegenüber den Leiden des
Mundteils des Pharynx aus und erstreckt sich auch auf die Bedeutung der
Erkrankung von seiten der Gaumentonsille. Im einzelnen ergeben sich folgende Gesichtspunkte. Die besondere Ausgestaltung des Naseneingangs läßt
seine Erweiterung in Fällen von Luftmangel als besonders wichtig erscheinen,

daher die große Rolle, die das Nasenflügelatmen bei den Erkrankungen der tieferen Atemwege spielt. Die Abknickung am engen Übergang zwischen

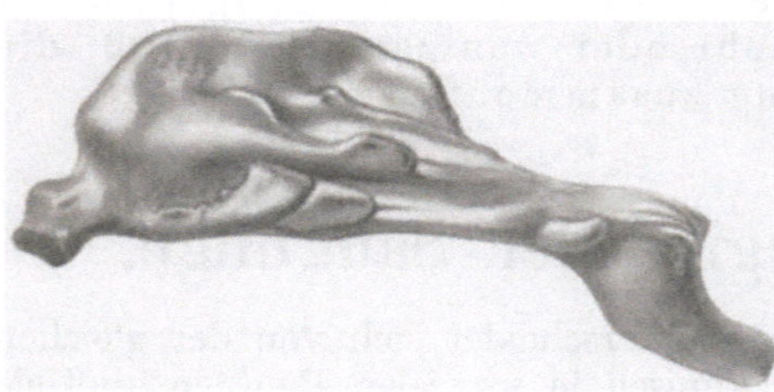

Abb. 1.
Ausguß von Nase und Pharynx eines Neugeborenen von der Seite.

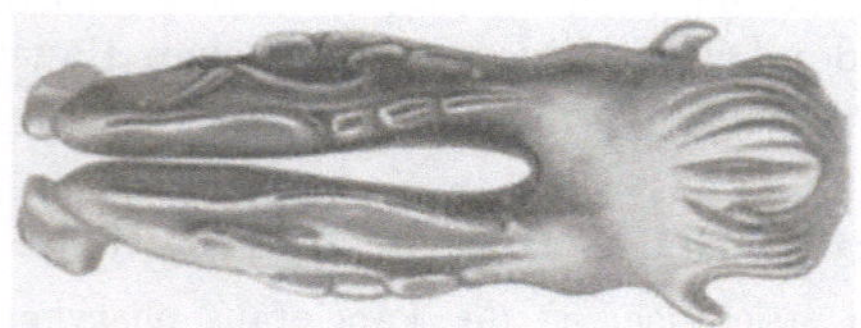

Abb. 2.
Derselbe von oben.

Additus narium und Inneren der Nase bewirkt, daß beim liegenden Kinde aus dem Naseninnern durch den Atemstrom vorgestoßene Sekrete sich hier beim Zurücksinken leicht stauen, an dieser Stelle, wo noch kein Drüsensekret die Wandungen feuchtet, ankleben und eindicken und so zum Verschluß der Nase führen.

Die Canales choanales geben bei dem Bau ihrer Schleimhaut die Möglichkeit eines isolierten Zuschwellens bei Rhinitis posterior. So kann das gleiche Bild des Stockschnupfens wie bei vergrößerter Nasenrachenmandel entstehen.

Der schräge Verlauf von Pharynx und Zungengrund nach hinten und unten bedingt, daß wir bei Inspektion des Pharynx die Zunge nicht nach unten, sondern nach unten und vorn drücken müssen. Ebenso muß der Säugling, wenn er durch den Mund atmen will, aktiv diese Zungenstellung einnehmen. Es genügt nicht einfach, wie bei älteren Kindern, die Öffnung des Mundes. Formiert er nicht so einen Luftweg nach außen, so wird bei verstopfter Nase der lang dem Pharynx anliegende Zungengrund angesogen.

Durch Nachhintenneigen des Kopfes wird der Weg der Luft über die Zunge gestreckter und funktioniert daher besser.

2. Diagnostische Technik.

Man drückt mit dem Daumen die Nasenspitze möglichst nach oben. Dann kann man, wenn das Kind nicht schreit, schon beim Neugeborenen den vorderen Teil der unteren Muschel und einen erheblichen Teil des Septums überblicken. Bei ruhiger tiefer Atmung gelingt es auch oft, einen Teil des mittleren Nasenganges und der mittleren Muschel zu übersehen. Schreit das Kind, so muß der Nasenflügel durch eine schmale, hakenförmig abgebogene Haar- oder Lockennadel (Nasenspekulum nach Juracz) abgezogen werden. Ebenso muß, wenn man den Boden des unteren Nasengangs betrachten will, die untere Wand des Additus narium etwas nach unten gezogen werden. Krusten,

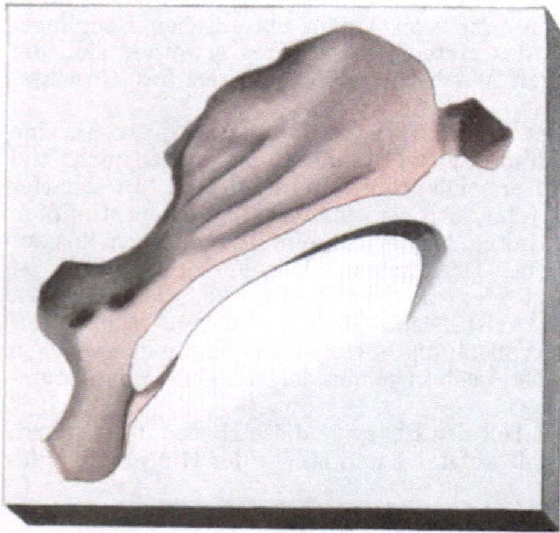

Abb. 3.
Nase und Pharynx des Neugeborenen (Abdruck eines Metallabgusses in Gips.) Die Schleimhaut rosa gefärbt, die Zunge schraffiert.

Borken oder Schleim dürfen nur mit einem in gelbes, leicht schmelzbares Vaselin getauchten Wattestäbchen entfernt werden. Trockene Wattestäbchen machen zu leicht Blutungen, und diese kleinen Exkoriationen können sich am nächsten Tage mit einem dünnen Belag überkleidet haben, der differential-diagnostisch gegenüber der Diphtherie Schwierigkeit machen kann. Die Methode ist einfach. Ihre Leistungsfähigkeit bei der Diagnose der Nasendiphtherie des Neugeborenen ist aus der von Blochmann aus der Göttinger Kinderklinik veröffentlichten Arbeit zu ersehen.

II. Der akute Anfall.

1. Untersuchungsbefunde.

Aus den geschilderten anatomischen Ursachen kommt es bei vermehrtem Nasensekret sehr häufig vor, daß sich eine Kruste am Übergang von Additus narium ins Cavum nasale bildet.

Nur in relativ seltenen Fällen ist das Sekret so dünnflüssig, daß wir schon von außen eine feuchte Nase bemerken. Wenigstens gilt dies, solange der Säugling im wesentlichen liegt, und es gilt auch fürs Anfangsstadium der Nasendiphtherie. Die nähere Betrachtung des Naseninnern zeigt im ersten Beginn des Schnupfens öfters eine dunkelrote, geschwollene untere Nasenmuschel, die während der Betrachtung ihren Schwellungsgrad ändern kann. Meist aber ist die Schwellung unbedeutend. Die normale, weißlich-graue Farbe der Nasenmuschel zeigt alle Schattierungen bis zum Hochrot; fast immer aber pflegt das Septum stärker gerötet zu sein. Trotzdem die Nase von außen trocken erscheint, zeigt sie sich mindestens am zweiten bis dritten Tage mehr oder weniger mit Sekret gefüllt. Die einfache Rhinitis anterior mit andauernder Verschwellung der stark sezernierenden vorderen Schleimhautteile ist relativ selten. Meistens stehen die Schwellungszustände der vorderen Nase in keinem Verhältnis zu den klinischen Erscheinungen, namentlich dem Atemhindernis, so daß wir dann den hinteren Teil der Nase und den Nasenrachenraum als den Ort der Haupterkrankung betrachten müssen.

Der Nasenrachenraum ist unserer direkten Betrachtung entzogen. Nur dem sehr geübten Spezialisten gelingt in diesem Alter die Rhinoscopia posterior (Edmund Meyer). Wir sind somit auf indirekte Zeichen angewiesen.

Solche finden wir zunächst in der Pars oralis. Manchmal gelingt es zu sehen, daß ein Schleimpfropf hinterm Zäpfchen herabsinkt. Dann kann die hintere Rachenwand gerötet sein. Namentlich jenseits des vierten Lebensmonats finden wir in einzelnen Fällen eine leicht körnige Beschaffenheit dieser Schleimhaut, die wegen ihrer besonderen klinischen Folgeerscheinung im folgenden Abschnitt näher besprochen wird. Häufig pflanzt sich im zweiten Lebenshalbjahr die Entzündung aus dem Rachenraum in zwei parallelen, unmittelbar hinter dem hinteren Gaumenbogen senkrecht verlaufenden Streifen in die Pars oralis hinein fort. Diese beiden Streifen entsprechen den sogenannten Seitensträngen. Sie verdanken ihre Prominenz dem Faserzug des Levator pharyngis und treten beim Würgakte nach der Mittellinie zu etwas näher zusammen, so daß sie dann erst deutlich sichtbar werden. Je jünger das Kind ist, um so weniger regelmäßig finden wir die zitierten Erscheinungen. Auch entwickeln sich diese erst im Laufe der Krankheit, fehlen daher meist in den ersten zwei Tagen und treten oft erst auf, wenn das Kind klinisch bereits gesund ist.

Der deutlichste Beweis aber für die Mitbeteiligung des Nasenrachenraums ist die Schwellung der regionären Lymphdrüsen dieses Schleimhautbezirks, nämlich der Cervikaldrüsen. Diese Erscheinung ist so regelmäßig, daß Czerny, bevor die Lymphbahnverbindungen entdeckt waren, aus klinischen Gründen die Cervikaldrüsen als regionäre Lymphdrüsen des Nasenrachenraums ansprach.

Sinnfällige Entzündungserscheinungen am Gaumensegel sind anfangs selten, um so mehr Wert dürfen wir auf einige charakteristische Reaktionserscheinungen legen, die uns die Teilnahme des Nasenrachenraums am Entzündungsprozeß verraten. Zu beiden Seiten des Zäpfchens unmittelbar am scharfen Rande des Gaumensegels finden sich 2—5 kaum stecknadelkopfgroße Knötchen, die leicht gerötet sind, vielleicht der Ausdruck einer Retention in kleinen Schleimdrüschen.

Noch sinnfälliger, aber nicht so regelmäßig ist ein roter Streifen, der sich, 1—2 mm vom scharfen Rande des Gaumensegels entfernt, parallel demselben erstreckt, aber nicht bis zur Tonsille reicht. Gleichzeitig kann man beim Würgakte oft die gerötete Hinterfläche des Zäpfchens bemerken. Es sind das die gleichen Erscheinungen, wie sie zuerst bei Genickstarre von Edmund Meyer beschrieben sind, die ich jedoch im allgemeinen als nicht für diese Krankheit spezifisch auffassen möchte.

Bei Entzündung des Nasenrachenraums und der Nase muß die Hinterfläche des Gaumensegels, in der die Lymphbahnen des Septums verlaufen, an den Erscheinungen intensiv teilnehmen. Der rote Streifen ist weiter nichts als der Ausdruck einer Lymphgefäßentzündung, die nur an der bezeichneten Stelle aus anatomischen Gründen bis an die abwärts gekehrte Seite des Gaumensegels reicht (s. S. 57).

Eine aufmerksame Betrachtung der Mandel zeigt uns die zuerst von Moro beschriebenen kleinen Stippchen, auf die neuerdings Birck wieder hinweist. Die Mandeln sind dabei meist nicht gerötet.

2. Erscheinungen durch Verlegung der Nasenatmung.

Die einfachste und sicherste Methode der Feststellung der Nasopharyngitis bleibt immer die einfache Inspektion der Nasenmuschel. Klinisch manifestiert sich der Schnupfen durch ein mehr oder weniger starkes Schniefen. Bei der gewöhnlichen Schnupfenform freilich merkt man die behinderte Nasenatmung oft nur durch den leicht schnarchenden Ton beim ersten Atemzuge während des Schreiens. Oft zeigt der leicht geöffnete Mund die Schwellung der Luftwege an.

Opisthotonus. Schon bei dieser geringen Nasenverstopfung ist aber das Trinken an der Brust erschwert. Bei erheblicher Verstopfung der Nase legen Kinder häufig den Kopf stark nach hinten, so daß ein geringer Opisthotonus vorgetäuscht wird. Der Grund ist aus S. 6 zu ersehen.

Q. U. 3½ Monate altes Brustkind fiebert seit einigen Tagen und erbricht alles. Graugelbe Hautfarbe, Apathie. Das Kind bohrt den Kopf nach hinten. Es wird in die Klinik aufgenommen mit der vom Medizinalpraktikanten gestellten Diagnose „Meningitis". Reichliche Flüssigkeitszufuhr ändert fast im Handumdrehen den Zustand des Kindes, das jetzt rosig aussieht, aber immer noch den Kopf nach hinten hält. Der objektive Befund zeigt deutlichen Schnupfen, zu dem am zweiten Tage ein ganz leichter Mittelohrkatarrh hinzutritt.

Die Krankengeschichte zeigt, wie leicht die Diagnose Meningitis gestellt werden kann, wenn andere Folgeerscheinungen der Infektion (in diesem Falle das Initialerbrechen und der Durst) das Krankheitsbild fälschen. Sehr junge Kinder mit chronischer Rhinitis posterior behalten diese Stellung durch Wochen und Monate bei.

Spannung der Fontanelle. Die Möglichkeit einer fälschlichen Annahme von Meningitis wird auch noch dadurch vermehrt, daß bei schwerem akuten, namentlich aber beim chronischen exazerbierenden Schnupfen die Fontanelle gespannt ist. Diese Erscheinung ist jedoch auch bei weniger heftigem Schnupfen zu beobachten, so in folgendem Falle, in dem das Zusammentreffen von Fontanellenspannung und Schlafsucht hätte Verdacht erregen können.

H. S. 8 Monate, seit ungefähr 2 Tagen fiebernd. Das Kind schläft fast dauernd. Ziemlich starke Nasensekretion ohne erhebliche Verschwellung, deutliche Entzündung und Rötung der Pars oralis, Otitis media catarrh. mittleren Grades. Fieber um 39⁰. Dabei die Fontanelle stark gespannt, deutlich vorgewölbt und wenig pulsierend. Am übernächsten Tage Fontanelle nicht mehr gespannt, Fieber abends bis 38,1⁰. Mittelohrentzündung etwas schlimmer, Trommelfell etwas stärker gebläht, fleischfarben. Spontane Heilung ohne Perforation.

Die Ursache für diese Spannungsvermehrung ist bisher noch nicht oft festgestellt. In einzelnen Fällen ist eine Vermehrung des Liquor cerebrospinalis nachgewiesen. In folgendem Falle gelang es z. B., das Bestehen einer Meningitis serosa nachzuweisen. Weitere Untersuchungen müssen dartun, wie häufig dieses Vorkommnis ist.

Helmut L. 8 Monate alt, künstlich genährtes Kind, das, abgesehen von häufigen Anfällen von „Erkältung", bisher gesund gewesen ist. Am 23. III. erkrankt das Kind unter hohem Fieber. Ein ärztlich verordnetes Pulver bewirkt Brechen, das etwa 3 mal erfolgt. Da das Fieber ziemlich hoch ist, wird das Kind am 26. in die Klinik gebracht. Leidlich gediehenes Kind. Gewicht 7,610 kg. Farbe etwas graugelb. Es ist geduldig und freundlich. Überempfindlichkeit gegen passive Bewegungen. Es ist ein wenig steifer und beugt den Kopf ungern nach vorn. Die Fontanelle ist ein wenig voller und pulsiert leicht. Sehr stark verstopfte Nase, entzündete und geschwollene Nasenschleimhaut. Atmung dadurch stark erschwert. Kein Rosenkranz, kein Lungenbefund, kein Husten. Im Urin reichlich Eiweiß.

Die Temperatur betrug bei der Aufnahme 40, fiel unter Einwirkung von Aspirin am nächsten Tage zur Norm herab. Am 28. und 29. je ein Temperaturanstieg. Seit dem 30. kein Fieber mehr. Andeutung von Stimmritzenkrämpfen wird einigemale beobachtet. Das Kind ist jedoch nur anodisch übererregbar. Nur am 30. und 31. K. Ö.·Z. bei 4 M.A. Deutliche Stimmritzenkrämpfe waren weder jetzt noch früher zu beobachten. Als zerebrales Symptom wäre ev. noch zu deuten, daß das Kind am 28. etwas mehr schlief. Befund am 30. III.: Fontanelle etwas gespannter, vordere Nase noch ziemlich gerötet, aber nicht mehr so geschwollen. Trotzdem noch starke Nasenverstopfung. Geringe Entzündungserscheinungen an der hinteren Rachenwand. Beide Mittelohren im wesentlichen normal. Kind fieberlos und ohne jede Steifigkeit. Die Spinalpunktion ergibt klares, wässeriges Punktat, das noch nach Abfluß von 2—3 ccm einen Druck von 310 mm hatte. Nach Ablassen von ca. ½ Reagenzglas Druck 210 mm. Im Punktat kein Eiweiß, keine Globuline, kein Zucker, keine Mikroorganismen. An den Tagen nach der Punktion war die Fontanelle nicht mehr aufgetrieben.

Streng genommen gehört die Erörterung dieser Frage nicht in dieses Kapitel hinein. Wir werden der Meningitis serosa noch als Folgeerscheinung bei Mittelohrentzündung begegnen. Hier wie dort ist ihr Auftreten durchaus nicht parallel der Schwere der Lokalerkrankung. Namentlich in dem eben zitierten Falle scheint uns die Erklärung der Meningitis serosa als kollaterales Ödem nicht gestattet. Eine venöse Stauung anzunehmen, liegt hier gleichfalls kein Grund vor. Da wir aber die Meningitis serosa besonders häufig bei Pneumonien finden (Blühdorn), so liegt der Gedanke nahe, als Ursache eine Reaktion auf Gifte bakterieller Art anzunehmen. Die Hypothese liegt mir um so näher, als ich die parenteral bedingten Durchfälle bei Schnupfen gleichfalls auf Bakteriengifte zurückführen möchte (s. S. 21).

Aspiration der Zunge. Bei sehr schwerer Verlegung der Nase, namentlich bei der mehr chronisch verlaufenden Rhinitis posterior, kommt es ebenso wie bei Syphilis zu stärkeren Störungen. Die Atmung setzt zeitweise aus, das Kind fängt an leicht cyanotisch zu werden. Dann löst sich unter schnalzendem Geräusch die Zunge von der Hinterwand ab, und es kommt zu unregelmäßigen Atemzügen. Der Zustand sieht mitunter recht bedrohlich aus, so daß man Erstickung befürchten muß. Das Trinken aus der Brust ist unmöglich, aus der Flasche erschwert und oft nur in leicht aufgerichteter Haltung durchführbar. Nur in dieser Haltung, namentlich wenn die Kinder herumgetragen werden, ist der Zustand einigermaßen erträglich. Sobald sie horizontal auf dem Rücken ruhig liegen, treten die geschilderten Erscheinungen der Erstickung durch Aspiration der Zunge auf, die gelegentlich den Tod herbeiführen kann (vgl. S. 6. I. 1). Auch geringere Nasenverengung kann bei elenden Kindern zu diesen schweren Erscheinungen führen.

Sch. 8 wöchentliches Brustkind, durch habituelles Erbrechen schwer atrophisch. Seit längerer Zeit schon erschwerte Atmung durch halbgeöffneten Mund. Der Kiefer ist zurückgesunken. Bei jedem tieferen Atemzuge wird die Zunge aspiriert, und es tritt Einziehung in Jugulum und Hypochondrium auf. Hält man den Kiefer vor, so bleibt nur noch ein Schniefen wahrnehmbar ohne jede Einziehung. Durch Anästhesin (Anästhesin 0,05 oder Propräsin 10 Minuten vor jedem Trinken) gelingt es, das Erbrechen vollständig zu beseitigen, und nach zwei Tagen ist von der seit 14 Tagen bestehenden Atemstörung nur noch ein leichtes Schniefen bemerkbar.

Meteorismus durch Luftschlucken. Weiterhin wird die Atmung noch häufig durch das Auftreten von Meteorismus erschwert. Usener hat nachgewiesen, daß bei starker Nasenverstopfung die Säuglinge viel Luft schlucken. Soweit die Luft sich noch im Magen befindet, lassen sich lebensbedrohliche Zustände mitunter durch Einführung der Schlundsonde beseitigen. Zur Ausbildung eines erheblichen Meteorismus ist freilich als zweiter Faktor Erschlaffung der Darmwände, ev. also Splanchnikus-Paralyse notwendig. So bedeutet das Auftreten von erheblichem Meteorismus doch immer das Bestehen einer schweren toxischen Infektion. Unmittelbar auf dem Fuße folgt nur allzu häufig die kapilläre Bronchitis.

Fliegende Atmung. Eine Reaktion besonderer Art hat Finkelstein beschrieben.

Einzelne von Schnupfen befallene Kinder atmen im Gegensatz zu den vorher geschilderten außerordentlich frequent und oberflächlich. Das Fehlen des Stöhnens und das fast völlige Fehlen des Nasenflügelatmens läßt tiefere Erkrankung der Luftwege ausschließen.

B. 3 Monate altes Brustkind. Erkrankt mit hohem Fieber, Schnupfen und Schwellung der Jugulardrüsen ohne sichtbare Mitbeteiligung des Pharynx. Fast die ganze rechte Halsseite diffus geschwollen. Die Atmung ist bis zu 80 in der Minute, oberflächlich und ohne jede Einziehung. Dieser Zustand dauert ungefähr 30 Stunden. Dann ziemlich plötzlich Genesung ohne jede Nachkrankheit.

Von den Folgen der Nasenverlegung für die natürliche Ernährung wird später die Rede sein.

3. Erscheinungen bei Mitbeteiligung der Pars oralis.

Die objektiven Erscheinungen bei Erkrankung der Pars oralis sind schon oben beschrieben worden (II, 1. S. 7, 8). Seltener sind klinische Erscheinungen. Ein oder das andere Mal findet man auch gegen Ende des ersten Lebensjahres eine typische Angina tonsillaris. Bemerkenswerter ist jedoch folgende Form.

Pharyngitis granulosa. Schincke. 4 Monate alt, in Rekonvaleszenz nach einer schweren Ruhr. Unter leichtem Fieber tritt völlige Nahrungsverweigerung ein. Das Kind schreit beim Schlucken und stößt die Flasche von sich. Am freien Rand des Gaumensegels die beschriebenen feinen, höchstens halb stecknadelkopfgroßen, etwas durchsichtigen Körnchen, die sich auch noch am vorderen Gaumenbogen finden. Die hintere Rachenwand ist im ganzen gerötet und zeigt die feinste Körnung.

Diese Form der Halsentzündung, die ich als Pharyngitis granulosa bezeichne, ist besonders schmerzhaft. Oft ist die hintere Rachenwand gar nicht einmal so stark gerötet, aber jene feine Körnung deutlich markiert. In dem erwähnten Falle war Schlundsondenfütterung zwei Tage lang nötig. In anderen Fällen gelang es durch Anrührung der Nahrung mit Mondamin die Reizwirkung derselben zu vermindern (z. B. bei Eiweißmilch und Buttermilch).

Fast noch seltener ist die einfache starke Entzündung der hinteren Rachenwand und der Seitenstränge.

B. 10 Monate, schwer chronisch krankes „Mehlkind", das unter Eiweißmilch sich in guter Erholung befindet. Bekommt am 28. September bei Gelegenheit einer Hausepidemie eine fieberlose Nasopharyngitis. Gaumen und Tonsillen ziemlich stark gerötet, ebenso die Zungenspitze. Die hintere Rachenwand deutlich, die Seitenstränge auffällig geschwollen. Die Nase zeigt nur die Zeichen des Schnupfens. Mit großer Geduld gelingt es, dem Kinde seine gesamte Nahrungsmenge beizubringen. Heilung in drei Tagen.

Pharynxhusten. Bei diesen Formen finden wir recht häufig Husten, der besonders vom Schluckakt ausgelöst wird und die schon erschwerte Ernährung noch mehr behindert. Auch bei gleichzeitiger Bronchitis wirkt die Schlunderkrankung in dieser Weise störend.

Im einzelnen Falle bleibt es aber immer mißlich, eine gleichzeitige Erkrankung der tieferen Luftwege als Grund des Hustens auszuschließen, selbst wenn auskultatorische Befunde fehlen. Wenn das Nasenflügelatmen ausbleibt und weiterhin kein Lungenbefund sich einstellt, können wir erst mit voller Sicherheit den Pharynx als einzigen Ausgangspunkt des Hustens bezeichnen.

Pseudodiphtherie. Dem Säuglingsalter eigentümlich scheint mir eine pseudodiphtherische Erkrankung, die wohl auf Streptokokkeninfektion beruht. Ich habe sie nur bei schwer ernährungskranken Kindern gesehen und glaube, daß die Ernährungsstörung die Vorbedingung für diese abweichende Reaktion der Schleimhäute ist. Namentlich im folgenden Falle scheint das daraus hervorzugehen, daß die gleichzeitig erkrankten Kinder derselben Abteilung (siehe S. 10, Fall B). anders auf dasselbe Krankheitsgift reagierten.

Mathilde M. 1 Jahr alt, als Mehlkind mit beginnender Intoxikation aufgenommen. Nach 12tägiger Behandlung mit Eiweißmilch schnelle Erholung und Gewichtszunahme. Am 28. September bei Gelegenheit einer Hausepidemie von Schnupfen befallen. Nase fast ohne Befund, Seitenstränge gerötet, Mittelohr frei, Rötung der Zungenspitze wie bei obigem Falle B. Der Zustand des Kindes wird immer bedrohlicher, trotzdem die Ernährung ungestört bleibt. Am 5. Oktober ist der Schnupfen stark eitrig geworden. Untere und mittlere Nasenmuschel und Septum ohne Belag, die Hinterseite des Zäpfchens dunkelrot, zeigt eine leichte Auflagerung. Die Schleimhaut der hinteren Rachenwand scheint wie mit einem leichten Schleier überzogen. Cyanose der Extremitäten, leichte Krampfanfälle, elektrische Übererregbarkeit. Jetzt beginnt Bronchitis. An der Hinterseite des Zäpfchens und seitlich aftenartige Beläge, die sich auch im Munde verbreiten. Tod am 12. Oktober.

Die Sektion ergibt nekrotisierende Entzündung am Pharynx und Larynx, kleine Geschwüre im Larynx und außerdem broncho-pneumonische Herde. Von Bakterien wurden in vivo und post mortem nur Streptokokken gefunden.

In einem ähnlichen Falle von schwerer Ernährungsstörung, den ich zu sezieren Gelegenheit hatte, fehlte die Mitbeteiligung der Lunge fast völlig. Die im Leben sichtbare schleierförmige Trübung des Pharynx war bei der Sektion deutlich erkennbar, wenn man die Organe unter Wasser betrachtete. Auch hier war der Kehlkopf mitbetroffen. Es handelt sich bei dieser Erkrankung nicht um eine spezifische Infektion, sondern um eine spezifische Reaktion des ernährungsgestörten Kindes.

4. Allgemeinerscheinungen [1]).

Wir haben bisher mehr die lokale Bedeutung der Nasopharyngitis besprochen und müssen uns jetzt mit ihrer Bedeutung als Infektion beschäftigen.

Fieber. Der gewöhnlichste Maßstab ist das Fieber. Dieses steht in keinem Verhältnis zu der Intensität und Ausdehnung des lokalen Prozesses. Die häufigste Form ist das 1—3tägige, kontinuierliche oder remittierende Fieber, dessen verschiedene Typen sich auf der Kurve S. 22, die von einer einzigen Hausepidemie stammt, zu finden sind. Vielleicht die häufigste Form der täglichen Praxis ist das eintägige Fieber. Wenn wir die Fieberkurven derjenigen Kinder mustern, die längere Zeit in der Klinik verweilen, so finden wir alle 14 Tage bis 4 Wochen eine Zacke bis zu 39 °, ohne daß wir etwas anderes nachweisen können als eine mehr oder weniger erhebliche Nasopharyngitis. Dabei ist die Laune der Kinder in einzelnen Fällen so gut, daß ohne Temperaturmessung

---

[1]) Hierzu siehe auch die Ausführungen über „Spannung der Fontanelle und Meteorismus" (s. S. 8 u. 9).

niemand an Fieber gedacht hätte. In anderen Fällen macht eine unleidliche Stimmung des Kindes auf den Krankheitsprozeß aufmerksam. Da vielfach eine genaue Beobachtung der Nase und des Nasenrachenraums weder Eltern noch Arzt geläufig ist, so steht man bei diesen Fällen vor einem Rätsel. Gerade diese Erkrankungsform ist schuld, daß noch immer die Ammenmärchen vom „Zahnen" und von der „umgeschlagenen Brustmilch" nicht aussterben wollen. Gleichzeitige Erscheinungen vom Magendarmkanal, auf die wir weiter unten zu sprechen kommen, erschweren dem Ungeübten die Diagnose.

Es sei darauf hingewiesen, daß oft erst 1—2 Tage nach der Erkrankung deutliche Erscheinungen an der Pars oralis auftreten, die dann post festum die Diagnose bestätigen.

Protrahiertes Fieber. Schon in den ersten Lebenswochen kommen Fieberzustände vor, die sich über Wochen erstrecken.

K. R. Brustkind. Im Alter von ca. ½ Jahr zeigt das Kind Unruhe, etwas verstopfte Nase und blässere Hautfarbe. Die Untersuchung ergibt ziemlich stark sezernierende gerötete Nasenschleimhaut, getrübte injizierte Trommelfelle und Temperatursteigerung

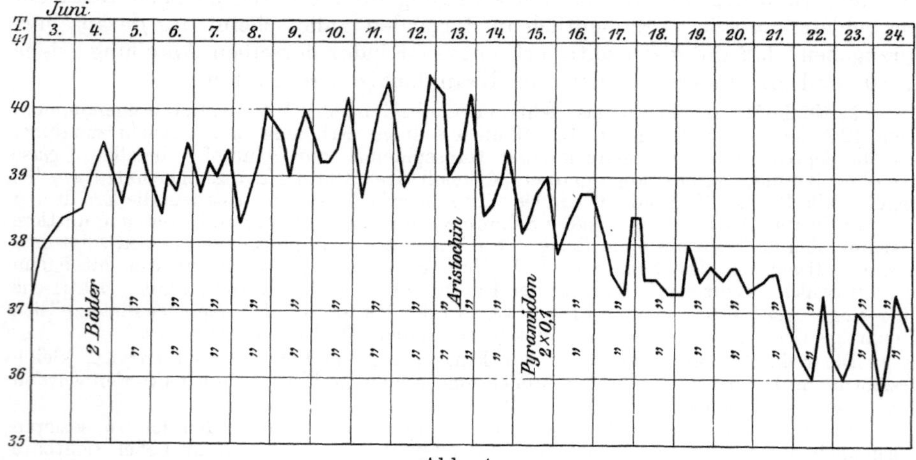

Abb. 4.

Kontinuierliches protrahiertes Fieber bei unkomplizierter Nasopharyngitis eines 12 monatl. Kindes.

täglich über 38, jedoch kaum über 38,3. Der Zustand der Mittelohren erforderte weiterhin keinen Eingriff, die Unruhe war nicht erheblich, das erwähnte Fieber bestand über die erste Untersuchung hinaus, so lange gemessen wurde, d. h. mindestens 5—6 Wochen. Dann wurde prinzipiell auf Messung und Therapie verzichtet. Das Kind entwickelte sich weiterhin leidlich, macht nur im Herbst und Frühjahr in der Regel eine etwa 8—10 Tage dauernde Bronchitis durch. (Bericht bis zum 5. Lebensjahr.)

Nicht immer ist der Verlauf so harmlos. Die Fiebertemperaturen sind dann höher, und die Kinder machen während der ganzen Krankheitsdauer den Eindruck von Schwerkranken. Da diese Fälle viel zu wenig bekannt sind, teile ich noch ein Beispiel mit (s. auch S. 39 Abb. 12).

Martin, W. (Juli 1905). Brustkind. Gute Entwicklung in den ersten drei Lebenswochen. Seitdem hohes Fieber, das am Tage zwischen 38 und 40 schwankt, höchste Temperatur 41,2°. Der Zustand hält bis zur 8. Lebenswoche unverändert an. Erste Untersuchung in der 8. Lebenswoche. Elendes, graues, abgemagertes Kind. Gewicht 2950. Jugular- und Nackendrüsen geschwollen, hintere Rachenwand gerötet und glatt. Starker Schnupfen. Durch das linke Trommelfell trüb durchscheinender Eiter, rechts desgleichen. Keine Formveränderung des Trommelfelles, keine Injektion. Probeinzision: Beim Schreien wird durch die Öffnung etwas trüber Schleim ausgetrieben. Das Fieber dauert weiterhin an. Zeitweise tritt Auftreibung des Leibes auf. Nach ungefähr 14 Tagen läßt das Fieber nach, und ungefähr nach 3—4 Wochen ist das Kind fieberfrei. Die ersten 5 Lebensjahre waren durch häufige Erkrankungen der Nase und des Nasenrachenraums gestört. Im dritten Lebensjahr kam es wieder einmal zu einem wochenlang dauernden chronischen Fieber, auch einmal zu einem Retropharyngealabszeß, doch ist das Kind zu einem gesunden und leidlich kräftigen Jungen herangewachsen (Bericht bis zum 6. Lebensjahr).

Etwas häufiger als im ersten Lebensquartal sehen wir diese Zustände an der Wende des ersten Lebensjahres. Ein Beispiel gibt uns die Abb. 4 S. 12[1]). Hier war ein über 14 tägiges Fieber bedingt durch eine Nasopharyngitis. Von der Pars oralis war nur die hintere Rachenwand, nicht die Gaumenorgane beteiligt.

Allgemeinbefinden. Ein anderer Maßstab für die Bedeutsamkeit der Infektion ist die Wirkung auf das Allgemeinbefinden. Es ist schon hervorgehoben worden, daß diese keineswegs dem Fieber parallel geht, und bei hohem wie bei niedrigstem Fieber kann ein Kind sich wohl oder sehr elend fühlen.

Zu dieser durch die Infektion bedingten direkten Schädigung gehören aber auch Störungen der Verdauungsorgane. Die leichteste Form ist die Appetitlosigkeit. An sie schließt sich oft Erbrechen, schließlich aber auch Durchfälle mancherlei Art und Grades an.

Häufig tritt durch die Erschwerung des Trinkens, aber auch durch die Appetitlosigkeit Verdurstung hinzu. Alle diese Momente erhöhen die Bedeutsamkeit des Schnupfens, ja diese sekundären Folgeerscheinungen drängen sich klinisch so in den Vordergrund, daß die Grundkrankheit oft genug darüber übersehen wird. Wir werden dieser Frage ein eigenes Kapitel widmen (s. S. 20).

5. Nasopharyngitis als Ausgangspunkt für die Erkrankung tieferer Luftwege.

Es bedarf keiner weiteren Besprechung, daß der Schnupfen häufig nur der Anfang leichter oder schwerer Formen von Bronchitis oder Bronchopneumonie ist. Als Warnungszeichen bemerkt man mitunter bei sehr jungen Säuglingen eine auffällige Blässe im Beginn des Schnupfens, starke Erregung oder gar die schon erwähnte Auftreibung des Leibes. Dann kann man sich binnen 24 Stunden auf eine kapilläre Bronchitis gefaßt machen.

Spastische Bronchitis. Schon im zartesten Kindesalter, ja schon im ersten Lebensmonat sieht man mitunter bei einer besonderen Gruppe von Kindern nach 1—2 tägigem Schnupfen die Erscheinung der spastischen Bronchitis auftreten. Die Kinder werden plötzlich unruhig, totenblaß. Unter starker Atemnot tritt eine akute Blähung der Lungen auf. Diese Erscheinung charakterisiert sich als ein nervöser Reflexvorgang auf Grund einer speziellen Konstitutionsanomalie und zeigt daher gewisse Beziehungen zum Asthma (siehe dort). Experimentell ist der Beweis des „Spasmus" jederzeit leicht zu erbringen, indem man das Kind durch Chloral oder, was besser und gefahrloser ist, durch Urethan narkotisiert[2]).

6. Nephritis.

Nephritis. Sehr wenig beachtet ist das regelmäßige Auftreten von Eiweiß im Urin von Kindern, die schnupfenkrank sind. Namentlich bei sehr

---

[1]) Vgl. Abb. S. 39.

[2]) Dosis des Urethans im ersten Vierteljahr per os 0,5, später bis zu 1,5 im ersten Jahre. Per Clysma 1—2 g. Die gleiche Dosis darf stets nach ¾ Stunden wiederholt werden (Verf.).
Der Zustand wird von L e d e r e r als spasmophiler Krampf gedeutet und Bronchotetanie genannt. Die überwiegende Zahl meiner Fälle zeigte mehr oder weniger Symptome der Spasmophilie. Immerhin ist es auffällig, daß ich keinen Übergang zu Asthma beobachten konnte, trotzdem noch bis zum 3. Jahr Rezidive eintreten können. Dies würde für L e d e r e r s Ansicht sprechen. Zeitschr. f. Kinderheilkunde Bd. VII. Die gleiche Erfahrung hat R i e t s c h e l, wie er mir persönlich mitteilt, in einer in Druck begriffenen Arbeit niedergelegt (Monatsschr. f. Kinderheilk. Bd. XII, S. 261.

jungen Brustkindern (Finkelstein) äußert sich die Schädigung, die der Körper durch eine Nasopharyngitis erfährt, fast stets durch eine leichte Albuminurie. Oft ist dabei eine mehr oder weniger erhebliche Abschuppung von Formelementen zu beobachten.

Die Nierenreizung verschwindet spontan mit dem Ablauf der Nasenracheninfektionen. Nie war ich deswegen genötigt, etwa durch Aussetzen von Brühe oder Schwitzen die Erscheinung zu bekämpfen. Wie weit freilich eine häufigere Wiederholung der Nierenreizung doch einmal zu späteren dauernden Störungen Veranlassung geben kann, läßt sich mangels dahingehender Beobachtungen nicht feststellen.

III. Rezidivierende und chronische Form der Nasopharyngitis.

Auch der gesündeste Säugling kann einen Schnupfenkatarrh akquirieren, und nur der besondere Verlauf, namentlich aber die Mitbeteiligung der Nackendrüsen und auch wohl jene Erscheinungen an den Verdauungsorganen berechtigen zur Annahme, daß dieses Kind an der Konstitutionsschwäche der exsudativen Diathese leidet. Wodurch sich namentlich aber die mit dieser Konstitutionsschwäche behafteten Kinder von den widerstandsfähigeren unterscheiden, ist die Steigerung zu chronischem und rezidivierendem Verlauf der Nasopharyngitis.

1. Rhinitis anterior.

Sie zeichnet sich vor der Lues und Diphtherie dadurch aus, daß selbst nach dreimonatlichem Verlauf das Sekret schleimig, höchstens mit leichter Eiterbeimischung bleibt. In vielen Fällen kommt es nach der ersten Infektion nicht mehr zu einer völlig freien Nasenatmung. Schon nach dem· ersten Schnupfen in der ersten Lebenswoche bemerkt man, daß das Kind mit leicht geöffnetem Munde daliegt, und jede neue Attacke vermehrt die Behinderung der Nasenatmung im Intervall.

2. Rhinitis posterior.

In den meisten dieser Fälle ist die vordere Nase nur unbedeutend affiziert. Zum mindesten während des Zwischenstadiums zeigt die Schleimhaut von Septum und Nasenmuschel meist nur unbedeutende Rötung und Schwellung. Die Behinderung der Nasenatmung kann dann so gering sein, daß das Kind in normaler Weise seine Brustmilch an der Brust trinken kann. Erst im Moment einer Attacke ist mit einem Male das Brusttrinken erschwert, ja mitunter unmöglich, so daß das Kind in Todesangst sich gegen das Anlegen sträubt.

Lieselotte R. Im ersten Lebensmonat eine Schnupfenattacke, seitdem bleibt der Mund immer etwas offen, und stets ist etwas Scheefen bemerkbar. Im vierten Lebensmonat akuter Schnupfen. In der Ruhe starkes Schniefen.

Aber sobald man das Kind an die Brust legt, schwere Erstickungserscheinungen. Das Kind macht dabei angstvolle Abwehrbewegungen.

Unter entsprechender Behandlung der Nase mit gefäßverengenden Mitteln ist das Trinken wieder möglich, und nach 24 Stunden ist der vorige Zustand wieder erreicht. In weniger ausgesprochener Weise wiederholen sich derartige Attacken noch zweimal im Laufe des ersten Lebensjahrs. Die Brusternährung wird bis $3/4$ Jahr durchgeführt. Während des ersten Lebensjahrs besteht die Verstopfung der hinteren Nase fort. Im Laufe des zweiten wird die Nase allmählich frei. Mit zwei Jahren völlig freie Nasenatmung.

Zu welchen Täuschungen das Verhalten des Kindes ohne genaue ärztliche Beobachtung Veranlassung gegeben hätte, liegt wohl auf der Hand.

Ist die in der ersten Lebenswoche akquirierte Schwellung der hinteren Nasenteile erheblicher, so kommt es zu ungenügender Nahrungsaufnahme aus der Brust und in den meisten Fällen zum vorzeitigen Absetzen.

Die schlimmsten Fälle dieser Art finden wir naturgemäß unter den künstlich ernährten Kindern, da auf die Dauer die Durchführung der Brusternährung ohne die größte Energie unmöglich ist. Die Kinder sind meist körperlich sehr schlecht gediehen. Das beigefügte Bild zeigt uns das charakteristische gedunsene Gesicht, dem die weit aufgerissenen Nasenlöcher einen ängstlichen Ausdruck geben. Der Anblick ist so typisch, daß diese Kinder untereinander geradezu eine Familienähnlichkeit haben. Die erschwerte Nasenatmung führt zu einer Entstellung des Brustkorbes. Derselbe ist stärker gehoben als gewöhnlich, erscheint daher im Verhältnis zum Bauche kürzer. Bei angestrengter Atmung sieht man Einziehung im Hypochondrium, und bei stärkerer Behinderung besonders bei beginnender Rachitis bleibt die Einbuchtung des Sternums nach unten zu bestehen. Auch andere rachitische Thoraxdeformitäten, z. B. die seitliche Einknickung der Rippen, werden durch die behinderte Nasenatmung noch verschlimmert.

3. Ursache der Stenose.

Unwillkürlich denken wir bei diesem Stockschnupfen an eine Hypertrophie der Nasenrachenmandel, und das frühzeitige Eintreten der Nasenverlegung gibt manchen Ärzten Veranlassung (s. Literat. bei Erdely), eine angeborene Vergrößerung der Nasenrachenmandel anzunehmen. Man vergißt hierbei, daß es eine andere Stelle gibt, bei der eine leichte chronische Schwellung schon ein erhebliches Hindernis der Nasenatmung bewirken kann, nämlich die beschriebenen Canales choanales (s. Abb. 6). An diesem Engpaß muß sich ja das beim liegenden Kind aus der Nase zurückfließende Sekret stauen, und so ist ein erheblicher Entzündungsreiz und damit das Eintreten chronischer Reizzustände an dieser Stelle denkbar. Das Bild, das von einem an derartigem Schnupfen leidenden achtwöchentlichen Säugling stammt, zeigt uns in der Tat die Schwellung der Schleimhaut am Übergang des Nasenkanals in den Nasopharynx. Die Pharynxtonsille liegt dagegen an einer breiteren Stelle der Luftwege und befindet sich völlig im Ruhestadium. Mit dieser Beobachtung stimmt eigentlich auch die Angabe von Erdely, daß die Hemmung der Nasenatmung von Anfang der Beobachtung an die gleiche gewesen ist, während man bei „Adenoiden" eher ein Wachstum hätte erwarten sollen. Hiermit stimmt aber auch die immer wiederkehrende Beobachtung, daß bei einem großen Teil der Kinder die Beschwerden dann schwinden, wenn durch das Wachstum aus den Canales choanales die Choane wird. So ist z. B. das Kind

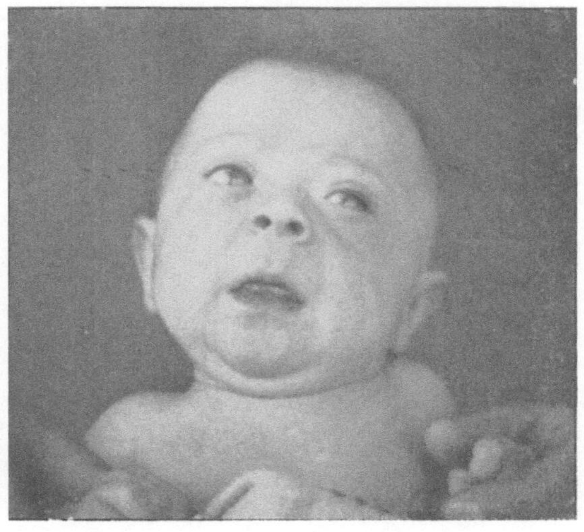

Abb. 5.

Lieselotte R. und das Kind, von dem das Bild stammt, ohne Operation genesen.

  Durch das freundliche Entgegenkommen von Herrn Professor Erich

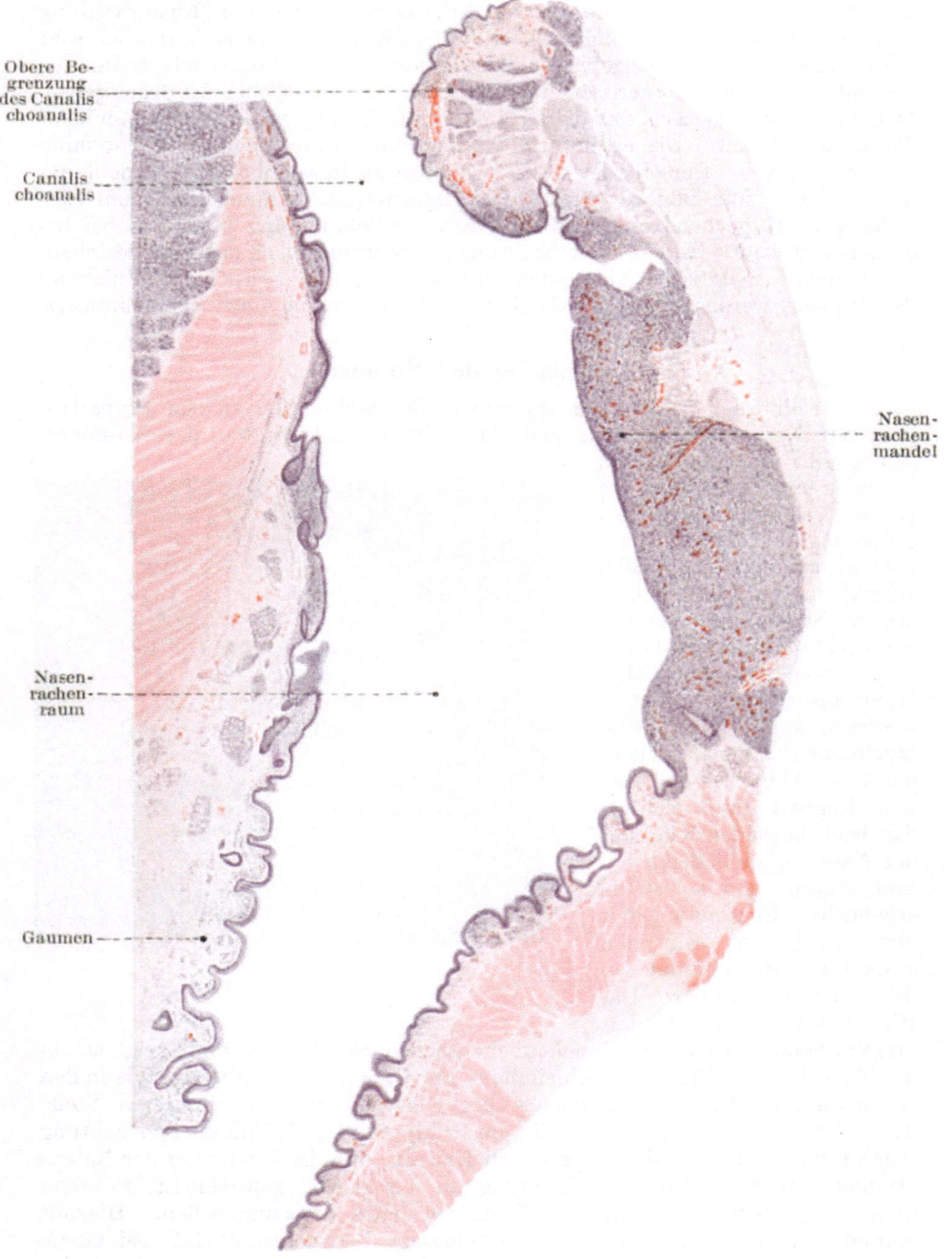

Abb. 6.

Müller und Herrn Dr. Herbst verfüge ich ferner noch über einen Fall, bei dem
der Beweis für die Natur der Stenose therapeutisch erbracht wurde. Alle Schädigungen, die die Rhinitis posterior erzeugen kann, waren deutlich vorhanden.
Das Aussehen des Kindes ließ nicht daran zweifeln, daß es sich um extreme
Entwicklung von Adenoiden handele, und doch führten einige Tropfen Adrenalin
eine Heilung herbei. Noch 4 Monate später ließ sich das Fehlen erheblicher,
in Betracht kommender Wucherungen feststellen.

Frida M. geboren 27. VI. 1912, seit 18. VII. im Waisenhaus Rummelsburg. Ernährt mit Ammenmilch aus der Flasche. Bis zum 22. XI. hat sich folgender Zustand entwickelt: Kind schwitzt viel, schnarcht sehr, offenbar von Adenoiden, sieht lymphatisch
aus. 2. XII. Die Verstopfung der Nase wird immer stärker, offenbar Wucherungen im
Nasenrachenraum. Kein Sekret aus der Nase, kein Retropharyngealabszeß. 5. XII.
Atembehinderung stark, Einziehung der Rippen. Große Blässe. Halslymphdrüsen deutlich
linsengroß. Gewichtssturz s. Kurve. Seit dem 8. XII. Einträufelung von Adrenalin in
die Nase. Notiz am 12. XII.: Glänzender Erfolg. Mund zu. Kein Schnarchen. Das
Trinken, das seit Anfang des Monats stark erschwert war, geht jetzt wieder ungestört vor
sich. Trotzdem Ende Dezember eine neue Schnupfenattacke erfolgt und an diese sich
seit dem Januar eine Bronchopneumonie anschließt, kommt es nicht wieder zum Rückfall

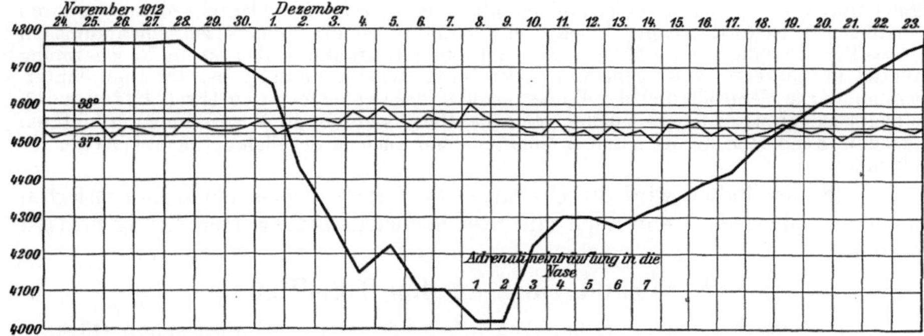

Abb. 7.
Einfluß der behinderten Nasenatmung auf das Gewicht. (Krankengesch. Frida M.
Beobachtung von O. Herbst.)

in das alte Leiden. Befund bei der Digital-Untersuchung Ende März 1913: Nasenatmung
ziemlich frei: Der Finger dringt nicht in den Nasenrachenraum ein. Nur ein Stück der
Hinterwand ist zu fühlen, das Gaumensegel aber soweit nach oben zu drängen, daß erhebliche Wucherungen dahinter mit Sicherheit auszuschließen sind.

Auch Czerny führt nach Untersuchung von Bartenstein die Verlegung des Nasenrachenraums nicht auf Vergrößerung der Pharynxtonsille, sondern auf entzündliche Schwellung der Schleimhaut zurück, eventuell auf kleinzellige Infiltration derselben. Er vermißt
mikroskopische Untersuchung der von den verschiedenen Autoren extirpierten Gewebs-
teilchen[1]), wobei ich übrigens bemerken möchte, daß der follikuläre Bau der Nasenrachentonsille in den ersten Monaten vermißt werden kann (siehe Abbildung 6). Er glaubt,
daß durch geeignete Ernährungstherapie die weitere Entwicklung der Adenoiden verhindert werden kann, und in der Tat kommen wir bei einigermaßen sorgfältiger Behandlung relativ selten in die Lage, operativ eingreifen zu müssen. Doch kommt das Ver-
dienst des Erfolges meiner Ansicht nach zu einem sehr bedeutenden Teile auf Rechnung
des Wachstumsvorgangs.

Hypertrophie der Nasenrachenmandel. Doch scheint es mir nicht zweifel-
haft zu sein, daß schon recht früh die Nasenrachenmandel hypertrophieren
kann, ja, daß in vielen Fällen der beschriebenen Art eine Hypertrophie der
Nasenrachenmandel in verschiedenem Grade sich schließlich ausbildet. Sehen
wir doch schon im dritten Lebensquartal mitunter Granula, also gleichfalls

---

[1]) Inzwischen ist der Beweis starker Rachenmandelhyperplasie beim 6 wöchentl.
Kinde durch Lugenbühl erbracht; s. Göppert, Berl. klin. Wochenschr. 1913. S. 910.

lymphatische Neubildungen auf der Hinterwand des Pharynx auftreten. Und so werden wir in einzelnen Fällen durch Exkochleation des Nasenrachenraums Nutzen erzielen, bei dem es uns mangels mikroskopischer Untersuchungen freilich fraglich bleibt, ob er allein durch die Entfernung der Nasenrachenmandel erzielt ist.

So habe ich zweimal bei Kindern des ersten Lebenshalbjahres, wie es auch andere schon vorher getan haben, makroskopisch den Adenoiden gleichende Massen entfernt. Es handelte sich einmal um ein Brustkind, das absolut nicht mehr trinken konnte, ein anderes Mal um ein künstlich genährtes Kind, das mir von Gregor überwiesen wurde, weil es nicht einmal mehr die Flasche nehmen konnte. (Über die Untersuchungs- und Operationstechnik siehe S. 70, 75) (siehe Cuvillier, Potapow).

Selbstverständlich sind auch Stenosen aus beiden Ursachen zugleich möglich.

Kind L. Ältere Schwester von der Mutter 1 Jahr lang erfolgreich gestillt. Das Kind trinkt anfangs reichlich. Nach einigen Wochen fällt der offene Mund auf. Das Trinken wird schwierig und langsam. Die tägliche Brustmenge bewegt sich in der 8.—10. Woche noch zwischen 400—450 g. Blasses Kind mit etwas gedunsenem Gesicht, halb offenem Munde. Auch in der Ruhe leicht schniefend. Nackendrüsen geschwollen. Keine erhebliche Nasensekretion. Im übrigen herunterhängende Arme und völlig atrophische Bauchdecken. Sehr hoher Gaumen. Durch allaitement mixte wird die Hungerschädigung schnell überwunden. Die chronische Verstopfung der hinteren Nase besteht bis zu ³/₄ Jahren in mäßiger Weise fort. Dann tritt eine schwere akute Infektion des Nasenrachenraums ein mit mäßiger Beteiligung des Mittelohrs. Seit dieser Erkrankung aber ist die Nasenatmung dauernd in stärkerer Weise gehemmt. Der Nasenrachenraum zeigt bei der Digitaluntersuchung starke Vergrößerung der Rachenmandel, deswegen Operation (Prof. Uffenorde). Es bleibt jedoch, trotzdem reichliche Mengen entfernt werden, die Verstopfung der hinteren Nase zum mindesten die nächsten 2 Monate, wenn auch in deutlich geringerer Weise, bestehen.

In diesen Fällen wird die Operation im Gegensatz zu den früher zitierten nur einen teilweisen, wenn auch mitunter höchst dankenswerten Erfolg bringen können.

4. Veränderung an den Tonsillen.

Am Ende des dritten Lebensquartals findet man mitunter schon stärkere Tonsillenschwellung mit eiterhaltigen Pfröpfen, und diese Tonsillen bleiben häufig dauernd hyperplastisch. So tritt an der Wende des ersten Lebensjahres die Miterkrankung des lymphatischen Systems etwas stärker als Teilerscheinung der Nasopharyngitis in den Vordergrund.

IV. Beziehung der Nasopharyngitis zum Gesamtorganismus.

1. Nasopharyngitis und Nervensystem.

Unruhe. Einer der rätselhaftesten und zugleich schwer zu beseitigenden Zustände ist die Unruhe bei Brustkindern. Wir fassen sie mit mehr oder weniger Recht als einen Ausdruck der Fettempfindlichkeit auf, sehen aber in der starken Schmerzreaktion zugleich ein Zeichen von Neuropathie. Außerdem spielen augenscheinlich Milieuschädigungen eine Rolle. Bei Kindern, die in den ersten Lebenswochen an dieser Affektion gelitten haben, finden wir sehr häufig Rückfälle, die periodisch auftreten und als deren Ursache meist fieberhafte Nasenracheninfektionen nachzuweisen sind. Auch bei anderen Kindern finden wir dasselbe Verhalten, jedoch seltener.

Alfred K. Brustkind, seit der vierten Lebenswoche periodische Anfälle von Unruhe und schlechtem Trinken. Als Ursache wurde zweimal eine Nasopharyngitis mit geringer

Anm.: Vgl. hierzu Fall M. K. S. 27, in dem das Wachstum das Hindernis in der Nase beseitigte und nur noch die nicht mehr erhebliche Störung durch die Nasenrachenmandel restierte.

Mitbeteiligung der Mittelohren, einmal eine solche mit stärkerer Beteiligung der Pars oralis nachgewiesen.

Es ist selbstverständlich, daß jede Pharyngitis auch ohne Mittelohrentzündung Grund zur Unruhe geben kann, doch ist die Unruhe beim nicht nervösen Kinde oft sehr gering. Es gehört zweifellos ein reizbares Nervensystem dazu, wenn in den ersten Lebenswochen und -Monaten stärkere Erregung beobachtet wird. Im zweiten Lebenshalbjahr reagieren auch nicht nervöse Kinder regelmäßig auf das Unbehagen, das die Krankheit mit sich bringt, mit Unruhe. Das ist der Grund, warum in Laien- und Ärztekreisen das im zweiten Lebenshalbjahr so häufige Schreien auf erschwerte Zahnung geschoben wird.

Appetitlosigkeit. Von der Reaktionsfähigkeit des Nervensystems hängt aber auch die Inappetenz ab, die in diesem Alter zwar auch auf der Höhe der Erkrankung auftritt, aber häufig erst nach Abflauen des Fiebers sich bemerkbar macht. So sah ich bei einem Arztkinde, das eine Amme mit nicht gerade reichlicher Milch hatte, während der Fieberattacken reichliches Trinken, die nächsten Tage aber Appetitlosigkeit, die eine Verminderung der Brustmenge herbeiführte. Dreimal im Laufe der Stillzeit kam daher die Amme in Gefahr, die Brust zu verlieren.

Bei schwer nervösen Kindern ist oft die Nasopharyngitis nur ein kleiner Anstoß, der bewirkt, daß die Neuropathie des Kindes von nun an kraß hervortritt. Das Kind setzt sich, wie man sagt, von selber ab, und nun beginnt eine schwere Leidenszeit.

P. drei Kinder der Eltern sind im zweiten Lebensjahr, nachdem sie sich selber abgesetzt hatten, langsam zugrunde gegangen. Sie verweigerten bald diese, bald jene Nahrung, bekamen allmählich Ernährungsstörungen und starben zum Schluß an Durchfall oder Lungenerkrankung.

Das jetzt 6 Monate alte Kind war bisher an der Brust gut gediehen. Vor 14 Tagen wurde es matter, trank wenig und brach oft. Die Urinmenge soll sehr verringert gewesen sein. In den letzten Tagen wollte das Kind, das nebenbei jetzt Zufütterung erhalten hatte, nur mit Schwierigkeit die Brust nehmen. Es ist blaß und erschlafft. Nackendrüsenschwellung, Rötung und Schwellung der Tonsillen, die mit feinen Stippchen besetzt sind. Weicher Gaumen geschwollen. Nasenatmung nicht behindert. Das Kind ist außerordentlich schlechter Laune und schreckhaft. Es wird von der Mutter getrennt, die nur zu den viermaligen Brustmahlzeiten zu dem Kind kommt. Außer der Brust erhält es nur einmal Grieß und Fleischsuppe. Erst am dritten Tage der Behandlung spielt das Kind hie und da mit den Händchen, ist aber dauernd verdrießlich und unruhig. Es erholt sich weiterhin gut, aber es bleibt finsterer als normale gleichalterige Kinder. Doch wurde es immerhin freundlicher und ruhiger, als es je in seinem ganzen Leben gewesen war. Nach der Entlassung aus der Klinik wurde das Kind in derselben Weise durch den Hausarzt weiter behandelt und nach 10 monatlicher Brusternährung zur geplanten Nahrung übergeführt. Während der ganzen Behandlung wurde jedoch für Ruhe und Disziplin in gleicher Weise gesorgt.

So wurde das Kind vor dem Schicksal seiner Geschwister bewahrt. Denn diese Laune, die sich nach überstandener Nasopharyngitis ebenso wie nach anderen Infektionskrankheiten einstellt, zeigt sich nicht nur in dem Verschmähen der Brusternährung und ist damit der häufigste Grund zu dem sog. „von selbst absetzen", sondern auch gegenüber der künstlichen Ernährung. So hört ein Kind, das vorher schon Beikost gut genommen hat, plötzlich auf, seine Mittagsmahlzeit zu nehmen. In anderen Fällen verschmäht es plötzlich die langgewohnte Nahrung. Die Eltern suchen dann nach irgend einer Kost, die dem Kinde besser mundet, und kommen dann oft zu den einseitigsten bizarrsten Ernährungsarten, die das Leben schwer gefährden. Bei manchen meist ernährungsgestörten, künstlich genährten Kindern kann die Appetitlosigkeit zu chronischer Verhungerung führen. Eine gewaltsame Füllung des Magens mit Wasser oder Nahrung beseitigt ziemlich schnell diesen Zustand und beweist seinen nervösen Ursprung.

Nasopharyngitis und Spasmophilie. Der Wirkung der akuten Nasopharyngitis auf eine bestimmte Form aquirierter Nervosität, der Spasmophilie, sei hier kurz gedacht.

Wie jede Fiebererkrankung provoziert auch die Nasopharyngitis beim spasmophilen Kinde die akuten Anfälle, Eklampsie und Stimmritzenkrämpfe. Da die Neigung zu Spasmophilie im Laufe des Winters zunimmt, so pflegen die Schnupfenepidemien von Februar bis April, namentlich nach trüben Wintern das Signal zum Auftreten gehäufter Krämpfe zu geben. In der Regel wird gegenüber der Schwere des Krankheitsbildes der Krämpfe die auslösende Ursache, d. h. der Schnupfen oder die Halsentzündung übersehen. Die Eigenschaft fieberhafter Nasenrachenerkrankungen, Krämpfe bei derartig disponierten Kindern auszulösen, bleibt noch im zweiten und dritten Lebensjahre bestehen. Hier werden sie in der Regel als „Initialkrämpfe" bezeichnet.

2. Einfluß des akuten Nasenrachenkatarrhs auf Nahrungsaufnahme und Funktion der Verdauungsorgane.

a) Durst und Nasopharyngitis.

Daß die erschwerte Nasenatmung die Nahrungsaufnahme beim Brustkind stört, ist begreiflich genug. Als weiteres Hindernis kommt der Schmerz hinzu, den stärkeres Saugen verursacht, dann die Mattigkeit, die durch die Infektion erzeugt wird und schließlich bei nervösen Kindern das Unlustgefühl, das alle die störenden Momente stärker empfinden läßt. So kommt es zu einer Komplikation, die in charakteristischer Weise das Krankheitsbild zu fälschen imstande ist, nämlich zum Durst.

Dursterscheinungen bei Neugeborenen. Dies zeigt sich am deutlichsten beim Neugeborenen. Das Kind, das am dritten bis achten Tage schon recht gut getrunken hat, bekommt mit einemmal einen leichten Schnupfen und trinkt schlecht. Nach 12—24 Stunden wird der Arzt eilig gerufen. Man findet ein völlig entstelltes, wie septisch aussehendes Kind mit den üblichen leichten Zeichen behinderter Nasenatmung. Auch die Zeichen an Pharynx und Gaumen sind mitunter schon ausgeprägt. Meist besteht ein geringes Fieber. Läßt man dem Kind eine reichliche Portion Tee geben, so erfolgt ein schneller Umschlag des Befindens. Das Kind sieht wieder munter aus, und wer es vorher nicht gesehen hat, begreift die Sorge des Arztes nicht. Damit ist nicht gesagt, daß die Gefahr völlig vorüber sei. Mitunter schließen sich anfangs leichte Bronchitiden an, die dann noch in der zweiten bis vierten Woche zum Tode führen können.

Bekanntlich findet man außerordentlich häufig in der ersten Lebenswoche das sog. Durstfieber (Erich Müller), und wenn hierbei die Kinder auch meistens nicht besonders krank sind, so dürfte es doch auch manche geben, bei denen das Allgemeinbefinden erheblicher gestört ist. Auch in unseren Fällen ist es möglich, daß das Fieber nicht durch Infektion, sondern durch den Durst verursacht wird. Charakteristisch ist aber, daß in unseren Fällen die geringe Nahrungsaufnahme auf eine Periode reichlicheren Trinkens plötzlich folgte und durch die Infektion des Nasenrachenraums verursacht wurde.

Dursterscheinungen bei älteren Säuglingen. Das Gleiche erlebt man auch bei älteren Brustkindern. So kam ein dreimonatiges, sonst schön entwickeltes Brustkind im Zustand schwersten Verfalls in meine Sprechstunde. Das Kind hatte in den letzten 24 Stunden so schlecht getrunken, daß es völlig verdurstet war. Nach Eingießung von 200 g Flüssigkeit in den Magen erholte es sich völlig und trank seitdem auch wieder gut. Es entwickelte sich jedoch langsam in den nächsten Tagen eine Bronchitis, die das Kind 10 Tage später in denselben Zustand versetzte und die wahrscheinlich den Tod herbeigeführt hat.

Ein anderes Beispiel ist der Fall Q. U. (s. S. 8). Charakteristisch ist für das ganze Säuglingsalter, daß derartige Kinder, je länger sie dursten, um so weniger das Durstgefühl zu empfinden scheinen, daß also der Durst geradezu eine Inappetenz erzeugt. Unterbricht man den Circulus vitiosus durch gewaltsame Füllung des Magens mit Flüssigkeit (Karlsbader Mühlbrunnen), so pflegt auch meist die Appetitlosigkeit zu schwinden. Auch bei Ernährung durch die Flasche kommt es zur Störung der Nahrungsaufnahme, namentlich bei der Rhinitis posterior, ein Verhalten, das der Fall Frida M. illustriert (s. S. 17, Abb. 7).

b) Einfluß auf Körpergewicht und Verdauung.

Einfluß auf Körpergewicht und Gedeihen. Die nächste Rückwirkung des akuten Anfalls äußert sich vielfach in einer Hemmung der Gewichtszunahme. Diese kann natürlich bedingt sein durch die geringere Nahrungsaufnahme, und ist es in der Tat auch in vielen Fällen. Jedoch kann man auch bei Brustkindern, wenn eine Inanition ausgeschlossen ist, die gleiche Erscheinung häufig genug bemerken.

Erna R. 20 tägiges Ammenkind ist am 10. Lebenstage mit akuter Konjunktivitis aufgenommen worden. Am 20. Lebenstage Rötung der Nasenmuschel und des Septums. Am 21. hintere Rachenwand gerötet. Einige Tage später vorübergehend leichte Bronchitis. Die hintere Rachenwand bleibt noch ca. 8 Tage lang gerötet, ebenso nimmt der Schnupfen anfangs noch zu und hält sich noch 14 Tage weiter in geringem Grade. Trotzdem das Kind zwischen $^1/_5$ bis $^1/_6$ seines Körpergewichtes Brustmilch trinkt, nimmt es die ersten 10 Tage der fieberlosen Erkrankung gar nicht, dann nur spurweise zu.

Schwerer drückt sich die Infektion bei debilen Kindern aus. So sahen wir bei einem dreiwöchentlichen Kinde mit einem Gewichte von 2400 g trotz ausgiebiger Brusternährung durch einen in der dritten Woche auftretenden fieberlosen Schnupfen eine über vier Wochen anhaltende Störung. Das Kind blieb blau, der Bauch eingefallen, und es machte den Eindruck eines Schwerkranken. Erst dann Rekonvaleszenz, die durch eine Nasendiphtherie nicht gestört wurde. Fast auf allen Kurven der Kinder unserer Stationsammen können wir derartige Störungen verfolgen, und oft genug sehen wir es auch bei Kindern, die in ihrem elterlichen Hause in den ersten Lebenswochen mit Schnupfen infiziert worden sind (Abb. 9, S. 26).

Besonders muß hervorgehoben werden, daß diese Hemmung der Entwicklung in unseren Fällen nicht durch verminderte Nahrungsaufnahme bedingt war, die zweifellos eine Rolle spielen muß, sondern rein durch die Schädigung durch Infektion bei ausreichender Brusternährung.

Störungen von seiten der Verdauungsorgane. Eine sehr eigentümliche Erscheinung, die begreiflicherweise früher zu falschen Schlüssen führen mußte, ist das initiale Erbrechen und die Durchfälle. Wir bezeichnen diese Erscheinung als parenteral bedingte Verdauungsstörung. Diese Störungen der Verdauungsfunktionen sind keineswegs spezifisch für die Nasopharyngitis, sondern finden sich bei allen Infektionskrankheiten des Säuglings, etwas seltener des späteren Kindesalters. Wir sehen sie daher ebensogut bei Genickstarre, akuter Pyelitis und anderen Erkrankungen. Am häufigsten sind sie durch die häufigste Infektionskrankheit, d. h. durch die Nasopharyngitis bedingt, und da diese Krankheit so leicht übersehen wird, kommt es gerade hierbei zu falschen Diagnosen.

Da man bei foudroyanten Infektionskrankheiten (Genickstarre) spezifische Veränderungen der Darmschleimhaut findet, die den Erscheinungen bei Kapillarvergiftung vergleichbar sind, so ist der Gedanke nicht von der Hand zu weisen, daß ähnliche Veränderungen im Initialstadium von Infektionskrankheiten auch bei nicht foudroyantem Verlauf auftreten. Bei besonders zu Durchfällen disponierten oder durch ihre Nahrung zu dünnen

Stühlen neigenden Kindern, z. B. Brustkindern kommt es durch diese Darmschädigung zum Durchfall[1]). (Göppert.)

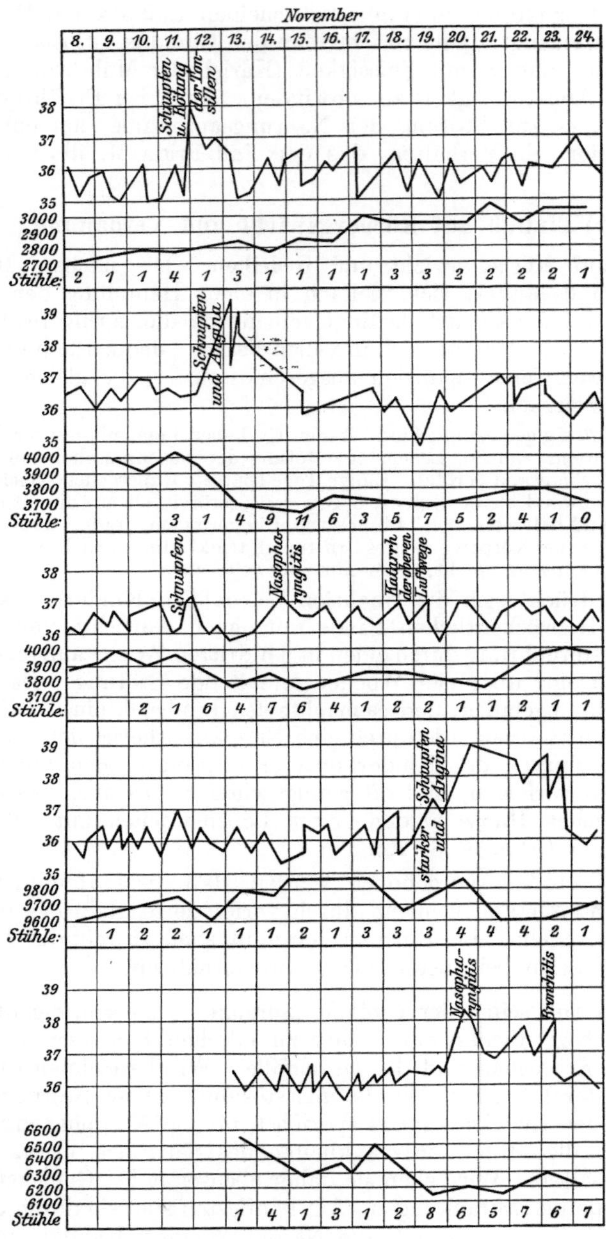

Abb. 8 a.
Hausepidemie von Grippe.

Am häufigsten findet man bei Brustkindern bei jedem Schnupfen vermehrte dünne, grünliche, schleimige Stühle, namentlich wenn die Kinder schon in

---

[1]) Vgl. hierzu die Entstehung von Meningitis serosa bei Schnupfen S. 9.

den ersten Lebenswochen eine Periode von dünnen Stühlen durchgemacht haben, also hierzu neigen. Diese Erscheinung sollte so bekannt sein, daß man

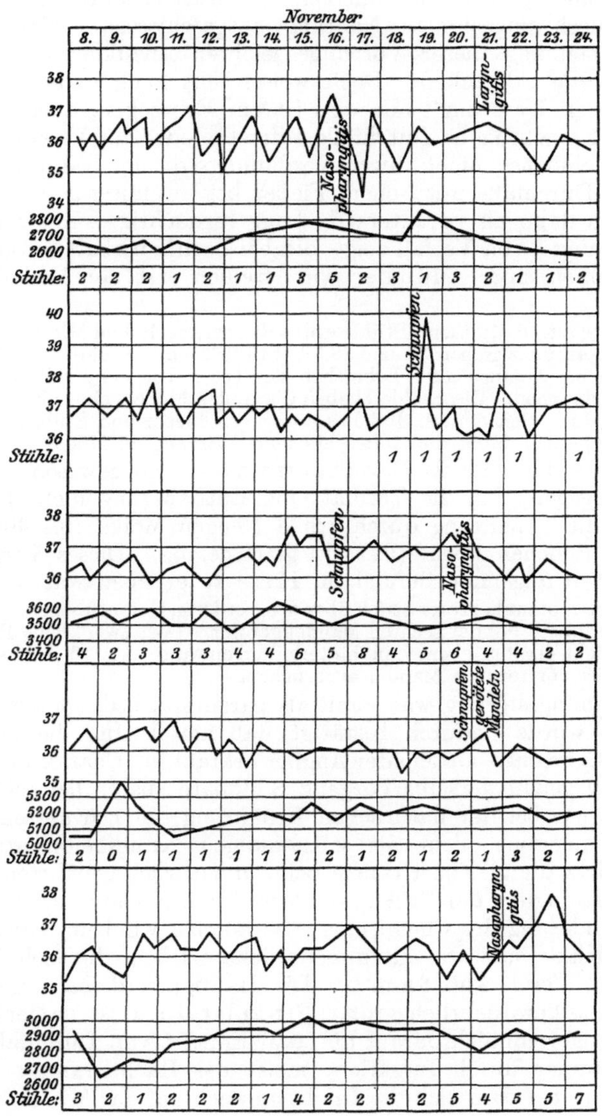

Abb. 8b.
Hausepidemie von Grippe.

gerade aus ihr auf eine Infektion außerhalb des Darmes stets schließen sollte Jede Therapie der Durchfälle erübrigt sich damit.

Schwieriger zu beurteilen sind die gleichen Vorgänge beim künstlich genährten Kinde. Es gibt ganze Epidemien, bei denen jedes Kind mit der Angabe, daß es an 1—2 tägigem Erbrechen leidet, in die Poliklinik gebracht wird. Die Untersuchung ergibt eine Nasopharyngitis. Zu einer solchen Zeit erkrankten 7 von den 22 Kindern der klinischen Abteilung innerhalb von zwei Tagen an mehr oder weniger anhaltendem Erbrechen. Die Kurve Abb. 8 a u. b zeigt bei einer anderen Hausepidemie das fast regelmäßige Eintreten von frequenten Stühlen. Da die Kinder alle verschieden, zum Teil mit Brust ernährt wurden, so ist eine Schädigung durch ungeeignete Nahrung ausgeschlossen. Natürlich ist der innere Zusammenhang dieser Vorgänge leichter aufzuklären, wenn mehrere Kinder gleichzeitig erkranken. Doch weisen uns auch andere Momente auf den „parenteralen Ursprung" hin. So ist ein Erbrechen, auch wenn es noch so anhaltend ist, wenn keine Durchfälle auftreten oder gar Verstopfung besteht, um so wahrscheinlicher nicht durch Verdauungsstörung bedingt, je mehr das Kind fiebert. Durchfälle mit hohem Fieber bei sorgfältig gehaltenen Kindern sind namentlich dann als parenteral bedingt verdächtig, wenn das Kind sonst keine Erscheinungen von Verfall zeigt, die bei hochfieberhaften Darmkatarrhen sicher anzunehmen sind. Mitunter wird freilich erst der Verlauf hier Klarheit bringen.

L. 9 Monate alt. 6. Juli früh Stühle etwas dünner, nach dem Mittagessen Erbrechen. Nachmittagstemperatur zwischen 38 und 38,7°. Stühle 6 mal. Nachmittags Teediät, Karlsbader Mühlbrunnen. Anfangs auch Erbrechen des Tees. Die erste Nahrung am nächsten Tage gleichfalls erbrochen. Die Stühle bleiben dünn, das Fieber schwankt zwischen 37 und 39,2° bis zum 9. Juli. Seit dem 9. Juli Besserung von Fieber und Stühlen. Die Therapie bestand in der typischen Molkediät mit schnellem Übergang zu Milch.

Somit wäre der Fall als Darmkatarrh zu deuten gewesen. Doch sprach allein schon dagegen, daß die Teediät eine Entfieberung nicht bewirkt hatte und trotzdem die Ernährung durch große Mengen Molke (bis 400 g pro Tag) in der bei uns üblichen Form (Frank) glatt gelang. Dieses Vorgehen wurde aber gewagt, weil folgender Befund im Halse zu erheben war.

Am 6. Juli ein bräunlichroter Strich über den vorderen Gaumenbögen. Am 7. ist dieser Strich rot und der obere Pol der rechten Mandel gerötet. Dort zwei kleine Pfröpfe. Am 8. beide Mandeln leicht gerötet, ebenso die hintere Rachenwand. Am 10. läßt sich ein kleiner eitriger Pfropf aus der rechten Mandel ausdrücken.

Die Verdauungsstörung war somit als parenteral bedingt aufzufassen, und diese Diagnose wurde dadurch bestätigt daß am 9. Juli die Schwester des Knaben unter Erbrechen an leichter Angina erkrankte. Charakteristischerweise wiederholte sich genau derselbe Vorgang 8 Monate später bei beiden Kindern.

Während wir bei der natürlichen Ernährung die Darmerscheinung trotz der Schleimbeimengung nicht als selbständigen Krankheitsprozeß auffassen dürfen, so bewirkt die gleiche Ursache beim unnatürlich genährten Kinde nicht nur eine Beschleunigung der Stühle, sondern durch Schädigung der Darmwand auch eine Veränderung des Chemismus. So können wir beim chronisch ernährungskranken Kinde schwere Zusammenbrüche erleben, die sich in Gewichtsstürzen äußern. Vergl. Abb. 8 a u. b. Die Häufigkeit dieses ärgerlichen Vorkommnisses ist außerordentlich groß. Finkelstein weist namentlich bei der Ernährung mit Eiweißmilch darauf hin, daß Eintritt von Durchfällen während der Kur fast immer durch Infektion, meist des Rachenraumes bedingt ist. Ein krasser Fall, bei dem sich die Infektion auch auf das Mittelohr erstreckte, sei hier mitgeteilt.

Erika H. 1 Jahr alt. 4 Monate lang mit Mehldiät gemißhandelt, wird im leichten Intoxikationszustand aufgenommen. Erholt sich unter Eiweißmilch außerordentlich schnell. Da erkrankt sie am 8. Oktober, am 12. Tage der Behandlung an einem Schnupfenkatarrh mit geringster Beteiligung des Mittelohrs. Allmählich füllt sich die Paukenhöhle mit Schleim. Seit dem 12. Oktober entzünden sich die Trommelfelle, die bisher die Flüssigkeitsgrenzen durchscheinen ließen. Am 13. und 14. Oktober Parazenthese, trotzdem andauernd Schmerzen, Unruhe und Fieber. Beide Ohren sezernieren stark, Sekretion wäßrig. Das Kind sieht grau und verfallen aus. Laune und Appetit werden schlecht. Am 15. etwas wäßrige Stühle. Die Untersuchung des Urins, die leider jetzt erst vorgenommen wird, ergibt Eiweiß und Zucker. Reduktion der Nahrung auf 400 g Eiweißmilch, Ersatz des zugefügten Nährzuckers durch Grieß, kleine häufige Mahlzeiten. Unter schnellem Anstieg der Nahrungsmenge gelingt es, die Ernährungsstörung schnell zur Heilung zu bringen.

Hier war durch die Infektion die Toleranz des Darmes gegen eine Nahrung herabgesetzt worden, die das Kind vorher schon gut vertragen hatte. Der Urinbefund charakterisiert den ganzen Ernst der Situation.

Czerny und Keller, die als erste der Bedeutung parenteraler Infektionen ihre Aufmerksamkeit schenkten, weisen besonders darauf hin, daß diese Gewichtsstürze und Darmerkrankungen um so krasser auftreten, je unzweckmäßiger die Diät ist. Reichliche Ernährung mit fetthaltiger oder zuckerreicher Nahrung während einer Infektion ist imstande, aus der leichtesten Störung eine ernste zu machen. Daraus ergibt sich, daß vielfach erst die unzweckmäßige Diätetik das peinliche Ereignis bedingt. Bei dem vorher schon geschädigten Kinde ist aber ein derartiger Fehler natürlich nicht nötig. Im allgemeinen haben die durch parenterale Ursachen entstandenen Verdauungsstörungen vor alimentär bedingten den Vorzug, daß sie leichter und ohne eingreifendere Hungerkur zur Heilung gebracht werden können. An diese beiden Eigenschaften werden wir uns erinnern müssen, wenn derartige Infektionen den Körper häufiger treffen.

3. Das erste Lebensjahr unter dem Einfluß der rezidivierenden Nasenrachenerkrankungen.

Schon die einzelnen Anfälle von Nasopharyngitis schneiden tief in das Leben des Säuglings ein. So ist es begreiflich, daß das ganze Leben durch wiederholte Attacken schwer beeinflußt werden kann (s. S. 42).

Zuerst wurde dieses Verhalten von Ponfick bei Mittelohrentzündung beobachtet und in einseitiger Weise Einzelerfahrungen ausgedehnt auf jedes Nichtgedeihen eines Kindes, das zufällig eine Mittelohrentzündung hatte. Diese Auffassung hatte ja sogar dazu geführt, daß man die Pädatrophie als Folge einer Mittelohrentzündung ansah. Hartmann und Göppert und später Rietschel haben gegen diese Ansicht protestiert. Es hat sich im weiteren herausgestellt, daß von allen parenteralen Infektionen die chronische Mittelohreiterung ohne Perforation die unbedeutendste aller parenteralen Infektionen ist. Die Nichtachtung der parenteralen Infektion aber wäre ein Fehler gewesen, dessen sich die Autoren nicht schuldig gemacht haben. Besonders Hartmann weist auf Fälle hin, bei denen auch die Ohreninfektion das Gedeihen des Kindes wesentlich hemmte. In gleichem Sinne sind die Beobachtungen Ponficks am eigenen Kinde zu verstehen.

Wir haben inzwischen gelernt, daß die Nasenracheninfektion die Hauptstörung des Organismus veranlaßt, daß die Mittelohrentzündung nur als Teilerscheinung dieser Erkrankung aufzufassen ist und nur in dem gleichen Sinne wirkt.

Czerny und Keller danken wir die weitsichtigere Auffassung, daß die Wirkung dieser Krankheit im wesentlichen die jeder Infektion ist, die den Säuglingsorganismus trifft. Da aber die bei weitem häufigste Infektion eben die Nasopharyngitis ist und sich bei ihr noch lokale Störungen schädigend dazugesellen, so sind wir berechtigt, in der Affektion der oberen Luftwege und der mit ihnen zusammenhängenden Mittelohrräume den Hauptrepräsentanten der parenteralen Störungen zu sehen, die Leben und Gedeihen des Säuglings hemmend beeinflussen.

Die Wirkung der Wiederholung der Nasenracheninfektionen läßt sich bei einem großen Teil der Brustkinder nachweisen, die in Säuglingskrankenhäusern häufiger Infektion durch kranke Kinder ausgesetzt sind.

Die Kurve des Brustkindes Frida R.[1]) zeigt, ohne daß es eines Kommentars bedürfte, wie jede Nasenracheninfektion einen Knick in der Gewichtskurve veranlaßt, und zwar sind es nicht etwa die schweren Formen der Mittelohrentzündung, sondern in der Regel die gewöhnlichen Nasopharyngitiden, die die einschneidendste Wirkung hervorbringen (s. S. 26).

---

[1]) Ist nach einem Bilde zu urteilen mit 2 Jahren ein kräftiges schönes Kind geworden, das jedenfalls nicht mehr wesentlich unter der Anfälligkeit leidet.

Was also bei einem Brustkinde sich immer wieder findet, das muß in schärferer Weise das Flaschenkind zeigen. Ich gebe zunächst ein Beispiel, das ein sonst schwerkrankes Kind betrifft.

Grete V. Schwer anämisches, ernährungsgestörtes und mit Pyelitis behaftetes Kind, das nebenbei häufig an Nasenracheninfektionen leidet. Nach 6 wöchentlicher Ernährung mit Brustmilch in Heilung begriffen. Nunmehr 8 Monate alt.

11.—15. Juni fieberhafte Tonsillitis mit Gewichtsabnahme.

18. Juni Rezidiv mit eintägigem Fieber.

27.—30. Juni fieberhafte Nasopharyngitis.

11.—13. Juli desgleichen mit Gewichtsabnahme.

16. bis 21. August schwerer Schnupfen, häufiges Erbrechen, einige schleimig blutige Stühle.

11. bis 14. September dasselbe.

5. Oktober starker Schnupfen. Beiderseits leichte katarrhalische Mittelohrentzündung.

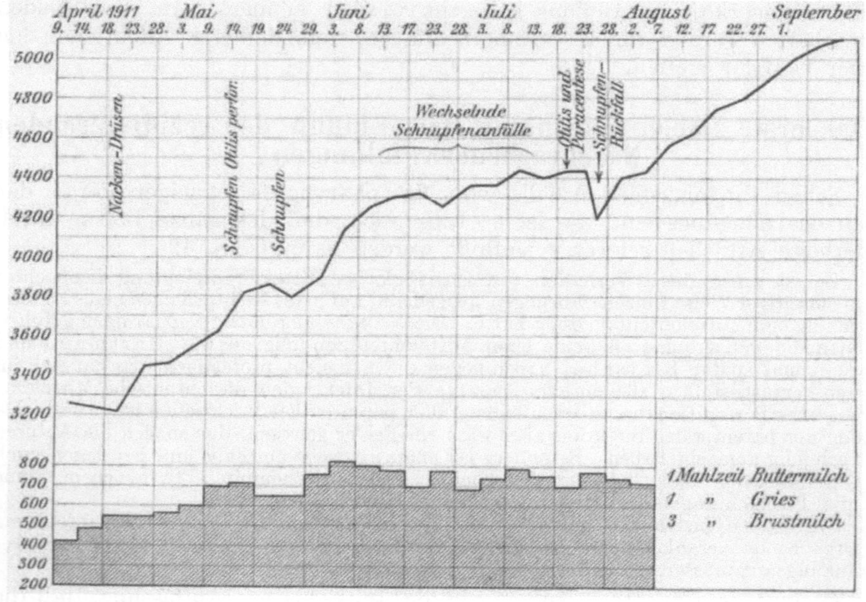

Abb. 9.
Störung der Entwickelung eines Brustkindes durch rezidivierende Nasopharyngitis.
(Die schraffierten Felder bezeichnen die getrunkene Milchmenge. Bis 7. Aug. nur Brustmilch.)

In diesem Falle gelang es, durch die Brusternährung die Schäden der häufigen Infektion schnell zu überwinden. Ernster gestaltete sich folgender Fall, bei dem infolge dauernder Infektion 1½ Jahre lang das Wachstum sistierte. Da wir bei dem Kapitel Rhinitis sicca auf dieses Krankheitsbild noch einmal zurückkommen müssen, sei der Fall in extenso mitgeteilt.

Marie K. kommt, 5 Monate alt, leicht intoxiziert im Februar 1911 zur Aufnahme in die Klinik. Gewicht 4 kg. Starke Rhinitis posterior, Gesichtsausdruck wie auf dem Bilde, s. S. 15. Typische Deformierung des Brustkorbs.

20. März bis 3. April Pneumonie.

16. April Angina mit zerfahrenen Stühlen. Überführung auf Brust.

5. Mai Rhinitis anterior.

5.—14. Mai mit stärkstem Nasenverschluß, etwas Bronchitis.

20. Mai wieder Verschlimmerung des Schnupfens.

5.—13. Juni Halsentzündung mit stärkerem Schnupfen. Die endlich beginnende Gewichtszunahme sistiert seitdem für einige Wochen.

21. Juli frische Angina, rechtsseitige Jugulardrüsenschwellung, Gewichtsstillstand.
30. Juli stärkere Angina, Fieber, zerfahrene Stühle, Rückkehr zur Brusternährung.
27. August bis 2. September frische Nasopharyngitis, schleimige Stühle.
9. September und 11. September Mittelohrentzündung beiderseits. Links Parazenthese.
27. September bis 1. Oktober wieder frischer Katarrh mit beginnender Otitis media.
23. Oktober dasselbe usw.

Bis zum Juni des nächstfolgenden Jahres 1912 hat sich folgender Zustand ausgebildet: Die Nasenlöcher sind weit geöffnet, das ganze Gesicht gedunsen, untere Nasenmuschel und Septum mit fest anhaftenden, dünnen, trockenen Borken bedeckt, die außerordentlich schwer zu entfernen sind. Hierbei tritt leicht Blutung ein, so daß der Verdacht auf Nasendiphtherie sich wiederholt regt. Die Beurteilung ist um so schwieriger, als das Kind in den letzten 7 Monaten 2 mal 5 bzw. 8 Wochen Bazillenträger war. Der Brustkorb ist gehoben, außerordentlich klein, leichte Einziehung der unteren Thoraxpartie, Zwerchfellfurche ausgeprägt. Die Atemnot ist so schwer, daß bei jeder Erregung starke Einziehungen auftreten. Keine erhebliche Adenoiden. Das Kind wird um diese Zeit durch Keuchhusten infiziert, liegt aber dauernd auf dem endlich hergestellten Balkon der Kinderklinik, schließlich fast nackt, und entwickelt sich im Laufe dieses Sommers so, daß bereits im Juli die Atmung nicht wesentlich mehr gehindert ist, die Muskulatur sich kräftig und gut entwickelt. Das Gewicht, das vorher nicht wesentlich über dem Aufnahmegewicht des Februars 1911 lag, hebt sich auf 6 Kilo.

Im Alter von 2¼ Jahren ist endlich das Kind kräftig, munter und wohlgestaltet, und entspricht einem gesunden Kinde von 1—1¼ Jahren. Die Nase ist außerordentlich weit (noch 5 Monate vorher stark verschwollen). Man kann in den hinteren Rachenraum hinein- und die ca. die Hälfte des Nasenrachenraums einnehmenden Adenoiden sehen. Die Schleimhaut der Nasenmuschel ist zwar ohne Kruste, aber trocken.

Die immer wiederkehrende Schädigung durch Nasenracheninfektion mit allen denkbaren Folgen war selbst durch wochenlange Brusternährung nicht gut zu machen, und so kam es zu einer Entwicklungshemmung von weit über einem Jahre. Erst der Aufenthalt im Freien, eine wirkliche Freiluftkur, brachte eine Wendung in dem Befinden. Dazu freilich trat das Wachstum des Gesichtsschädels, das eine günstige Ausgestaltung des hinteren Nasenrachenraumes bewirkte und so die Stenose beseitigte. Freilich sehen wir derartige krasse Krankheitsbilder nur dann, wenn Kinder, die mit der Konstitutionsschwäche der exsudativen Diathese behaftet sind, häufigen Infektionsgelegenheiten ausgesetzt sind [1]).

Aber auch äußere Verhältnisse, die die Widerstandskraft gegen den Infekt herabsetzen, sind entscheidend für die Häufigkeit und den Grad der Einwirkung der Nasopharyngitis. Hierzu gehört der dauernde Aufenthalt in Stubenluft.

Wir haben oft in der Klinik Gelegenheit zu sehen, daß derartig empfindliche Kinder in Zeiten, wo sie fast dauernd im Freien sind, unbehelligt von Infektion bleiben oder dieselben leichter und ohne Komplikation überstehen. Ebenso schädlich wirkt auch auf disponierte Kinder der Aufenthalt in einer rußigen Industriestadt. So sah ich wiederholt in Kattowitz, daß Kinder, die, solange sie im Industriebezirk waren, 1—2 mal im Monat an fieberhafter Nasopharyngitis mit konsekutiven Durchfällen litten, beim gleichen Ernährungsrégime, wenn sie in den Sommerferien in eine gartenreiche Stadt gebracht wurden, gut gediehen.

Diese wiederholten Infektionen sind, wie aus diesen Krankengeschichten leicht zu ersehen ist, schuld an manchem Mißerfolge einer Ernährungstherapie. So weisen Czerny und Keller als erste, später namentlich Finkelstein, Freund und L. F. Meyer darauf hin, daß Ernährungsmißerfolge in Säuglingskrankenhäusern vielfach nur dadurch verschuldet werden.

Der einzelne Anfall wirkt um so einschneidender auf den Ernährungszustand, je unzweckmäßiger das Kind namentlich mit einem Übermaß von Kohlenhydraten oder Fett ernährt wird. Um so regelmäßiger ist auch jede Wiederholung des Schnupfens von Verdauungs- und Stoffwechselkrisen begleitet. Bei schwer gestörten Kindern schützt freilich auch das vorsichtigste Kostmaß

---

[1]) Das trifft für den Säugling in Kliniken, aber auch in vielköpfigen Familien zu.

nicht vor der Wiederholung. Und diese Wiederholung wird um so verhängnisvoller für das Kind, je energischer jede Verdauungsstörung mit typischer Hungerdiät bekämpft wird. Anderseits müssen wir uns wohl erinnern, daß ein Zuviel an Nahrung ebenso den Tod bringen kann. Nach den interessanten Ausführungen von Rosenstern über die Wirkung der Hungerdiät bei parenteralen Erkrankungen muß es unser Ziel sein, so wenig wie möglich die Nahrung einzuschränken. Da dieser Weg selbst dem Erfahrenen oft leicht zu schmal ist, so empfiehlt es sich, derartig chronisch geschädigte Kinder auf eine Kost zu setzen, die unser Handeln erleichtert (s. Therapie).

Was für den chronisch geschädigten Säugling gilt, gilt in einem gewissen Grade natürlich auch für den Neugeborenen. So hat uns Benfey bei einer Beschreibung der Eiweißmilchernährung junger Säuglinge in einer größeren Reihe von Fällen den Beweis geliefert, daß das Gedeihen bei einer künstlichen Ernährung in erster Linie auch davon abhängig ist, ob das Kind infiziert ist. Die Art der Infektion dürfte auch hier meistenteils die Nasopharyngitis sein.

4. Nasopharyngitis und Stillnot.

Die besondere Bedeutung der Schnupfenerkrankung für das Zustandekommen der Brusternährung rechtfertigt eine kurze Zusammenfassung.

Durch die Nasenverstopfung kommt es zu der mechanisch bedingten Erschwerung der Nahrungsaufnahme, die oft erst Unlust oder Mattigkeit zum Trinkhindernis macht. So wird durch das schlechte Trinken des Neugeborenen die Entwicklung der Brust gehemmt. Durch Verstopfung der Nase kann plötzlich dem Kinde das Saugen unmöglich gemacht werden. Noch häufiger bewirkt bei älteren Kindern jede beliebige Nasopharyngitis ein schlechtes Trinken. So wird das Saugen durch die Erscheinungen der Milchstauung wieder erschwert, und wenn die Krankheit vorbei ist, ist die Brust ganz oder teilweise verloren. In den Journalen von zwei Jahren aus meiner Privatpraxis konnte ich allein sechsmal diesen Grund für den Brustverlust nachweisen. Schließlich kann bei nervöser Konstitution des Kindes noch nach der Erkrankung die Brust verweigert werden und damit verloren gehen. So ist die akute und chronische Nasopharyngitis die häufigste Ursache des Mißlingens der Brusternährung und führt meist zu der falschen Diagnose, daß die Mutter nicht genug Milch oder die Milch plötzlich verloren hätte.

V. Diagnose.

Bei der Stellung der Diagnose ist vor allen Dingen an die Möglichkeit zu denken, daß sich hinter dem Schnupfen Nasendiphtherie oder Syphilis versteckt.

Nasenblutung beim Säugling spricht fast sicher für Diphtherie oder Lues. Über die Differentialdiagnose wird in den entsprechenden Abschnitten von Diphtherie und Lues die Rede sein.

Nach den vorher angegebenen Kriterien sind die Erscheinungen der Nasopharyngitis, sobald man daran denkt, freilich mitunter am deutlichsten am zweiten und dritten Tage leicht festzustellen. Die Diagnose ist um so sicherer, je mehr man sich gewöhnt, auch die Lokalinspektion der Nase vorzunehmen.

Die Feststellung einer Nasopharyngitis genügt aber nicht. Stets ist daran zu denken, daß sie nur eine Initialerscheinung einer Infektionskrankheit, namentlich von Masern und Genickstarre sein kann. Die Differentialdiagnose der Morbillen darf als bekannt vorausgesetzt werden. Bei Genickstarreverdacht ist auf die außerordentliche Empfindlichkeit des Kindes bei passiven Bewegungen zu achten.

Die nächste Aufgabe ist dann, festzustellen, ob wirklich die akute Nasopharyngitis die einzige Krankheit ist, ob daher Fieber, Erregung, Verdauungsstörung, kurz die gesamten Krankheitssymptome von ihr abhängen. Daß man begleitende Bronchopneumonien oder Pneumonien ausschließen muß, versteht sich für jeden Arzt von selbst, und hierbei hilft uns bei fehlendem Lokalbefund das Nasenflügelatmen als Frühsymptom der Lungenerkrankung. Doch fehlt dieses beim debilen Neugeborenen. Man muß sich aber auch daran erinnern, daß ein ganz erheblicher Teil der Pyelocystiden des Säuglingsalters an akute Nasopharyngitiden sich anschließt [1]. Die Hauptregel ist also die, daß man stets nur Nasopharyngitis als alleinige Ursache der Krankheitssymptome ansieht, nach dem man alles andere ausgeschlossen hat.

VI. Prophylaxe.

Durch sorgfältige Trennung des Säuglings, namentlich aber des Neugeborenen von allen schnupfenkranken Personen kann manches Unglück verhütet werden. Bei Neugeborenen und bei empfindlichen Kindern kann man auch der Mutter sehr wohl zumuten, daß sie, wenn sie selbst einen schweren Schnupfen hat, sich einen sechsfach zusammengelegten Gazeschleier vor Mund und Nase bindet, wenn sie das Kind stillt oder sonst mit ihm zu tun hat, und daß sie nach Möglichkeit vermeidet, längere Zeit mit dem Kinde im selben Raume zu sein. Diese Vorsichtsmaßregel ist bei den übrigen Mitgliedern der Familie noch leichter durchzusetzen. Bei sehr empfindlichen Kindern, die schon viel durchgemacht haben, wird man dauernd fremde, vor allen Dingen aber die älteren Geschwister, auch wenn sie angeblich gesund sind, nach Möglichkeit fernhalten.

Das gilt natürlich auch für die klinische Verpflegung derartiger Kinder, und mit Ernst muß immer wieder betont werden, daß wir für die an akuten Katarrhen leidenden Säuglinge ebensogut Isolierstationen brauchen als für Diphtherie- und Masernkranke. Vorteilhaft ist auch eine möglichste Isolierung des einzelnen Schnupfenkranken durch weite Entfernung der Betten voneinander. Für besonders empfindliche Kinder genügt dies nicht. Die sonstigen Vorteile, die dem Kinde eine klinische Behandlung gibt, müssen dann die Schäden, die die häufigen Nasenracheninfektionen mit sich bringen, wettmachen. Sobald schwer exsudativ diathetische Säuglinge klinische Beobachtung und Pflege entbehren können, dann gedeihen sie in guter Einzelpflege, die vorher für sie nicht genügt hatte, schneller als in der Klinik [2].

VII. Therapie der Nasopharyngitis.

Gewöhnlich ist nur eine exspectative Behandlung des akuten Schnupfens nötig. Man vermeidet in den ersten Tagen, das Kind bei zweifelhaftem Wetter ins Freie zu bringen und unterläßt das warme Bad. Zweckmäßig ist bei sehr

---

[1] Etwa ein Drittel meiner früher publizierten Fälle von Pyelitis hatte vorher Katarrhe der oberen Luftwege gehabt, und auch später habe ich einige Male das direkte Anschließen einer Pyeloycstitis an eine akute Nasenracheninfektion beobachtet. Auf die Ursache des Zusammenhanges kann ich hier nicht eingehen.

[2] Über die von L. F. Meyer in der Finkelsteinschen Klinik in Anlehnung an Lesagesche Vorstellungen ausgearbeiteten Methoden, das Kind auf der allgemeinen Station vor Krankheitskeimen zu isolieren, besitze ich keine persönlichen Erfahrungen und kann daher nur auf die Publikation dieses Autors verweisen. Der Einfluß, den seine Isolierungsmethode namentlich auch auf das körperliche Gedeihen dieser Kinder hatte, berechtigt zu der Hoffnung, daß es uns endlich gelingen wird, den „Hospitalismus" gänzlich aus unseren Säuglingskliniken zu entfernen.

jungen Kindern, durch kräftige Hautreize die Blutzirkulation in der Haut anzuregen in Rücksicht auf den Antagonismus der Blutverteilung in Schleimhäuten und Haut. Ich lasse daher namentlich zarte und bronchitisverdächtige Kinder zweimal täglich mit Watte frottieren, die in eine Mischung von halb Spiritus, halb Glyzerin getaucht ist. Mit dieser Mischung kann man selbst Frühgeborene täglich abreiben lassen, ohne ein Wundwerden zu fürchten. Sobald hohes Fieber oder Blässe eine ernste Infektion anzeigen, tritt ein- bis zweimal täglich ein Senfmehlbad hinzu.

Die Verschwellung der Nase erfordert in einzelnen Fällen ein direktes Eingreifen. Hier empfiehlt sich, eine feuchte Atmosphäre mit Thymol und Mentholdämpfen herzustellen.

Es genügt, eine recht große Schüssel mit kochendem Wasser unter ein Leinenzelt zu stellen, das man über dem Bett des Kindes errichtet hat und das vorne offen ist. Letztere Vorschrift ist zu unterstreichen, wenn man das Zelt über einem Kinderwagen errichtet. Auf das kochende Wasser kommen ein paar Kristalle Menthol und Thymol. Die Mutter bekommt die Weisung, daß die Konzentration der Dämpfe nur so stark sein soll, daß sie selber das Gefühl der erleichterten Atmung hat. Im übrigen kann man z. B. durch den Feerschen Dampftopf das ganze Krankenzimmer mit Dämpfen dieser Art füllen.

1. Lokalbehandlung der Nase.

Bei Brustkindern wird man bei starker Verschwellung der Nase das Trinken dadurch ermöglichen, daß man 5 und 10 Minuten vor der Mahlzeit 1—2 Tropfen einer Adrenalinlösung mit einer Augenpipette in die Nasenlöcher tropfen läßt[1]).

In den meisten Fällen genügt es, mehrmals täglich ein leicht schmelzbares Vaselin oder noch besser eine essigsaure Tonerdesalbe[2]) in die Nasenlöcher dick mittels eines Löffelstiels einzustreichen. Dies ist auch die einfachste Therapie bei etwas chronischerem Schnupfen. Die Verteilung der Salbe im Naseninnern erfolgt beim Schmelzen von selbst, und man wiederhole lieber häufiger das Einstreichen, als daß man mittels Watteträgern die Salbe in die Nase hineinbringt. Ohne leichtes Trauma geht es dabei nicht ab. Streng zu vermeiden ist beim Säugling die sonst so gern geübte Behandlung mit Mentholsalben, Koryfin und ähnlichen Mentholpräparaten. Es sind nämlich dabei eine große Anzahl schwerer Erstickungszustände, zum Teil mit Ausgang in Tod, auch bei nicht spasmophilen Kindern beobachtet worden (Lublinsky, Meyer, Triboulet u. a.).

Bei langdauernder, stark sezernierender Rhinitis anterior und bei frühzeitig eitrig werdenden Sekreten, weniger sicher bei Rhinitis posterior, ist eine Lokalbehandlung mit Argentum nitricum von entschiedenem Nutzen. Am besten ist, einmal täglich in jedes Nasenloch je 1—2 Tropfen einer 1—2%igen Höllensteinlösung einzuträufeln und diese Manipulation nach dem ersten Niesen noch einmal zu wiederholen.

2. Behandlung von Fieber und Unruhe.

Fieber und Unruhe bekämpft man am zweckmäßigsten durch Antipyretika. Man erspart Kind und Eltern dadurch manche unruhige Nacht. In den weitaus meisten Fällen genügt hierzu in den ersten zwei Monaten fünf Zentigramm, später ein Dezigramm Aspirin, das man nach Bedarf vierstündlich

---

[1]) Es genügt Solutio Adrenalini (1:1000,0 oder Suprarenini) 1,0 Aqua, Aqua borata 2,0. Wirksamer ist der Ersatz des Borwassers durch Aneson, das aber leider das Rezept sehr verteuert.

[2]) Liq. Aluminii Acetici 3,0, Adipis Lanae 20,0, Paraffini Liquidi ad 30,0.

zu reichen erlaubt. Um sicher zu gehen, kann man nach dem sechsten Monat ruhig 0,2, also ungefähr ½ Tablette geben.

Im Gegensatz zu den Ansichten von Klotz halte ich an diesen kleineren Dosen fest. Denn, wenn das Fieber den kleinen Dosen nicht weicht, so weicht es den großen auch nicht oder nur auf 1—2 Stunden, um dann wieder mit allen unangenehmen Erscheinungen eines plötzlichen Temperaturanstiegs hinaufzuschnellen. Meist ist dann eine Komplikation, namentlich Pneumonie, vorhanden, deren Bekämpfung durch Antifebrilia nicht wünschenswert ist. Außerdem möchte ich hervorheben, daß große Dosen eines Salizylpräparates (und das dürfte ½ g Aspirin beim Säugling bedeuten), vielleicht doch nicht ganz so unschuldig sind. Die Wirkung auf die Schnecke, die hier zu fürchten wäre, könnte leicht der Beobachtung des Arztes entgehen.

Bei zu kurzer Wirkung des Aspirins ist Pyramidon vorzuziehen, wobei ich vom zehnten Monat an 1—2 mal täglich 0,1 gebe. Die Wirkung ist eine sehr viel anhaltendere, oft genügt eine Dosis für 24 Stunden. Ich bediene mich dieses Mittels bei länger dauernden, hoch fieberhaften Nasenrachenaffektionen, während ich bei den kürzer dauernden Aspirin vorziehe. Bei chronisch verlaufenden, hoch fieberhaften Nasopharyngitiden gibt man am besten Chinin, und zwar empfiehlt sich das geschmacklose Aristochin, 2—3 mal täglich ein Zentigramm pro Lebensmonat. Wo die angegebenen Dosen nicht deutlich das Allgemeinbefinden zugleich mit dem Fieber günstig beeinflussen, da verzichte man völlig auf Antipyretika.

3. Ernährung beim akuten Anfall.

Bei Brustkindern ist darauf zu achten, daß die Mutterbrust nicht durch mangelnde Entleerung gefährdet wird. Am 1.—2. Tage der Infektion mag eine geringere Nahrungsaufnahme durch den Zustand der Verdauungsorgane bei jeder Art der Ernährung berechtigt sein, der Durst ist es auf keinen Fall. So muß man für reichliche Zufuhr von Flüssigkeit in Gestalt von Wasser oder mit Saccharin gesüßtem Tee sorgen. Hiermit vermeidet man am besten auch den umgekehrten Fehler, daß nämlich ein in seiner Ernährung schon sehr labiles Kind, um seinen Fieberdurst zu stillen, mehr Nahrung bekommt als in gesunden Tagen. Ist starke Verdurstung eingetreten, so wird man durch eine einmalige zwangsweise Zufuhr eines Mineralwassers, oder durch wiederholte Klistiere oder permanente Irrigation, wie S. 20 ausgeführt ist, schnell für Wasserspeisung des Organismus sorgen. Nachfolgende länger anhaltende Appetitlosigkeit indiziert strenge Einhaltung der Nahrungspausen. In der Zwischenzeit muß jedoch für genügende Wasserzufuhr gesorgt werden. Als Stomachikum wirkt Karlsbader oder Lullusbrunnen, ein Eßlöffel 10 Minuten vor jeder Mahlzeit gereicht. Gelegentlich wird beim nervösen Kinde eine oder die andere Sondenfütterung nötig. Auch Fleischbrühe, Kaffeezusatz zur Milch oder Buttermilch helfen diesen Zustand überwinden.

Protrahiertes Erbrechen kann man gleichfalls mit diesem Mittel oft abkürzen. Statt des von Rott empfohlenen Kokains setzt mitunter Anästhesin oder Propesin (0,05) die Neigung zum Erbrechen schnell herab. Bei künstlich genährten Kindern wird man bei stärkerem Erbrechen 1—2 Mahlzeiten überschlagen und inzwischen Wasser und halbstündlich einen Eßlöffel Karlsbader Mühlbrunnen geben. Dann muß man aber die Ernährung wieder aufnehmen, eventuell unter Reduktion auf zwei Drittel der bisherigen Menge und unter Reduktion der löslichen Kohlehydrate und des Fettes (Czerny-Keller).

Sind die Stühle beschleunigt, so wird man beim Brustkinde höchstens darauf sehen, daß die Nahrungspausen streng innegehalten werden. Selbst wenn die Zahl der Entleerungen 10 übersteigt, ja wenn sogar ein wenig Eiter und Blut dabei ist, bedarf es keiner weiteren Eingriffe. Hält der Durchfall etwas länger an, so kann man die Heilung durch Kalkwasser oder Nutrose beschleunigen[1]). Bei künstlicher Ernährung ist bei geringer Beschleunigung der Stühle nur dasselbe geboten, was wir oben bei stärkerem Erbrechen empfohlen haben. Die Milch ist höchstens auf 10—12 Stunden auszusetzen.

Bei Kindern namentlich auch um die Wende des ersten Lebensjahres und später ist die Anwendung der Molke statt Magermilch z. B. 4 × tägl. 75 g Molke, 75 g Schleim, einmal tägl. 150 g Schleim mit Fleischsuppe, praktisch sehr brauchbar (Göppert - Frank).

Doch muß schrittweise, ohne Rücksicht auf die Qualität der Stühle, die Molke durch Milch ersetzt werden. Die Herstellung der Molke mit Pegnin oder Lab-Essenz macht immerhin einige, wenn auch geringe Schwierigkeiten.

Vielfach genügt es auch schon, wenn man statt der Molke von vornherein in den gleichen Mengen abgesahnte Milch verwendet Die in der Praxis so bequeme Larosan-Milch (Stoeltzner) leistet hier nicht mehr, ja bei starkem Schleimgehalt der Stühle eines schwer geschädigten Kindes scheint mir diese Methode bisher nicht ratsam.

Bei Kindern im 2. Lebenshalbjahr und später schließt sich an solche Zustände häufig eine Art von Darmkatarrh an, bei dem neben mehr oder weniger guten noch 3—4 fast ganz aus Schleim bestehende Stühle entleert werden. Diese bedürfen nur einer geringen Berücksichtigung in dem oben bezeichneten Sinne. Was sonst an Nährwerten der Nahrung fehlt, wird zweckmäßig durch Zusatz von Eiweiß ergänzt, so z. B. 30 g frisch ausgepreßter Fleischsaft, 20—30 g Nutrose oder Plasmon, 2 Eßlöffel frisch bereiteter Quark oder nach dem 10. Monat 30—40 g fein gewiegtes Fleisch. Gerade diese von Ludwig F. Meyer inaugurierte Therapie erweist sich bei dem noch im 2. Lebensjahr recht hartnäckigen Zustande als außerordentlich nützlich.

Sehr viel schwerer ist die Frage beim künstlich genährten, schon geschädigten Kinde, wenn reichlich wässerige, schleimige oder schleimig-blutige Stühle eine selbständige Erkrankung des Magendarmkanals anzeigen oder vortäuschen. Eine übergroße Strenge schadet hier das erste Mal nichts. Diese Fälle müssen eben wie schwere Darmkatarrhe behandelt werden. Wie schädlich aber Wiederholung der Fastendiät wirkt, hat uns Rosenstern in zahlreichen Beispielen aufs klarste bewiesen. Es hieße die gesamte Ernährungslehre des Säuglingsalters aufrollen, wenn wir auf diesen Punkt näher eingehen wollten. Der wesentlichste Gesichtspunkt für die Praxis ist, daß wir auch sonst elende Kinder, die zu derartigen wiederholten Erscheinungen neigen, auf eine Kost setzen, die uns entweder überhaupt die Zweifel erspart, wie die natürliche Ernährung oder ein einfaches, auf jeden Fall zutreffendes Handeln ohne vorhergehende Inanitionstherapie leicht ermöglicht, wie z. B. Eiweißmilch [2]). Bei sonst nicht oder nicht erheblich geschädigten, aber unzweckmäßig reichlich ernährten Kindern bedarf es oft nur der Rückkehr zu einer knappen Diät, um die häufige Wiederkehr von Erbrechen beim Schnupfen zu verhüten (s. folgenden Abschnitt).

4. Therapie der rezidivierenden Pharyngitis.

Ernährungstherapie. Bei Kindern mit Neigung zu rezidivierenden Nasenrachenerkrankungen muß es unsere Aufgabe sein, die Widerstandskraft zu heben, um den einzelnen Anfall weniger verhängnisvoll zu gestalten. Das

---

[1]) 10—15 g Plasmon werden täglich in 5 Teile geteilt, in einem Eßlöffel eines alkalischen Mineralbrunnens gelöst, 10 Minuten vor der Mahlzeit dem Kinde gegeben (Freund, Brudzinski) oder Kalkwasser. Aquae calcis, aquae destillatae āā 100,0 Sacherini q. s. M. D. S. 2 stl. 1 Eßlöffel.

[2]) Vergl. zu dieser Frage namentlich die wichtigen Ausführungen Langsteins: Welche Aufgaben stellen die Infektionen im Säuglingsalter der Diätetik. (Festschrift für Otto Heubner S. 378). Verfasser behandelt darin das Thema von einer anderen Seite.

kann zweckmäßig durch Brusternährung geschehen, doch ist diese Therapie bei Kindern mit behinderter Nasenatmung oft gerade da schwer durchführbar, wo es am notwendigsten ist. Man muß dann die Kinder abgespritzte Brustmilch aus der Flasche trinken lassen [1]).

Wo wir die Brusternährung nicht anwenden können, müssen wir uns daran erinnern, daß die schlimmsten Gewichtsstürze bei parenteral bedingten Durchfällen eintreten bei überwiegender Kohlenhydraternährung, so z. B. bei Nestlé-Mehl mit wenig Milch, aber auch bei Buttermilch und Malzsuppe. Der Grund liegt darin, daß die Gewichtszunahme bei derartigen Ernährungen vielfach noch zum größten Teil durch locker gebundenes Wasser bedingt ist. Der große Nutzen, den Malzsuppen- und Buttermilchkuren bei guter Indikation erzielen, darf uns nie verführen, überflüssig und namentlich überflüssig lange hiervon Gebrauch zu machen, wovor ja auch Keller von vornherein gewarnt hat. Eine fett- und eiweißreiche Nahrung, wenn sie anders gut vertragen wird, leistet mehr. Aber freilich sind der Bekömmlichkeit fetthaltiger Milch gerade bei schwierig zu ernährenden Kindern enge Grenzen gesetzt. Daß die Eiweißmilch auch beim zum Durchfall neigenden Kinde eine relativ fettreiche Nahrung uns ermöglicht, macht sie auch als Mehrer der Widerstandskraft zu einem erwünschten Nahrungsmittel (s. hierzu auch die Ausführungen von Langstein).

Die Lehre von der exsudativen Diathese ergibt weiterhin Anhaltspunkte für eine diätetische Beeinflussung der Empfindlichkeit der Schleimhäute. Namentlich wird erhofft, die Hypertrophie der lymphatischen Organe verhindern zu können (Czerny). Wir wissen, daß diese Konstitutionsschwäche die übermäßige Verwendung von Milch und namentlich Milchfett, aber auch jede andere Mast, z. B. die mit Kohlenhydraten, verbietet. Außerdem scheint frühzeitiger das Bedürfnis nach einer gemischten Kost zu bestehen, die nicht allein auf Frauen- oder Kuhmilch basiert ist.

Bei Brustkindern ist schon im 5. Lebensmonat eine Brustmahlzeit durch Gries, mit Fleisch oder Gemüsesuppe gekocht, zu ersetzen und vom 8.—9. Monat etwas von dem Gemüse in durchgerührter Form zuzufügen. Dies bedeutet für das mit Frauen- oder Kuhmilch überreichlich ernährte Kind eine Verringerung der täglichen Fettration. Bei der Verabreichung von Kuhmilch halte man sich an die Budinsche Formel ($^1/_{10}$ des Körpergewichts Milch pro Tag), steige aber nicht über 5—600 Gramm, vermeide besonders fettreiche Milch und bediene sich der Kohlenhydrate mit Maß. So ist Gries- und Kartoffelbrei zur Stillung des Hungers sehr gut zu benutzen. Am Ende des ersten Lebensjahrs sind milchärmere Kostformen durch Heranziehung anderer Nahrungsmittel noch leichter durchführbar [2]). Ein Teil des Milchfettes kann zweckmäßig durch Lebertran ersetzt werden.

Wir dürfen uns nicht verhehlen, daß eine derartig unmittelbare Beeinflussung, wie sie bei der Manifestation der exsudativen Diathese auf der Haut gelingt, bei den uns hier beschäftigenden Krankheitszuständen nicht erwartet werden darf. Wie weit eine erhebliche Wirkung auf die Hypertrophie der Rachenmandel zu erzielen ist, bleibt gleichfalls dahingestellt. Es ist S. 15 darauf hingewiesen worden, daß Wachstumsvorgänge therapeutische Erfolge in dieser Richtung vortäuschen können. Daß aber bei Berücksichtigung dieser Regel

---

[1]) Um nicht die Brustmilch zu verlieren, empfiehlt es sich, das Ammenkind nicht abzusetzen. Durch systematische Übung des Abspritzens gelingt es in der Familie, ebenso wie in der Klinik, ernsten Willen vorausgesetzt, in einigen Tagen genügend Brustmilch zur Ernährung des kranken Kindes zu erhalten.

[2]) Natürlich kann ich an dieser Stelle nicht auf die spezielle Ausführung der Ernährung unter den verschiedenen Bedingungen, die uns die tägliche Praxis stellt, eingehen und muß mich mit diesen Andeutungen begnügen.

Sie genügen aber, um der neuerdings unter Mißverstehen der Lehre von der exsudativen Diathese um sich greifenden einseitigen Mehlernährung entgegenzutreten.

die an dieser konstitutionellen Anomalie Leidenden sich am besten befinden, kann nicht mehr bezweifelt werden.

Die vorher angeführten Grundsätze über die Bedeutung des Fettes in der Nahrung für die Hebung der Immunität widersprechen den letzteren Regeln nicht, zeigen nur, was unter möglichster Zuführung von Fett im einzelnen Falle zu verstehen ist.

Innerhalb der angedeuteten Grenzen aber ist die Wahl der Kostform bedingt durch den Zustand der Verdauungsorgane.

Freiluftbehandlung. Eine weitere Aufgabe ist, dasjenige zu verhüten, was man Erkältung zu nennen gewohnt ist. Die Hauptgefahr der Erkältung ist aber für den wohlgehüteten Säugling das übermäßige Einpacken und das dadurch verursachte Schwitzen. Gewöhnung an frische, kühlere Luft, was wir als Abhärtung zu bezeichnen gewohnt sind, ist auch für den Säugling von größtem Nutzen. Je länger das Kind sich täglich in freier Luft befindet, um so geringer der Einfluß, den Nasenracheninfektionen auf das Kind auszuüben vermögen. So wird man bei diesen Kindern gerade auch im Winter auf eine Lufttherapie bedacht sein müssen und im Sommer sich nicht mit dem üblichen Spazierenfahren von 2—4 Stunden begnügen dürfen [1]).

In schwierigen Fällen und in Zeiten schlechter Witterung gehen wir etwa folgendermaßen vor: Das Kind wird mehrmals täglich eine Stunde lang in ein vorher durch Durchzug gelüftetes Zimmer gebracht, später läßt man das Fenster offen, während anfangs der Ofen im Winter geheizt ist. Dann lasse man das Kind bei jedem Wetter $\frac{1}{4}$—$\frac{1}{2}$ Stunde zweimal täglich hinausbringen, womöglich an eine windgeschützte Stelle. Nur extreme Witterungsverhältnisse rechtfertigen ein Unterlassen. Bei Sonnenschein kann man bis zu 4^0 Kälte ruhig ausgehen lassen. Natürlich muß nebenbei die Lufttherapie im Hause fortgesetzt werden. Ist das Wetter besser, so steigt man sehr schnell in der Dosierung der freien Luft und erreicht es, daß Kinder, die vorher nach 10 Minuten schon kalt wurden, stundenlang bei kaltem und regnerischem Novemberwetter, mit einem dichteren Häubchen versehen, sonst aber nicht wesentlich verpackt, auf der Veranda liegen können.

Schon von April an sind zum Herausbringen die geeignetsten und schönsten Zeiten die frühen Morgenstunden, in denen die Luft am rauchfreiesten und stillsten ist. An der Erwärmung der Luft liegt uns nichts. Die Abhärtung im Sommer besteht in einer möglichst leichten Bekleidung, und schrittweise kommt man dazu, die Kinder fast bloß in der Sonne liegen lassen zu können. Ein starkes Einsetzen der Pigmentierung der Haut (Verbrennen) zeigt uns an, daß die Lichttherapie gut vertragen wird [2]).

Selbst bei extrem empfindlichen Kindern, wie bei dem beschriebenen Fall Maria K., S. 26, kann man durch eine derartige Therapie prompten Nutzen erzielen.

Ortswechsel. Diese Lufttherapie wird erleichtert, wenn wir in der Lage sind, die Kinder in einen klimatisch geeigneteren Ort zu bringen. Dies ist bei Brustkindern jederzeit bequem und einfach durchführbar, bei künstlich ernährten Kindern muß man, ehe man einen solchen Rat gibt, sich überzeugen, daß die sog. Sommerfrische nicht in anderer Beziehung schlechtere Verhältnisse mit sich bringt, die den Nutzen der klimatischen Verbesserung illusorisch machen.

Das bezieht sich auf die Aufenthaltsmöglichkeiten bei schlechtem Wetter, auf die Beschaffung und Bereitung der geeigneten Nahrung und schließlich, und zwar nicht zuletzt auf die Möglichkeit, den Rat eines sachverständigen

---

[1]) Unter „ins Freie bringen" ist aber nicht zu verstehen das Ausfahren des Kindes im Wagen mit hochgeschlagenem, luftundurchlässigen Verdeck. Werden gar noch die Vorhänge vorgezogen, so bleibt jeder Nutzen aus.

[2]) Sonnen-Schädigung der Haut, namentlich des Gesichtes vermeidet man nach dem Rat von Klotz durch ein sehr dünnes Einstreichen der Haut mit Zeozon. Bei dickerem Aufstreichen haben die Kinder Schmerzen.

Arztes zu erreichen. Gerade an dem letzteren Punkte scheitert oft der Erfolg eines Klimawechsels, denn die sachgemäße ärztliche Beratung kann in solchen Fällen nur ein Arzt leisten, der sich mit der Ernährungslehre ernsthaft beschäftigt hat.

Ost- und Nordsee, das Mittelgebirge ebensogut wie das Hochgebirge eignen sich als Aufenthalt schon für den jüngsten Säugling. Dem am leichtesten zu erreichenden Orte wird man jedoch den Vorzug geben. Vielfach genügt und ist am leichtesten durchführbar der Aufenthalt bei Verwandten, die in einer klimatisch günstigeren Gegend wohnen.

Anhang.
Erkrankung der Pars oralis pharyngis unter Einfluß von Ernährungsstörungen.

Es ist von vornherein wahrscheinlich, daß schwere alimentäre Störungen, die die gesamte Widerstandskraft des Körpers schwächen, auch auf die Widerstandskraft der Schleimhaut des Pharynx nicht ohne Einfluß sein können. Obgleich schwer beweisbar, entspricht es klinischen Erfahrungen, daß mit der zunehmenden Kachexie die Nasenrachenerkrankungen hartnäckiger und bösartiger verlaufen und daß mit der Verbesserung der Ernährung, worunter freilich keine Mast zu verstehen ist, auch umgekehrt die Intensität der Anfälle abnimmt. Die diphtherischen Erscheinungen bei Streptokokkeninfektion, die wir S. 11 beschrieben haben, dürften nur beim schwer ernährungsgestörten Kinde zu beobachten sein. Gleichfalls nur nach Ernährungsstörungen sehen wir die Soorerkrankungen des Pharynx. Bei ausgiebiger Verbreitung des Soors in der Mundhöhle kommt es differential-diagnostisch kaum zu Erwägungen. Mitunter sehen wir aber die ersten Flecken am Zäpfchen oder auf den Mandeln, während der Mund frei erscheint. Das feuchte, sukkulente Aussehen dieser Beläge ermöglicht die richtige Diagnose, die mikroskopisch ja sofort einwandsfrei zu stellen ist. Sehr selten sind heutzutage, seitdem die Mundreinigung nicht mehr allgemein ausgeübt wird, die schweren Soorfälle, bei denen der ganze Pharynx mit dichten Pilzrasen ausgekleidet ist.

Die Therapie besteht bei den leichteren Fällen, wenn überhaupt eine solche gewünscht wird, in häufiger Darreichung eines alkalischen Wassers oder einer Kalkwassermixtur (halb Kalkwasser, halb Wasser mit Sacharin gesüßt, stündlich 1 Eßlöffel voll). Bei der letztgenannten Form ist in der Zeit wo die Pilzrasen sich abstoßen, mitunter wegen der Erstickungserscheinungen eine mechanische Entfernung notwendig. In allen Fällen von Soor ist natürlich die Grundursache des Verlustes der Immunität, die allein die Sooraffektion ermöglicht, also die Ernährungsstörung, zu behandeln.

B. Die Nasopharyngitis des Kindes nach dem ersten Lebensjahr.

Wie im Säuglingsalter, so ist auch noch später die Nasenrachenerkrankung das häufigste Leiden. Nach wie vor ist die Nase und der obere Nasenrachenraum als das Schutzorgan, das die Luft für den Gebrauch der Lunge zu präparieren bestimmt ist, der pathologisch wichtigste und wahrscheinlich auch fast stets erste Ort der Erkrankung. Klinisch aber imponieren die Affektionen der Pars oralis mehr. Dies Hervortreten liegt nicht allein an der Wachstumsverschiebung, die bewirkt, daß dieser Teil rein quantitativ eine größere Bedeutung im Verhältnis zu den übrigen Teilen der oberen Luftwege als im Säuglingsalter hat und sich auch dem Auge deutlicher und übersichtlicher präsentiert. Der Mundteil des Rachens hat vielmehr in erhöhtem Maße als im Säuglingsalter den Kampf mit der Außenwelt zu führen. Während früher in jeder Beziehung indifferente Nahrungsmittel fast aseptisch diesen Weg passierten, hat die Schleimhaut jetzt die chemischen und physikalischen Reize der Speisen auszuhalten und auch den Kampf gegen die Eitererreger zu führen,

z. B. gegen die, die bei zwei Drittel sämtlicher „kultivierten" Menschen durch
die erkrankten, zerfallenen Zähne in den Mund gelangen. Dazu kommt, daß
bei der so überaus häufigen geringen Verlegung der Nase die Luft teilweise,
wenigstens beim Sprechen und bei körperlicher Anstrengung, diesen Weg passieren muß.

I. Die akute Nasopharyngitis.

1. Einheit des Krankheitsbildes.

Man unterscheidet gewöhnlich je nach dem Krankheitsbefund, der im
Augenblick der Untersuchung überwiegt,

1. Schnupfen,
2. Erkrankung des Nasenrachenraumes mit Tonsillitis pharyngealis,
3. Angina tonsillaris,
4. Entzündung der Pars oralis pharyngis.

Es darf zugestanden werden, daß die Erkrankungen in manchen Fällen
nach diesem Typus verlaufen, meistenteils handelt es sich jedoch nur um ein
Stadium des Krankheitsprozesses. Sobald man einen einfachen Schnupfen
beim Kinde länger beobachtet als der Krankheitszustand gebietet, so sieht
man, an den Schnupfen anschließend, die typischen Erscheinungen an Gaumen
und Hinterwand des Nasenrachenraumes, wie wir sie schon im Säuglingsalter
geschildert haben. Selbst bei der klassischen Angina tonsillaris läßt sich stets
anamnestisch das Vorangehen eines Schnupfens nachweisen, wenn derselbe
nicht, wie meist, noch direkt wahrnehmbar ist. (Schoenemann.) Dazu
kommt, daß die wesentlichen klinischen Erscheinungen, Fieber und Störungen
des Allgemeinbefindens, ganz dieselben sind, gleichgültig unter welchen der
eben aufgeführten Formen die Krankheit im wesentlichen verläuft.

So stellen wir folgendes Krankheitsschema auf. Der Patient erkrankt
zuerst an Schnupfen mit Schwellung der Muscheln. Dann verbreitet sich die
Erkrankung auf den Nasenrachenraum. Erfolgt diese Erkrankung mit einer
gewissen Heftigkeit, so zeigt sie sich durch Nackenschmerz, Kopfschmerz und
Zunahme des Fiebers an. Objektiv ist sie durch Retraktion und leichte Entzündungserscheinung am Trommelfell oft gekennzeichnet. Das zweite Zeichen,
das zugleich ein Weiterschreiten des Prozesses nach unten zu anzeigt, ist der
charakteristische Befund an der Pars oralis, den wir kurz noch einmal schildern:

Am Gaumen oberhalb und parallel dem vorderen Gaumenbogen der rote Streifen,
Rötung des unteren Teil des Zäpfchens, eventuell auch diffuse Rötung und Schwellung
des freien Gaumensegels zu beiden Seiten des Zäpfchens oberhalb der Tonsillen. An der
Hinterwand Rötung und Schwellung der beiden Streifen hinter dem Gaumensegel, von
oben nach unten verlaufend, der sogenannten Seitenstränge des Pharynx. Dann erfolgt
diffuse Rötung der gesamten Hinterwand, und schließlich erkrankt das gesamte Gaumensegel mit den Tonsillen (s. S. 8).

Je nach Art der Infektion, bezugsweise des Genius epidemicus, tritt der
eine oder andere Zug im Krankheitsbilde stärker hervor oder ist verwaschener.

2. Spezielle Erscheinungen von seiten der Pars oralis.

Bei der gewöhnlichen Pharyngitis der Pars oralis sehen wir außer der
vorwiegenden Rötung und Schwellung der Seitenstränge, die man sich durch
Hervorrufen von Würgen sichtbar macht, leicht düstere Rötung und Schwellung
des Gaumensegels zu beiden Seiten des Zäpfchens, letztere ähnlich wie wir
sie im Bilde 11, namentlich durch Vergleich mit dem Bilde 10, das denselben Prozeß nach Ablauf der Entzündung darstellt, erkennen können.

Pharyngitis granulosa. Sehr viel häufiger als beim Säugling finden wir
an der Hinterwand des Schlundes eine Affektion, die wir mit Iwanow als Pha-

ryngitis granulosa bezeichnen. Wir sehen auf der geröteten Hinterwand kleine, miliare Knötchen, die eher noch stärker gerötet als die Gesamtschleimhaut sind. Zwischen Zäpfchen und Tonsille finden sich ebensolche kleine, leicht gerötete und prominente Knötchen, 5—6 an der Zahl, die hier um so auffälliger wirken, als die sonstige Gaumenschleimhaut blaß sein kann. Diese Affektion ist oft mit besonderen Schluckschmerzen verbunden und bei vielen Kindern von heftigem Hustenreiz begleitet.

Akute Entzündung des durch Einlagerung von lymphatischen Neubildungen veränderten Pharynx (Pharyngitis adenoidalis). Eigentümliche Bilder resultieren, wenn die hintere Schlundwand nach häufigen Entzündungsprozessen Einlagerung von neugebildeten lymphatischen Apparaten zeigt. Diese lymphatischen Gebilde finden sich namentlich eingelagert in den Seitenstrang.

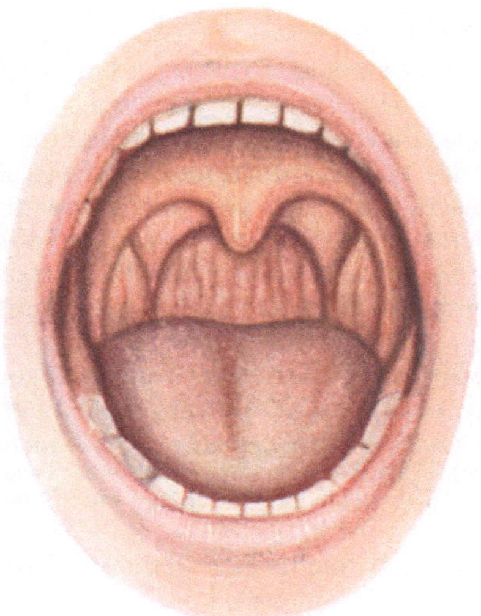

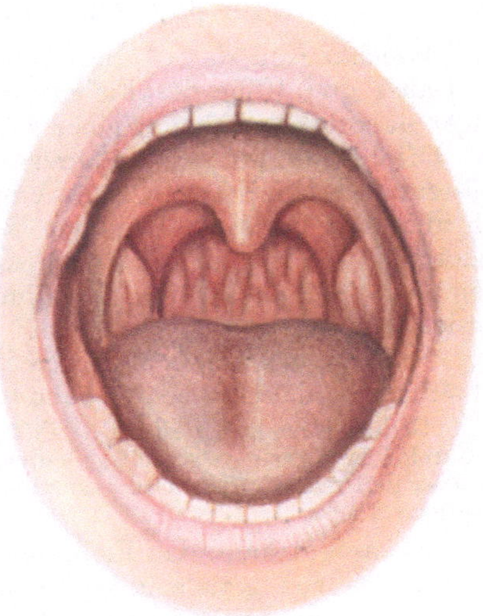

<table>
<tr><td align="center">Abb. 10.</td><td align="center">Abb. 11.</td></tr>
<tr><td align="center">Neugebildetes adenoides Gewebe an der hinteren Rachenwand und am Seitenstrang.</td><td align="center">Akute Entzündung des wie in Abb. 10 veränderten Pharynx (Pharyngitis adenoidalis). Rötung der Gaumenbögen, Blässe der Tonsillen.</td></tr>
</table>

Der schwillt dann bei Entzündung stärker an, als wir sonst zu sehen gewöhnt sind. Noch häufiger finden sich flache, leicht erhabene, kleinerbsen- bis über bohnengroße, oval begrenzte Flecken auf der gesamten Hinterwand verstreut.

Man nennt diesen Zustand in irreführender Weise Pharyngitis granulosa. Richtiger würde man sprechen von einem Pharynx adenoidalis, bzw. von einer Inflammatio pharyngis adenoidalis.

Ist die akute Entzündung gering, so sehen diese Flecke rot auf blasser Schleimhaut aus. Bei stärkerer Entzündung sind sie im Verhältnis zu der dunkelroten übrigen Schleimhaut blasser und erscheinen gequollen (Abb. 10 u. 11). Die klinischen Erscheinungen werden höchstens durch diesen Befund modifiziert, wenn in den Seitensträngen besonders starke Ablagerungen sich finden (Levinstein), doch brauchen wir im Kindesalter nie darauf Rücksicht zu nehmen.

Tonsillitis pharyngealis. Die Sondererscheinung des Schnupfens und der lakunären Angina zu besprechen, habe ich hier keine Veranlassung. Die spezielle Entzündung im oberen Nasenrachenraum kann mitunter ein Krankheitsbild hervorrufen, das vielfach aufgefallen ist. Der starke Kopfschmerz, die Behinderung der Nasenatmung, Nackenschmerz und hohes Fieber sind die Charakteristika.

Bedeutung des Mundgeruchs und Zungenbelags als Symptom der Pharyngitis. Ein wichtiges, eigentlich erst durch Czerny richtig gedeutetes Symptom akuter oder chronischer Erkrankung eines Pharynxabschnittes ist der eigentümliche, bekannte fade Mundgeruch, der merkwürdigerweise als Geruch aus dem Magen bezeichnet wird. Ein Vergleich mit dem Geruch des Erbrochenen, das selbst in Spuren seinen charakteristischen Geruch beibehält, hätte eigentlich einen Irrtum überhaupt nicht aufkommen lassen dürfen. Ferner gehört zur Pharyngitis auch die Desquamation am hinteren Teil der Zunge, daher der Zungenbelag, der die gleiche falsche Deutung immer wieder erfährt.

3. Fieber und Verlaufstypen.

Welcher Teil der oberen Luftwege auch besonders betroffen sein mag, für Dauer und Höhe des Fiebers bedeutet es wenig, wenn es auch meist bei länger dauerndem hohem Fieber zu Angina tonsillaris kommt oder gekommen ist. Oft beschränkt sich die ganze Störung des Allgemeinbefindens auf etwas Frösteln und Unbehagen. Die Temperatur beträgt dann in ano nicht wesentlich über 37,8°, wie man sie auch bei normalen spielenden Kindern recht häufig findet (s. Wolff), nur daß diese Temperatur eben auch beim ruhenden Kinde bestehen bleibt und durch Spiel und Bewegung bis über 38° leicht gesteigert werden kann.

Sehr häufig sind eintägige, ja fast einstündige Temperaturerhöhungen auf 39° und höher, die oft schon schwinden, sobald das Kind im Bett liegt.

Gerade diese kurz dauernden Fieber werden wegen des Mundgeruches mit Vorliebe als durch Verstopfung veranlaßt gedeutet. Hierdurch entstehen die therapeutischen Trugschlüsse, daß man durch meist unzureichende Dosen Kalomel oder Umschläge ein Fieber beseitigen könne.

Ebensogut kann das Fieber auch 3—4, ja noch mehr Tage dauern. Mitunter ist es von geradezu typhösen Erscheinungen begleitet.

Da gerade bei der schwersten Störung des Allgemeinbefindens die Tonsillenerkrankung fehlen kann, so ist es dann manchmal nicht ganz leicht, zu entscheiden, ob die Nasopharyngitis allein die Ursache der schweren Störung ist, doch unterscheidet sich bei den allermeisten Fällen das von Nasopharyngitis verursachte Fieber vorteilhaft von anderen Fieberzuständen dadurch, daß Fiebermittel Allgemeinbefinden und Temperatur in relativ mäßigen Dosen beeinflussen.

Protrahierte, hochfieberhafte Fälle. Eine besondere Bedeutung haben die Fälle mit protrahiertem Fieber. In der Form einer Kontinua kann es sich fortsetzen bis in die dritte, ja bis zur vierten Woche, wie wir es auch beim Säugling gesehen haben (S. 12). Noch häufiger ist remittierendes und namentlich intermittierendes, zum Teil sehr hohes Fieber, ja die Temperatur steigt mitunter jeden Abend unter Frosterscheinungen an. Beim Abfall fehlt jedoch der charakteristische Schweiß der Malaria. Die Befunde an den Schleimhäuten sind hierbei relativ gering. Wohl beginnt die Krankheit meist mit einer gut ausgebildeten Nasopharyngitis. Dann gehen aber die Erscheinungen langsam zurück, und es restiert eine mäßige Erkrankung der hinteren Schlundwand, oft mit vorzugsweiser Beteiligung der Seitenstränge.

Nur bei den 10—14 Tage dauernden Fällen sieht man mitunter während der ganzen Zeit eine gleichmäßig dunkelrote, geschwollene Schleimhaut mit Mundgeruch und Zungenbelag. Sonst ist der Befund im späteren Verlauf nur dem geübten Auge wahrnehmbar und wohl zu gering, um selbst das Fieber zu unterhalten. Zwar findet man in einzelnen Fällen frisch entzündete Drüsen, ja in Ausnahmefällen kommt es vor, daß die Jugulardrüsen, zu großen, entzündlichen Paketen geschwellt, ohne zur Vereiterung zu kommen, wochenlang ein hohes Fieber unterhalten.

Harry A. 3 Jahr 8 Mon. alt. Stark exsudatives Kind, erkrankt im Mai nach einer Halsentzündung an erheblicher, schmerzhafter Schwellung der Jugulardrüsen auf beiden Seiten. Das Fieber ist anfangs kontinuierlich, dann remittierend und bewegt sich 4 Wochen lang um 40°. 8 Wochen nach Beginn der Krankheit sind die Jugulardrüsen nur noch auf der einen Seite etwas, 12 Wochen darauf überhaupt nicht mehr vergrößert.

Derartige Beispiele des Pfeifferschen Drüsenfiebers sind jedoch selten. Bei den meisten Fällen fehlt irgendwie nennenswerte Drüsenschwellung. Wir vermissen daher in der überwiegenden Mehrzahl der Fälle ein entsprechendes anatomisches Substrat für die Krankheitserscheinung. Vielleicht müssen wir diese Krankheitsbilder eher als eine Form von pharyngealer Sepsis bezeichnen. Sie unterscheidet sich von der schweren, durch Eiterherde oder Phlegmonen der Tonsille induzierten Pyämie oder Sepsis durch die geringe Reaktion der Schleimhaut, freibleibende Tonsille und absolute Gutartigkeit. Nie sah ich Metastasen, stets ist die Krankheit nach 3—6 Wochen in Heilung übergegangen. Die Prognose ist also gut zu stellen, wenn die Diagnose feststeht.

Miliartuberkulose kann ähnliche Erscheinungen anfangs hervorrufen. Später wird die charakteristische Atmung und die Lungenblähung die Diagnose ermöglichen. Zu Anfang aber ist eine exakte Trennung um so weniger zu vermeiden, als außerordentlich häufig, vielleicht nicht ganz zufällig, eine ausgesprochene akute Nasopharyngitis der Miliartuberkulose vorausgeht.

Folgender Fall, der allerdings ein Kind betrifft, das gerade eben erst ein Jahr geworden war, soll zugleich mit seiner Fieberkurve einen typischen derartigen Verlauf illustrieren[1]).

Kind B., 1 Jahr alt. Erkrankt ungefähr 20. November an Fieber und etwas Heiserkeit. Hier und da auch Husten. Am 7. Dezember mit hohem Fieber aufgenommen, etwas bellender Husten, dunkelroter Rachen, Schwellung der Nasenschleimhaut und der sichtbaren Pharynxschleimhaut, etwas weniger der Mandeln. Zwischen 10. und 12. De-

---

[1]) Alle meine übrigen Fälle gehören der Privat- und der Konsiliarpraxis an, so daß ich von ihnen keine vollständigen Fieberkurven besitze.

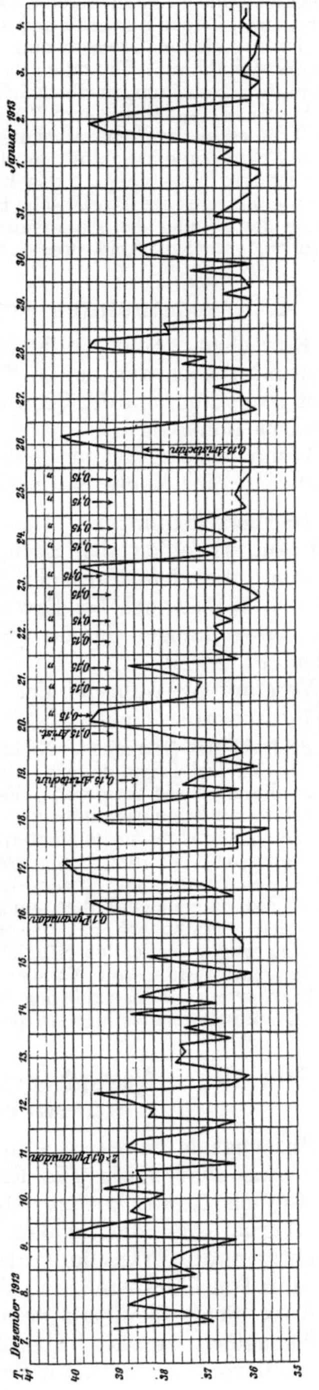

Abb. 12.

Intermittierender Fiebertypus bei Nasopharyngitis (Kind B).

zember gesellt sich eine mäßige Mittelohrentzündung hinzu. Die Parazentese, die unter den obwaltenden Umständen auch ohne dringende Indikation vorgenommen wurde, ergab einen geringen Ausfluß von schleimigem Sekret. Nach zwei Tagen war das Trommelfell schon wieder geschlossen, und das Mittelohr zeigte nur wechselnde, nicht erhebliche Entzündungszustände. In den ersten 8 Tagen der Beobachtung hie und da einmal etwas Rasseln auf der Lunge, jedoch nur grob und spärlich, nie Nasenflügelatmen. Der Husten hielt sich gleichfalls in geringen Grenzen und nahm seit dem 20. Dezember überhaupt keine Rolle im Krankheitsbild ein. Trotzdem dauern die Fieberanstiege fort. Zeitweise hebt sich das Fieber unter Erscheinungen des Schüttelfrostes. Chinin bleibt wirkungslos. Seit dem 20. fängt der Fiebertypus an, einer Tertiana zu gleichen. Bei Weglassen des Chinins sehen wir, daß dieses hierbei keine Wirkung gehabt hat. Daß es sich aber bei alle dem um eine harmlose Erkrankung handelte, geht daraus hervor, daß seit dem 12. Dezember, also 21 Tage vor der letzten Fiebersteigung das Kind munterer und reger wird. Während der ganzen Zeit war der einzige charakteristische Befund eine intensive Rötung der hinteren Rachenwand und auch der Ränder des Gaumenbogens, Nackendrüsen und Jugulardrüsen waren zwar geschwollen, jedoch in keineswegs auffälliger Weise. (Siehe Abb. 12, S. 39.)

4. Erscheinungen von seiten der Verdauungsorgane.

Erbrechen. Sehr häufig ist der akute Anfall eingeleitet von Erbrechen, das mitunter noch den ersten Tag überdauern kann. Intensität und Häufigkeit ist nicht nur von der Konstitution des Kindes, sondern auch vom Genius epidemicus abhängig.

Wenn hierzu Nackenschmerz und hohes Fieber sich gesellen, so liegt der Gedanke an eine akute Meningitis recht nahe.

Darmerscheinungen. Durchfälle kommen im zweiten Lebensjahr noch häufig vor, sie fehlen aber auch im späteren Alter nicht völlig. Initiale Leibschmerzen, die den Verdacht auf Blinddarmentzündung erwecken können, findet man selbst noch bei Erwachsenen, doch ist das gleichzeitige Vorkommen beider Erkrankungen häufig genug, um dieses Symptom beachtenswert erscheinen zu lassen.

Verstopfung während des Fiebers hat keine Bedeutung und verlängert den Fieberzustand nicht.

Protrahiertes Erbrechen. Nicht allzuselten ist, daß das Brechen nicht bloß einen Tag, sondern bis zu drei Tagen dauert. Es sind meist bestimmte Kinder, die auf jede Infektion heftig in dieser Weise reagieren. Es resultiert daraus ein Krankheitsbild, das dem als Acetonerbrechen bekannten gleicht. Ich will damit nicht behaupten, daß diese Krisen des Acetonerbrechens stets so zu deuten wären, kann aber nach meinem speziellen Material doch aussprechen, daß alle Übergänge vom einfachen Initialerbrechen nach Nasopharyngitis bis zu Formen, die den Krisen des Acetonerbrechens völlig gleichen, zu beobachten sind, und daß in meinen Fällen eine leicht fieberhafte Nasenracheninfektion den Anstoß gegeben hat. Schließlich hat dieselbe Therapie, die bei fortgesetztem Erbrechen des an Nasopharyngitis leidenden Säuglings zum Ziele führt, auch hier Erfolg gehabt, nämlich die konsequente Zufuhr von Wasser, und zwar durch einen sehr reichlichen hohen Einguß in den Dickdarm. Die zugrunde liegende Konstitutionsstörung, die die übermäßige Reaktion auf den Krankheitsreiz bedingt, ist dieselbe wie bei der Spastischen Bronchitis (Vagotonie).

5. Die akute Nasopharyngitis als Ausgangspunkt für tiefer greifende Erkrankungen.

Pharyngeale Sepsis. Je jünger das Kind ist, um so häufiger kann sich an eine Nasopharyngitis jede Erkrankung der Bronchien inklusive der spastischen Bronchitis anschließen, die hier mehr der Form des Asthmas ähnlich wird. Ferner sind die lokalen Krankheitsprozesse mit ihren Folgen zu berücksichtigen, die Erkrankung der Nebenhöhlen, die Krypteneiterung der Tonsillen, der Tonsillarabszeß und die Phlegmone.

Aber nicht allein auf dem Wege der Tonsillenerkrankungen kommt es zur allgemeinen Sepsis. Ebenso wie von der Schleimhaut des Mittelohres kann auch von der gesamten Schleimhaut des Nasenrachenraumes die tödliche

Allgemeininfektion in der foudroyantesten Form erfolgen. Die Intensität der Entzündung braucht dabei keinesfalls eine besonders auffällige zu sein.

Kind M., ca. 3 Jahre alt, erkrankt am Vormittag an Fieber. Etwa um 10 Uhr vormittags stark geschwollene Mandeln ohne Belag, starke Rötung und Schwellung der Nasenschleimhäute. Keine Besonderheiten im Allgemeinbefinden. Um 3 Uhr mittags schon ausgesprochene Stenose. Die Nasenmuscheln sind abgeschwollen, so daß die Nase bis zum Nasenrachenraum inspiziert werden kann. Um 6 Uhr abends Tracheotomie, unbedeutende Besserung. Trotz Kochsalzinfusion, Koffein, reichlichen Dosen von Diphtherieheilserum fortschreitender Verfall. Tod unter Krämpfen ungefähr 40—44 Stunden nach Beginn der Erkrankung. Die Sektion ergibt keine Besonderheiten außer einer von der Tracheotomiewunde aus beginnenden Mediastinitis. Weder im Leben noch nach dem Tode Diphtheriebazillen nachzuweisen. Die Bakterienflora ist unbestimmt, polymorph.

Appendizitis. Der Zusammenhang akuter Nasopharyngitis bzw. Angina tonsillaris mit Appendizitis ist stets auch diagnostisch zu beachten. Eine Erklärung des Zusammenhanges wäre eventuell auf demselben Wege zu geben wie bei den parenteralen Darmerscheinungen. Man müßte sich dann vorstellen, daß die Veränderung der Darmschleimhaut, die wir S. 21 beschrieben haben, pathogenen Bakterien den Weg eröffnet.

Nephritis. An die bekannte Folgeerscheinung akuter Halsentzündungen, die Nephritis, sei hier nur kurz erinnert. Die bei weitem häufigste Form ist eine leichte Albuminurie mit Zylindern und Epithelien, aber unbedeutender Beimischung von roten Blutkörperchen. Diese Form äußert sich manchmal kaum durch allgemeine Erscheinungen und schwindet wahrscheinlich auch spontan, jedenfalls ist sie jeder Therapie aufs schnellste zugängig. Anders die relativ doch seltenere schwere hämorrhagische Nephritis, die bei meist sehr guter Prognose doch einer wochenlangen Therapie bedarf.

II. Die rezidivierende und chronische Form der Nasopharyngitis.

1. Genereller Typus.

Ebenso wie im Säuglingsalter kann jedes Kind gelegentlich einen akuten Schnupfen oder eine ähnliche Erkrankung hie und da akquirieren. In der Zwischenzeit kehrt dann die Schleimhaut wieder zu ihrem normalen Zustand zurück.

Wie aber zu Anfang dieses Abschnittes ausgeführt ist, gehört zu den äußeren Reizen eine besondere Disposition, die wir als exsudative Diathese bezeichnen, damit aus diesen gelegentlichen Affektionen die chronische Veränderung entsteht. Aus der Summe der äußeren schädigenden Momente und der Konstitutionsschwäche resultiert dann die Schwere des Krankheitsbildes.

Das beste Zeichen, daß die Schleimhäute nicht zur Norm zurückgegangen sind, ist, daß das Kind ein Taschentuch braucht, das es früher entbehren konnte. Dann kommt es zu häufigem akutem Schnupfen, fieberhaften Anginen oder Pharyngitiden, an die sich längerdauernde Hustenperioden anschließen. Dazu gesellen sich, wenig beachtet und um so wichtiger, ganz leichte Affektionen, die unter dem Bilde der Entzündung der hinteren Rachenwand verlaufen, sich namentlich aber oft nur durch den Mundgeruch bemerkbar machen. Die Kinder sind in diesen Tagen etwas blasser, reizbarer und appetitloser. Zeiten ungünstiger Witterung, Zeiten des Stubenhockens, ein Aufenthalt in einer rauchigen Stadt für den Nichtgewohnten lassen die Anfälle stärker hervortreten.

Die auffälligeren Formen dieser Art sind wohl jedem geläufig, weniger die unauffälligeren, die dennoch tief in das Leben des Kindes eingreifen. Gerade deswegen sei folgender Fall zitiert:

Maria G. Am 14. Lebenstage ein Schnupfen, der schnell vergeht, ohne daß es zur Nackendrüseninfektion kommt. Mit 9 Monaten die erste hochfieberhafte Nasopharyngitis mit geringer Beteiligung der Tonsillen. Dieser Zustand wiederholt sich im zweiten Lebensjahre bei klimatisch ungünstigem Aufenthalte alle 2—3 Monate meist mit einem leicht schmerzhaften Mittelohrkatarrh, der stets am nächsten Tage schon abklingt. Nach einer Seebadkur werden die akuten fieberhaften Anfälle nur noch sehr vereinzelt bemerkt, höchstens stellt sich ein eintägiges Fieber ein. Aber statt dessen braucht das Kind von jetzt ab reichlicher das Taschentuch, und es treten folgende Zustände auf: Das Kind hat ein klein wenig mehr Nasensekret. Die kleinen beschriebenen Körnchen und auch sonst charakteristische Rötung des Gaumens, der hinteren Rachenwand oder des oberen Mandelpols sind in wechselnder Weise vorhanden. Diese unbedeutende Lokalerkrankung wird aber regelmäßig markiert durch Blässe, schmäleres Aussehen. Dazu tritt im 4.—5. Jahre zunehmend eine über Tage dauernde Appetitlosigkeit hinzu. Reizbarkeit, die sich durch häufigeres Weinen und Ungezogenheit äußert, macht in diesen Zeiten häufiger Bestrafung notwendig. Im 5.—6. Lebensjahre tritt insofern eine Änderung ein, als das Mittelohr freibleibt, die Pharyngitis adenoidalis deutlicher erkennbar wird und sich an jede dieser fast latenten Attacken ein Pharynxhusten anschließt. Die Folge der häufigen Reize ist eine geringe Hypertrophie der Gaumentonsillen, Drüsenschwellung ist nicht erfolgt. Im 7. Lebensjahr scheint mit Ausnahme der Neigung zu leichtem Schnupfen die Anfälligkeit geringer zu werden. Ein leichter Keuchhusten bewirkt jedoch, daß die nächsten Monate die Attacken sich wieder häufen und von keuchhustenähnlichen Anfällen begleitet werden.

Wir sehen hier eigentlich alle Formen der Nasopharyngitis und ihre Folgen, wenn auch in geringer und harmloser Weise ausgeprägt, und damit ist zugleich das Bild von zwei Drittel sämtlicher Kinder unter den heutigen Lebensbedingungen gezeichnet.

Wir brauchen uns nur jedes einzelne der kleinen Leiden, die das Kind durchmacht, ein wenig verstärkt, ein wenig gehäufter vorzustellen, um uns sämtliche vorkommenden Krankheitsbilder rekonstruieren zu können.

So häufig wir auch namentlich bei sozial weniger gutgestellten Kindern das Nasenrachenleiden fast mit der ersten Lebensstunde beginnen sehen, so findet man doch, namentlich in besser situierten Klassen, daß ebenso wie bei dem oben zitierten Beispiele die erste sinnfällige schwere Affektion mit $3/4$ Jahren oder noch später erfolgt. An dieser ersten Affektion aber kränkelt das Kind dann oft längere Zeit, wobei es gleichgültig bleibt, ob eine Mittelohrentzündung noch hinzutritt oder nicht. Die Zeit des ungetrübten Gedeihens ist aber für viele dann vorüber. Das Kind bleibt in den nächsten Monaten anfällig, weniger munter und weniger derb (s. S. 25).

2. Häufung fieberhafter Rezidive.

Nur zwei Formen bedürfen einer besonderen Darstellung. Es sind das die rezidivierenden, akuten, fieberhaften Erkrankungen. Daß sich derartige Attacken drei- bis viermal im Jahre meist in der Form der Angina tonsillaris einstellen, ist nichts Besonderes, aber diese Attacken können sich auch mehrmals im Monat wiederholen, ja mitunter sich so häufen, daß die Perioden der Fieberlosigkeit geringer sind als die Fieberperioden.

Hans R., 5 Jahre alt. Wiederholt an rezidivierender Halsentzündung erkrankt. Erkrankt neu am 28. Juli nach Rückkehr von einem Landaufenthalt in den Industriebezirk an Pharyngitis. Fiebert 12 Tage lang. Am 9. August wieder abends Temperatur 38°. 10. August erste Untersuchung. Deutliche Entzündung des hinteren Rachens, Kind gegen früher welk und blaß. Zwischen 14. bis etwa 24. August anscheinend kein Fieber. Vom 26. August bis 2. September hohes Fieber und frische Halsentzündung. Anfang September von neuem ein Anfall von hohem unregelmäßigem Fieber, das einige Tage gedauert haben soll. Am 23. September wird von anderer Seite die Adenotomie vorgenommen. Die Temperaturstörungen stellen sich einige Tage darauf wieder ein, so daß gegen Mitte Oktober, als sich die fieberhaften Halsentzündungen schubweise weiterhin wiederholen, der Knabe nach Wölfelsgrund geschickt wird. Dort hat er sich sofort wohl gefühlt, keine sinnfälligen Rückfälle gehabt und ist nach knapp zweimonatlichem Aufenthalte auch für die nächsten Jahre von häufigeren Anfällen freigeblieben.

Hier war zwischen den akuten Anfällen immerhin ein freier, wenn noch so kurzer Zwischenraum nachzuweisen. Im folgenden Falle aber war monatelang eigentlich immerfort Fieber vorhanden, wenn auch frische Schwellung und Rötung der Tonsillen die Exazerbationen dokumentierten.

Margarete K., 8 Jahre alt. Alle Geschwister leiden an häufigen Mandelentzündungen und hypertrophischen Tonsillen. Am 12. Oktober 1906 eine hochfieberhafte Angina tonsillaris. Seitdem immer Fieber bemerkt. Erste Untersuchung 27. Oktober ergibt außer hypertrophischen Tonsillen und Rötung der Rachenorgane keine weiteren Befunde, namentlich keine Jugulardrüsenschwellung. Trotz Bettruhe zeigt die einmal täglich durchgeführte Messung Mittagstemperaturen bis 38,2⁰. Gelegentlich höheres Fieber, bei dem auch frische Entzündungen der Tonsillen und Krankheitsgefühl nachgewiesen werden kann. So geht es fast den ganzen Dezember hindurch. Vom Januar an sind die Temperaturen niedriger, abends nur noch, bei Ruhe gemessen, bis 37,7⁰, Das Kind ist daher als gesund anzusehen, nur wiederholen sich im Laufe der nächsten Monate fieberhafte Attacken, die die Mutter als Verdauungsbeschwerden deutet.

Eleonore N., 12 Jahre alt. Kopfschmerzen fast täglich seit Juli. Vielfach fröstelnd. Erste Untersuchung 15. November. Leicht gedunsene Augenlider. Leichte Pharyngitis mit geringer Beteiligung der Mandel. Ein wenig Husten ohne Befund. Temp. 38,7⁰. Bis zum 19. November steigt die Temperatur häufig trotz Bettruhe bis 38,2⁰. Zwischen 20. und 27. November bei Bettruhe Höchsttemperatur 37,5. Die nächsten Tage wieder wiederholt 38,4. Unter Chinindarreichung und vermehrter Bettruhe zieht sich das Krankheitsbild in derselben Weise noch einige Wochen hin, um Anfang des neuen Jahres in dauernde Genesung überzugehen.

3. Rezidivierende latente Form mit gastrointestinalen Erscheinungen.

Praktisch von großer Wichtigkeit sind ferner diejenigen Formen, die als Verdauungsstörung gedeutet werden. So wird uns von den einzelnen Kindern geklagt, daß sie oft unter Fieber, Erbrechen und Verstopfung erkranken. Ein auffälliger Mundgeruch scheint den Eltern diese Diagnose zu bestätigen. So oft ich Gelegenheit hatte, die Mutter so weit zu interessieren, daß sie bei der Aufklärung mithalf, ließ sich in diesen Fällen stets als Ursache die fieberhafte Nasopharyngitis nachweisen. Am stärksten ausgeprägt verlaufen die Erscheinungen bei Kindern, die wegen dieser „Empfindlichkeit des Darmes" reichlich mit „leichter Kost", d. h. wesentlich Milch- und Eierspeisen ernährt werden. Bei diesen Kindern bedeutet jede solche Attacke einen schweren Zusammenbruch. Aber auch jene leichten, unbedeutenden Pharynxerkrankungen werden oft in diesem Sinne falsch gedeutet, nicht nur wegen des oft erwähnten Mundgeruches, sondern auch wegen der Appetitlosigkeit, die um so länger den ursächlichen Krankheitsprozeß überdauert, je mehr darauf Rücksicht genommen wird.

4. Einwirkung auf den lymphatischen Schlundring.

Die Tonsillen beider Art pflegen bei jeder akuten Entzündung an der Krankheit durch Schwellung teilzunehmen. Je häufiger die Entzündung sich wiederholt, um so mehr kommt es zu einer dauernden Vergrößerung durch Hyperplasie dieser Organe, ja es entstehen neue, ähnlich gebaute, gleichsam detachierte lymphatische Gebilde an der hinteren Rachenwand und den Seitensträngen, die wir schon früher beschrieben haben s. Abb. 10, S. 37. Eine selbständige Bedeutung kann die Hypertrophie von Gaumen- und Rachentonsille erst dann beanspruchen, wenn sie durch ihre Größe mechanisch einen anderen Verlauf der Krankheit bedingt oder durch chronische Eitererkrankungen in den Krypten eine selbständige Gefahr involviert. Diese Krankheiten finden im zweiten Teil eine besondere Besprechung.

5. Rhinopharyngitis atrophicans.

Ebensogut wie die Entzündung durch ihre Wiederholung zur Hypertrophie der Schleimhaut führt, muß bei einer gewissen Intensität der Entzündung auch die Atrophie, die Verödung der Schleimhaut, denkbar sein. Sie ist anscheinend überwiegend bei der minder gut situierten Bevölkerung anzutreffen. Im Kindesalter findet man in der Regel nur eine etwas weitere Nase, die einen ungewöhnlich tiefen Einblick erlaubt. Ein wenig trockenes Sekret haftet oft an Nasenmuschel oder Septum fest, deren Schleimhaut meist noch rot bis rosa erscheint. Häufig bilden sich kleine Risse am vorderen Teile des knorpeligen Septums, die zu Nasenbluten führen können. In stärker ausgeprägten Fällen ist die hintere Rachenwand auffällig glatt und blind wie ein angehauchter Spiegel. Mitunter kleben dünne, trockene Krüstchen fest. Diese Krankheit kann durch das Gefühl der Trockenheit und Kratzen im Halse recht unangenehme Störungen hervorrufen, und auch beim Kinde kann morgendliches Würgen und Erbrechen beobachtet werden. Doch ist dieser Reiz unterdrückbar, wie folgendes Beispiel lehrt.

10jähriges Mädchen, hintere Rachenwand glatt, wie angehaucht aussehend, zeitweise mit fest haftenden Krusten. Hustet viel und hat namentlich morgens Hustenanfälle mit Erbrechen. Nach einer einmaligen Pinselung mit Mandlscher Lösung verschwanden diese Beschwerden, aber der Zustand des Rachens blieb absolut derselbe (¾ Jahr lang beobachtet).

Einmal sah ich in dem S. 26 ausführlich mitgeteilten Falle von der Mitte des ersten Lebensjahres an eine Neigung zur Krustenbildung an Septum und unterer Nasenmuschel. Nach Beendigung des zweiten Lebensjahres resultierte eine so weite Nase, daß wenigstens auf der linken Seite ein abnorm bequemer Einblick in den Nasenrachenraum möglich war. So scheint die Neigung, auf wiederholte Entzündungsreize mit Atrophie zu reagieren, bis zum gewissen Grade einer angeborenen Veranlagung zu entsprechen.

6. Ozaena.

Als eine besondere Form der Rhinitis atrophicans gilt die Stinknase, soweit sie nicht durch Lokalherde am Knochen bedingt ist. Freilich möchte Grunewald überhaupt in dieser Affektion stets die direkte Folge einer solchen erblicken. Ich möchte mich hier darauf beschränken, eine Auffassung wiederzugeben, die mir namentlich in Rücksicht auf die Entstehung nach Lues als die wahrscheinlichste erscheint: Schwere, entzündliche Prozesse der Nasenschleimhaut, so namentlich Syphilis, bei der mitunter die gesamte Nasenschleimhaut bis zur dritten Muschel hinauf völlig von Epithel entblößt und infiltriert erscheint, bewirken eine Atrophie der Schleimhaut und zwar der Schleimhaut mitsamt ihren Drüsen und den darunterliegenden Schwellkörpern. Dadurch bleiben die Muscheln in ihrer Entwicklung zurück oder atrophieren. Die Nebenhöhlen entwickeln sich langsam und unbedeutend. Mit der Atrophie der Schleimhaut hat die Nase die Fähigkeit, ihre Oberfläche stets feucht zu erhalten, verloren. Auf der Schleimhautoberfläche fehlt es an Sekret. Es entsteht vielmehr ein Exkret, das spärlich, aber stark eiterhaltig und eiweißreich ist (Frese), und deshalb außerordentlich leicht eintrocknet, festhaftet und nun in seinen tieferen, feuchtbleibenden Schichten in stinkende Fäulnis übergehen kann. Die Krankheit beginnt im Kindesalter, kommt aber zur Behandlung meist erst später und bedarf schon deswegen spezialistischer Behandlung, weil eine sorgfältige Differentialdiagnose notwendig ist, um zu entscheiden, ob nicht tiefergehende Erkrankungen, z. B. spätluetische Knochenprozesse den Gestank verschulden. Bei dem ersten Beginn eines solchen Geruches empfiehlt sich wohl dringend, durch alle uns zur Verfügung stehenden Mittel, namentlich der Klimatotherapie, die Neigung zu Schleimhauterkrankung möglichst zu vermindern. (Haike, Zarniko, Frese, Grunewald, Gerber, Hochsinger, Steiner.)

III. Ernährung und Nasopharyngitis.

Es ist kein Zweifel, daß die exsudative Diathese gesteigert werden kann durch bestimmte Ernährungsformen, vorzüglich jede Form von Mast, sei es durch

Fett bzw. Milch oder Kohlenhydrate. Eine weitere Form der Ernährung, die in diesem Sinne zu wirken scheint, ist wesentlich in ungebildeten Familien zu Hause.

Die Kinder verschmähen alles Gekochte. Milchkaffee, Brot oder Semmel, eventuell Hering und Kartoffeln werden gegessen. Das geschieht nicht etwa nur, weil die Kinder nichts anderes bekommen könnten, sondern auch in Familien, in denen der Vater ein regelrecht gekochtes Mittagessen verlangt (z. B. bei der Schwerindustrie). Die gleiche Unsitte findet sich dann auch sehr oft noch bei den Müttern.

Beide Formen der Ernährung tragen zur Verminderung der Widerstandskraft gegen Infektion bei, bewirken so einen längeren Verlauf und ein unvollkommenes Abheilen. Namentlich aber wird die Neigung zur selbständigeren Entwicklung der Hypertrophie der lymphatischen Organe geweckt. Man hat aber den Eindruck, als wenn unter gleichen Verhältnissen eine selbständige familiäre Disposition zu dieser Hypertrophie innerhalb des Rahmens der allgemeinen Disposition zu Nasopharyngitis bestände (s. S. 64).

IV. Tuberkulose und chronische Nasopharyngitis.

Seit jeher ist der besondere Verlauf der Nasopharyngitis bei einer Gruppe von Kindern aufgefallen, deren überwiegende Anzahl an latenter Tuberkulose leidet. Die Entzündung der Schleimhäute der Nase ist besonders hartnäckig und mit starker Schwellung und Sekretion verbunden. Die Tonsillen sind besonders hypertrophisch. Aber das Charakteristische ist, daß die äußeren Weichteile, Nase und Lippe, unförmig anschwellen. So kann binnen eines Jahres ein zierliches, schmales Kindergesicht zu einer gedunsenen Fratze, die man mit Recht dem Ausdruck eines Schweines vergleicht, (Skrophulose), entstellt werden.

9 jähriges Mädchen, aus größerer, tuberkulös infizierter Familie, die wie ihre fast gleichaltrigen Schwestern ein zierliches, schmales Gesichtchen hat, wird einer Waisenanstalt überwiesen, in der die Kinder in ungelüfteten, überfüllten Räumen gehalten werden und am Tage nur kurze Zeit ins Freie kommen. Die Ernährung, angeblich sehr der zweitbeschriebenen Form (s. oben) ähnlich. Als das Kind nach knapp einem Jahre aus dem Waisenhaus herausgenommen wird, ist es mit einer enorm geschwollenen Nase und Oberlippe behaftet, so daß keine Ähnlichkeit mit ihren Geschwistern mehr zu erkennen ist. Die Schwester, die nicht ins Waisenhaus kam, ist mit chronischem Schnupfen und Tonsillarhypertrophie ebenso behaftet, gleichfalls tuberkulös infiziert, aber hat ihr schmales, zierliches Gesicht behalten.

Wir sehen hierin eine Begründung der Czernyschen Ansicht, daß erst eine Summe von Schädlichkeiten — nach Czerny auch besonders alimentärer Natur — zusammenwirken müssen, damit das Bild der sog. Skrofulose entsteht. Die Vorbedingung aber hierzu ist gegeben durch Konstitutionsschwäche (exsudative Diathese) meistens plus latenter Tuberkulose.

Moro nimmt an, daß die tuberkulöse Infektion dieselbe Widerstandslosigkeit selbständig bedingt, die wir sonst auf die exsudative Diathese, also auf einen angeborenen Defekt zurückzuführen gewöhnt sind und sieht die Bestätigung seiner Ansicht darin, daß er auch ohne Milieuveränderung Erfolge mit Milch und Eiern erzielte. Ich würde in dieser Kost wenigstens für viele Kinder eine Superkorrektion früherer Fehler sehen, deren allzulange Fortsetzung wahrscheinlich weniger gute Resultate liefern dürfte (s. Keller).

Im übrigen muß man daran festhalten, daß Czerny durch seine therapeutischen Versuche wesentlich nur bewiesen hat, daß seine Kinder bei milch- und mastfeindlicher Kost und bei günstigster Durchsonnung und Durchlüftung von ihrer Skrofulose befreit wurden, während die Tuberkulose fortbestand.

V. Beziehung der Nasopharyngitis zum Gesamtorganismus.

1. Zur Spasmophilie.

Häufig beginnt eine akute fieberhafte Nasopharyngitis mit einem Krampfanfall, ja mit einem förmlichen Status eklampticus. Die Krämpfe stehen klinisch begreiflicherweise im Vordergrund des Interesses, und so wird sehr häufig der gleichzeitigen oder nachfolgenden fieberhaften Erkrankung keine Aufmerksamkeit geschenkt. Die Krämpfe können im Beginn des Fieberanstieges vorkommen, sehr oft jedoch stellen sie sich erst ein, wenn das Fieber schon einige Stunden auf seiner Höhe steht und sind weder von der Schnelligkeit des Fieberanstieges, noch von der Höhe des Fiebers abhängig. Ausgelöst werden sie augenscheinlich nicht durch die spezifische Nasopharyngitis, sondern durch jede fieberhafte Affektion, somit natürlich meist von der uns hier beschäftigenden. Die präzise Diagnose durch elektrische Untersuchung ist hier nicht so sicher durchzuführen wie in den ersten 1½ Lebensjahren.

Lassen wir die Thiemich-Mann-Escherichschen Zahlen für die Spasmophilie auch im zweiten bis dritten Lebensjahr noch gelten, was keineswegs sicher ist, so ist nach meiner Erfahrung in einzelnen Fällen noch am ersten bis zweiten Tage hinterher eine Übererregbarkeit festzustellen (Kathodenöffnungszuckung vor fünf M. A.), während man das gleiche bei Epilepsie nicht findet. Aber die Erregbarkeit verschwindet sehr bald, ist jedenfalls nach zwei Tagen meist schon nicht mehr vorhanden. Eine Diagnose ist daher wahrscheinlich nur kurze Zeit nach den Krampfanfällen, vielleicht auch dann nicht immer, auf elektrischem Wege zu stellen.

Doch ist die Zahl der Fälle mit Initialkrämpfen so enorm, daß, wenn die Anamnese oder der augenblickliche Befund zeigt, daß die Krämpfe sich stets nur an einen akuten Infekt angeschlossen haben, man mit größtmöglichster Sicherheit Epilepsie einstweilen ausschließen darf.

Das gilt jedoch nur, wenn es sich um wirklich wohlausgeprägte, typische, eklamptische Krämpfe handelt. Jede andere Form ist verdächtig der Epilepsie oder psychogenen Ursprungs.

Einmal sah ich den ersten epileptischen Anfall im Beginn einer fieberhaften Pharyngitis erfolgen, während später die Anfälle selbständig auftraten.

2. Zu Pavor nocturnus.

Besonders häufig sieht man bei akuten Nasopharyngitiden, namentlich wenn starke Verschwellung besteht, daß die Kinder, nachdem sie kurze Zeit geschlafen haben, mit einem grellen Schrei erwachen und, augenscheinlich in Sinnestäuschung befangen, irgend etwas Ängstigendes zu sehen glauben. Dieselbe Erscheinung wiederholt sich bei Kindern mit chronisch verstopftem Nasenrachenraum, also Hypertrophie der Pharynxtonsille oder Gaumentonsille. Sie ist daher abhängig von der behinderten Nasenatmung, die beim nervösen, stets reizbaren oder durch das Fieber noch mehr gereizten Kinde während des Schlafes durch Atembeklemmung Angstzustände auslöst. Diese setzen sich in halbwachem Zustande in geradezu halluzinatorischer Form fort.

Bei einem älteren Knaben, der seit über 8 Tagen an einem erheblichen, nicht erkannten Retropharyngealabszeß litt, waren diese Anfälle als epileptische Äquivalente gedeutet worden. Heilung durch Inzision des Abszesses. Bei Gelegenheit eines fieberhaften Schnupfens einige Wochen später wieder ein Anfall von Pavor nocturnus.

3. Nase als Reflexorgan.

Die Lehre von den reflektorisch von der Nase aus bedingten Krankheiten und nervösen Erscheinungen ist reich an Angaben, die zu einem Teile fast abenteuerlich anmuten. Da es sich vorwiegend um Vorgänge beim älteren Individuum handelt, brauchen wir hier darauf nicht einzugehen.

Nasogenes Asthma: Durch experimentelle Untersuchungen hat Großmann am Tier nachgewiesen, daß durch Reizung des hinteren, vom 2. Aste des Trigeminus innervierten Teiles der Nase beim kurarisierten Tiere Größenzunahme und Starre der Lunge erzielt werden kann. Durch Kokainisierung der Schleimhaut ließ sich dieser Reflex unterdrücken.

Nach Killian ist erst die chronisch-hypertrophische Nasenschleimhaut hypersensibel, und zwar unabhängig von allgemeiner Nervosität.

Er unterscheidet Reflexe, die von dem Nervus ethmoidalis (vorderer Teil der Nase) ausgehen, das sind Rötung der äußeren Nasenhaut, Jucken im inneren Augenwinkel, Rötung der Bindehaut und Schmerzen im Gebiet des Nervus frontalis. Als Fernwirkung tritt Niesen und Asthma hinzu. Bei Reizung im Gebiet des Nervus sphenoidalis werden außer Rötung der Wangenhaut Kitzelgefühl im Pharynx, Nasenhusten und ebenfalls Asthma gefunden. Durch systematische Untersuchung gelingt es ihm, besonders empfindliche Punkte innerhalb der gesamten Schleimhaut zu finden, von denen er künstlich die Erscheinung der Hyperästhesie, ja in vereinzelten Fällen auch einmal Asthma auslösen kann (s. Piffl).

Daß den Erscheinungen, die wir als Asthma bezeichnen, oft eine Reizung der Nasenschleimhaut vorhergeht, ist kein Zweifel.

Ob freilich die Entzündung auf die Nase beschränkt bleibt und nicht erst die Entzündung der Bronchialschleimhaut den Reiz zum Asthma darstellt, ist schwer zu unterscheiden.

Im allgemeinen zeigt uns die Beobachtung beim Kinde, daß es ein Asthma ohne einleitende Bronchitis nicht gibt. Anfangs tritt im Anschluß an einen akuten Schnupfen die (S. 13) beschriebene spastische Bronchitis auf. Unbehandelt dauert der Erstickungszustand noch im dritten Lebensjahr über einen Tag lang. Später stellen sich die typischen nächtlichen Anfälle, aber nicht im Anschluß an diese Spasmen sondern auf der Basis einer chronischen rezidivierenden, emphysematischen Bronchitis ein. Das Rezidiv überdauert wochenlang den Asthmaanfall und geht ihm wenigstens einige Stunden vorher. Es tritt also erst zur lokalen Störung der Bronchialmuskelkrampf und dann schließlich der perverse Atemtypus hinzu. Daß im späteren Lebensalter allein eine Nasenreizung genügt, um den einen Faktor, die nervöse Atemstörung, vielleicht mit gleichzeitiger Wirkung auf Bronchialmuskulatur oder Gefäße zu erzeugen, widerspricht dieser Auffassung nicht[1]). Je ausgefahrener die Bahn ist, um so prompter ist die Auslösung möglich. Aus dieser Auffassung ergibt sich, daß eine lokale Nasen-Therapie des Asthmas im Kindesalter unzweckmäßig, eine klimatische zur Vermeidung der initialen Nasopharyngitis und eine psychische zur Erlernung des richtigen Atemtypus (Saenger, Knopf) dringend indiziert ist.

Reflexepilepsie. Die Frage der von der Nase ausgehenden Reflexepilepsie, die früher viel erörtert wurde, hat heute kaum noch Anhänger.

So behauptet Katz beim 12jährigen Mädchen eine Epilepsie durch Exkochleation des Nasenrachenraumes geheilt zu haben.

Umgekehrt kann auch an eine Nasenoperation sich zufällig eine bisher latente Epilepsie anschließen (Levinstein).

4. Nasopharyngitis und Neuropathie.

Die Erscheinungen der akuten Nasopharyngitis sind abhängig von der nervösen Reizbarkeit des Kindes, und zwar um so mehr, je mehr falsche Erziehung die Empfindlichkeit gesteigert hat.

Hierdurch wird die leichteste Nasopharyngitis zu einer das Kind schwer schädigenden Krankheit. Ein krasses Beispiel möge folgen:

Kind F., 2½ Jahr. Wurde von einer zweitägigen fieberhaften Nasopharyngitis befallen (höchste Temperatur 38,5°). Mittelohr bleibt frei. Trotz der geringen Erschei-

---

[1]) Nach Ephraims interessanten Ausführungen liegt auch beim Erwachsenen eine dauernde Bronchialschleimhauterkrankung dem Asthma zugrunde. Die Lehre vom nervösen und nasalen Asthma wird von ihm sehr überzeugend kritisiert (Ephraim, Zur Theorie des Bronchialasthmas. Berl. klin. Wochenschr. 1913. Nr. 22).

nungen schreit das Kind stundenlang, spielt nicht, sitzt dann mit finsterem Gesicht teilnahmslos da. Nahrung und Getränke fast völlig verweigert. Der sehr spärlich ausgeschiedene Urin ohne Befund. Als am 4. Tage, trotzdem das Fieber abgefallen war, das Benehmen sich nicht änderte, ja das Kind fast die ganze Nacht schlaflos herumtobte, mußte an ein schweres Leiden gedacht werden. Zur Stellung der Diagnose wurden die Eltern aus der Hörweite des Kindes entfernt, eine einfache robuste Frau übernahm gänzlich die Pflege. Von dem Moment an aß das Kind, verhielt sich manierlich und schlief nachts gut. Als nach zwei Tagen die Eltern wieder die Pflege übernehmen wollten, Wiederholung derselben Komödie. Erst nach weiteren drei Tagen konnten die Eltern beim Kinde bleiben[1]).

Erbrechen, Nahrungsverweigerung, Schlaflosigkeit, Appetitlosigkeit nach Ablauf der Erkrankung, alles dieses ist von der nervösen Konstitution des Kindes und von seinem psychischen Verhalten abhängig. Hierdurch aber greift jede einzelne Affektion tiefer in die Gesundheit des Kindes ein. Dies gilt auch von den häufigen unbedeutenden Störungen, die wir als latente Pharyngitis S. 43 schon beschrieben haben. Zu dem leichten Gefühl der Mattigkeit gesellen sich Gefühle allgemeiner Unlust und Appetitlosigkeit. Diese Empfindlichkeit aber steigt um so mehr, je mehr sie berücksichtigt wird. Denn ein großer Teil der Beschwerden werden von dem Kinde vergessen im Moment, wo es durch irgend eine fröhliche Zerstreuung abgelenkt wird, während die Beachtung die gleichen als schwere Störung empfinden läßt. So verschuldet gerade die Nasopharyngitis in ihrer verschiedenen Form am häufigsten Hypochondrie.

Je mehr aber während der einzelnen Anfälle in Berücksichtigung der Beschwerden des Kindes Nachsicht gegenüber schlechter Stimmung und Laune geübt wird, um so mehr verliert das Kind seine Fähigkeit, sich auch sonst zu bescheiden und zu beherrschen. Und so gewinnt das Leben eine ganz falsche krankhafte Richtung (Czerny).

Ein Beispiel einer solchen künstlich anerzogenen, schweren Krankheit mag dies näher illustrieren.

Kind W., angeblich früher munterer, frischer 6 jähriger Knabe, der mit seinen ziemlich gleichalterigen Brüdern in anscheinend verständiger Erziehung auf dem Lande aufwächst. Durch rezidivierende Nasenrachenerkrankung allmählich starke Verlegung der Nase durch Adenoiden. Hat vor 5 Wochen eine akute, fieberhafte Nasopharyngitis mit etwas Erbrechen und wird seitdem wegen eines angeblichen Magenleidens mit sog. leichter Kost absoluter Ruhe als Schwerkranker behandelt. Das Kind zittert zu Hause bei jeder leichtesten Erregung, ist matt und schlaff und bricht ohne Grund in Tränen aus. Bei der Untersuchung macht es einen geradezu krankhaft aufgeregten Eindruck. Diese völlige Veränderung des Wesens war es, die die Eltern in dem Gedanken, daß es sich um eine schwere Krankheit handele, bestärken mußte. Von der Entfernung der Nasenrachenmandel wird trotz ihrer Größe unter diesen Umständen abgeraten, das Kind als gesund behandelt. Schnelle Wiedergewinnung der früheren Frische.

5. Körperliche Störung durch Nasopharyngitis.

Es ist kein Zweifel, daß die rezidivierenden Nasenrachenerkrankungen in jeder Form eine Hemmung für die körperliche Entwicklung bedeuten. Wir haben Beispiele davon schon früher angeführt. Aber einen tiefen dauernden Einfluß gewinnen sie immer erst unter Rückwirkung und Wechselwirkung mit dem Nervensystem.

VI. Diagnose.

Diagnostische Anhaltspunkte sind im vorhergehenden genügend enthalten, so daß ich hierauf nicht mehr zurückzukommen brauche. Vor allen Dingen ist zu vermeiden, Reizerscheinungen, die von der Nasopharyngitis ausgehen, als Krankheiten anderer Organe aufzufassen. Gewöhnlich wird nament-

---

[1]) Vgl. hierzu auch ernstere Fälle neuropsychopatischer Konstitution und ihre Äußerung bei fieberhaften Erkrankungen (Richard Lederer).

lich das Erbrechen mit gleichzeitiger sog. Verstopfung, hohes Fieber mit Mundgeruch, fälschlich als Magenleiden gedeutet und behandelt. Andererseits ist stets in Erwägung zu ziehen, daß das Nasenrachenleiden nur die Initialerscheinung, einer Infektionskrankheit[1]) (Masern, Scharlach, besonders auch Gelenkrheumatismus, Genickstarre) sein kann. Nicht immer ist eine Nasopharyngitis, auch wenn sie von Mittelohrentzündung begleitet ist, die Ursache gleichzeitig bestehender ernsterer Leiden.

So möchte ich an dieser Stelle auf das eigentümliche Vorkommen von Nasopharyngitis im Beginn von Miliartuberkulose und Meningitis tuberculosa hinweisen (s. S. 159).

VII. Therapie.

1. Therapie des akuten Anfalls.

Das fiebernde Kind gehört ins Bett und darf erst aufstehen, wenn der vorhergehende Abend fieberfrei gewesen ist. Eine Vernachlässigung dieser Regel führt zur Verlängerung der Beschwerden und des Fiebers.

Bei nicht fieberhaften Anfällen ist so weit für vermehrte Ruhe zu sorgen, als notwendig ist.

Man kann nach alter Sitte einen feuchten Umschlag um den Hals machen lassen und bei stärkerer Drüsenschwellung einen Okklusivverband mit Wasser oder mit einer Mischung aus Spiritus und Glyzerin zu gleichen Teilen. Die Nase wird regelmäßig zur Vermeidung des Wundseins mit einer Salbe eingestrichen. Bei starkem Schnupfen bringen feuchte Menthol- oder Terpentindämpfe große Erleichterung in der Form, wie wir sie S. 30 beschrieben haben. Die Anwendung anderer abschwellender Mittel auf die Nasenschleimhaut ist bei leichteren Fällen überflüssig, bei schwereren wirkungslos.

Auch Pyocyanase, Bolus alba usw. haben sich nach meinen Erfahrungen nicht bewährt, leisten wenigstens nicht mehr als das Aufschnupfen einfacher Vaseline oder essigsaurer Tonerdesalbe (s. S. 30).

Das Ausschnäuzen der Nase darf nur unter Zuhalten eines Nasenloches erfolgen, aber auch dabei ist im Interesse des Mittelohres ein starkes Blasen zu vermeiden. Die Reinigung der Nase ist durch kühles Abwaschen der Haut und Einstreichen einer Salbe in die Nasenlöcher zu vervollständigen. Statt des Taschentuches sind Leinwandläppchen oder Watte, die nach einmaligem Gebrauch verbrannt werden, zu empfehlen.

Eine Lokalbehandlung des Nasenrachenraumes und der Tonsillen ist bei akuter Entzündung wirkungslos. Besser als alles tut der entzündeten Schleimhaut kühles Ausspülen des Mundes mit einem alkalischen Säuerling (z. B. Obersalzbrunnen, Biliner usw.), Gurgeln und häufiges Trinken desselben. Auch Gurgeln mit Wasserstoffsuperoxyd (offizinelle Lösung 1 Eßlöffel auf 1 Wasserglas) ist bei starkem Foetor ex ore praktisch.

Muß man etwas verschreiben, so schlage ich folgende angenehm kühl wirkende Mischung vor: Aquae calcis 80, Aquae destillatae 80, Aquae menthae piperit. ad 200, Saccharini Q. S. Stündlich ^{1}/$_2$—1 ganzen Eßlöffel voll.

Die Behandlung mit eiskalten Getränken hebe man sich für die schwersten Entzündungen auf. Bei ein wenig Zureden schluckt das Kind auch stubenwarme Getränke.

Fiebermittel. Bei Fieber, aber auch bei starken Schnupfenbeschwerden, Kopf- und Gliederschmerzen ist Acid. acetyl. salic. in Dosen von 0,25—0,5 drei- bis viermal täglich sehr nützlich. Bis zum dritten Jahre kommt man meist mit der ersten Dose aus. Bei den Fällen mit länger dauerndem Fieber ist Pyramidon zweimal täglich 0,1—0,3 geeigneter, da seine Wirkung länger anhält.

---

[1]) Auf die Differentialdiagnose zwischen Angina tonsillaris und Diphtherie glaube ich hier nicht eingehen zu sollen.

Pyramidon vom 2.—4. Lebensjahr 2 mal täglich 0,1—0,15,
vom 4.—10. Lebensjahr 0,15—0,2,
vom 10. Lebensjahr an 0,2—0,3.

Bei den wochenlang dauernden Fieberzuständen ist Chinin oder Aristochin pro Lebensjahr 0,1, höchstens aber 0,6—1,0 zweimal täglich allem anderen vorzuziehen [1]).

Die Fiebermittel haben bei dieser Krankheitsgruppe ganz entschieden günstigen Einfluß auf den Verlauf. Sie verschaffen dem Kinde in der Zwischenzeit ein Wohlbefinden, das die Schädigung durch die Krankheit nach jeder Richtung hin vermindert. Läßt sich aber durch die genannten, relativ kleinen Dosen das Fieber nicht auf längere Zeit oder nicht mit der Wirkung auf das Allgemeinbefinden herabsetzen, so nützen sie nichts. Sehr oft liegen dann aber ernstere Komplikationen vor (s. S. 31).

2. Behandlung der chronischen und rezidivierenden Formen.

Lokalbehandlung. Im allgemeinen soll man, wenn man sich überzeugt hat, daß besondere Komplikationen nicht vorliegen, eine Lokalbehandlung aller Teile des Nasenrachenraums vermeiden. Ihr Effekt ist problematisch, die Wiederholung peinlicher Eingriffe für das Kind nicht gleichgültig. Die Pflege der Nase durch vernünftiges, aber auch regelmäßig wiederholtes Schnäuzen am Tage in der oben angegebenen Weise, ein Einstreichen und Aufschlürfen von Vaseline oder essigsaurer Tonerdesalbe morgens und abends verhindern das Wundwerden des Nasenausganges und die unangenehmen Folgen desselben.

Bei torpiden eitrigen Schnupfenkatarrhen, namentlich der sog. skrofulösen Form, ist die Einführung eines mit einprozentigem Argentum nitricum getränkten Wattetampons von Vorteil. Mehr als drei bis sechs Tage hintereinander ist die Fortsetzung der Prozedur aber überflüssig. An ihre Stelle tritt die Einführung einer einprozentigen Jodoform- oder einer zweiprozentigen Präzipitatsalbe. Nur hier ist die direkte Einbringung mittelst Tampons in die Nase wünschenswert, während wir sonst die Reizung durch diese Manipulation vermeiden.

Bei starkfließenden wässerigen Rhinitiden unter erheblicher Überempfindlichkeit der Schleimhaut ist lokale Therapie ohne jeden Effekt.

Bei einem jetzt 8 jährigen Mädchen trat der seröse Nasenausfluß im ersten Lebenshalbjahr auf. Exstirpation der Nasenrachenmandel. Später bedauerlicherweise wiederholte Auskratzung des Pharynx, spezialistische Behandlung der Nasenschleimhaut ohne jeden Erfolg. Am wohlsten fühlt sich das Kind und am geringsten sind seine Beschwerden, wenn es nicht behandelt wird.

Andauernden Pharynxhusten kann man durch Pinselung mit den bekannten Mandleschen Solutionen bekämpfen (Kal. jodat. 1,0, Jod. pur. 0,3, Glycerini 20,0, Ol. menth. pip. gtt. II).

Bei vernünftigen, der Behandlung keinen Widerstand entgegensetzenden Kindern ist dieser Versuch oft von großem Erfolge begleitet. Bei widerspenstigen jungen Kindern wird das Pinseln als Operation empfunden. Der Versuch ist dann zu unterlassen. In diesen Fällen beschränkt man sich besser auf Mineralwässer.

In neuerer Zeit hat Heubner die Schwefelquellen wieder zu Ehren gebracht. Ihre Hauptwirkungen zeigen sie bei den Fällen mit starker, aus dem

---

[1]) Wir haben in letzter Zeit in Anlehnung an die Malariatherapie die Chininmengen dreistündlich in kleine Dosen verteilt, also bei einem dreijährigen Kinde 6—7 mal täglich 0,1. Der Effekt scheint danach am 2.—3. Tage einzutreten und ein angenehm gleichmäßiger zu sein. (Versuche an Kindern mit schwerem chronischem Fieber bei Lungenerkrankung oder ohne Krankheitsursache. Doch sind die Versuche keineswegs abgeschlossen.

Rachen stammender Schleimsekretion, ganz besonders aber wirken sie gut auf die gleichzeitige Appetitlosigkeit. Unsere Erfolge an einer sehr großen Reihe von Patienten bestätigen die Empfehlung Heubners vollständig.

Man gibt Weilbacher oder Nenndorfer Brunnen stubenwarm, $\frac{1}{2}$ bis höchstens 1 ganzes Weinglas voll schluckweise bei nüchternem Magen morgens und abends zu trinken. Die Wirkung ist, was den Appetit anbetrifft, gewiß oft eine suggestive. Wir haben bei allen möglichen Appetitlosigkeiten auch von dieser Eigenschaft des Mittels als geeignetes Suggestivum Gebrauch gemacht.

Hier erhebt sich auch die Frage, wie weit eine Exstirpation von Rachenmandel und Tonsillen von Nutzen sein kann. Bei der in diesem Abschnitt beschriebenen Nasopharyngitis ist sie ohne jeden Erfolg, da hier die Krankheit dieser lymphatischen Organe nur erst eine Teilerscheinung und ein Produkt der Entzündung der gesamten Schleimhaut darstellt. Im übrigen muß hiervon im zweiten Abschnitt besonders die Rede sein [1]).

Allgemeinbehandlung durch klimatische Therapie. Damit ist aber unsere lokale Therapie im wesentlichen erschöpft, wir können die Wiederkehr der Beschwerden vielleicht mindern und lindern, aber nicht vermeiden, solange das Kind unter denselben Verhältnissen bleibt.

Es ist zunächst notwendig, die Nasenschleimhäute eine Zeitlang vor akuten Reizen zu schützen, die die chronische Empfindlichkeit steigern. Das gelingt, wenn man die Kinder eine Zeitlang in staubfreie, frische Luft bringen kann. Das ist Meer, Hochgebirge, Waldgebirge[2]). Die Wirkung eines solchen Ortswechsels ist erstaunlich. Wie z. B. in dem Falle R. H. sehen wir fast dauernde fieberhafte Zustände schwinden und die chronischen Schwellungen der Nase so weit zurückgehen, daß die Beschwerden aufhören (S. 42).

Soll aber der Erfolg von einiger Dauer sein, so genügt ein 6 wöchentlicher Aufenthalt wenigstens bei ernsteren Fällen nicht (Keller). Wir werden daher die Kur möglichst länger als ein Vierteljahr fortsetzen müssen.

Doch müssen gewisse Vorsichtsmaßregeln gewahrt werden. An der See ist der Mißbrauch des Bades und des Barfußlaufens für viele Kinder schädlich und muß in den ersten Wochen lieber vermieden werden. Beim Gebirgsaufenthalt sind längere Spaziergänge zu vermeiden, bevor nicht eine systematische Vorübung das Kind an größere Muskelleistung gewöhnt hat. Auch dann noch ist die Erholung vollkommener, wenn man sich auf kürzere Spaziergänge beschränkt. Im allgemeinen empfiehlt es sich, am Tage für eine Zeit der Ruhe zu sorgen, z. B. 1—2 Stunden lang im Bett oder Hängematte liegen zu lassen, einen längeren Spaziergang nur einmal des Tages zu machen und sonst sich auf Spielen im Freien zu beschränken. So kann man ohne Gefahr der schädlich wirkenden Überanstrengung eine ängstliche Beachtung des Kindes sich sparen.

In den ersten sechs Lebensjahren rate ich, wenn die Mittel und Verhältnisse es erlauben, Stadtkinder jährlich und recht lange einer solchen „Kur" zu unterziehen, die für sie ja ein freies und natürliches Leben bedeutet. Sobald aber die Schulzeit anfängt, muß man sich sehr überlegen, wieweit man berechtigt ist, durch Verlängerung der Ferien das Fortkommen in der Schule zu erschweren.

Bedeutung der Solbäder. Zu der Steigerung der Widerstandskraft des Kindes durch Hautreize gehören Solbäder und Solabreibungen. Von der Solbadekur im Hause habe ich in bezug auf das uns hier beschäftigende Leiden Erfolge mit Sicherheit nicht gesehen. Von einer Kur im Solbade sieht man bei einem Teil der ärmeren, sog. skrofulösen

---

[1]) Endonasale operative Eingriffe dürften nur gegen Ende des Kindesalters gelegentlich einmal in Frage kommen, sonst ist hiervon nichts zu erwarten. Die neuerdings von einer Seite inaugurierte submuköse Resektion der Nasenscheidewand, um auf jeden Fall eine freie Nasenatmung herzustellen, dürfte gleichfalls erst in Ausnahmefällen an der Grenze des Kindesalters in Betracht kommen. Die technische Ausführbarkeit beweist noch nicht die Nützlichkeit. Die Freiheit der Nasenatmung ist ja sehr wünschenswert, aber keineswegs um jeden Preis zu erzielen.

[2]) Auch das Flachland ist nicht zu verwerfen, aber nicht von so nachhaltigem Nutzen.

Kinder eine recht bedeutende Besserung des Nasenrachenleidens und der Empfindlichkeit. Auch bei Kindern besser situierter Kreise kann man sehen, daß sie im nächsten Winter freier von Infektionen bleiben als früher. Eine Übertreibung des Kurmittels muß durch ärztliche Beratung verhütet werden, auch ist gerade in Solbädern darauf zu achten, daß die Kinder sich nicht als Kranke und Schonungsbedürftige vorkommen und daß die üblichen Kurgespräche über Krankheit in Gegenwart der Kinder vermieden werden.

Hierdurch kann die Hypochondrie geradezu erst geweckt werden.

Lebensweise zu Hause. Von einem solchen Aufenthalt kehren die Kinder erfrischt und munterer zurück und sind damit imstande, bei lebhafterer Muskelbewegung und besser reagierender Haut sich wechselnden Temperaturen besser als vorher anzupassen. Diese erworbene Fähigkeit muß dann auch zu Hause weiter gepflegt und gefördert werden.

Die Wohnräume sollen nicht wärmer sein, als das Wohlbefinden des Kindes unbedingt erfordert. Durch Sorge für Bewegung und Vermeidung allzuruhigen Stubenhockens ist dieses Wärmebedürfnis herabzusetzen. So ist fürs Spielzimmer eine Temperatur von 17—18° genügend, während ein zu stundenlangen stillen Schularbeiten verpflichteter älterer Schüler etwas mehr braucht. Sehr wünschenswert ist ein kühler Raum z. B. Korridor, in dem das Kind auch zu Hause Bewegungsspiele und Turnen treiben kann.

Es ist nötig, daß das Kind täglich mehrmals ins Freie kommt. Ist das Wetter so schlecht, daß es einen längeren Aufenthalt im Freien verbietet, so sind selbst 10 Minuten zwei bis dreimal täglich nicht zu verachten. Dieser kurze Kältereiz ist ja auch beim Erwachsenen imstande, das Frostgefühl im Zimmer zu verringern, ist also ein nicht unwirksamer Reiz für die Wärmeregulation. Die Dauer des Genusses der frischen Luft kann man namentlich in der schlechten Jahreszeit sehr bedeutend vergrößern dadurch, daß man das Kind 1—2 Stunden täglich die den Schwächlicheren notwendige Mittagsruhe im Liegestuhl oder Bett auf der Veranda einnehmen läßt.

Es ist aber notwendig, daß namentlich die Unterlage vom Rücken her sehr dicht ist (Matratze usw.). Auch ist namentlich anfangs für Windschutz, z. B. durch Einrücken des Kopfendes des Liegestuhls in die Balkontür zu sorgen.

Wir haben bei der Therapie der Säuglinge auf diese Behandlungsart hingewiesen und möchten sie auch bei jedem schwächlichen, älteren Kinde dringend empfehlen. Der Spaziergang aber hat noch andere Aufgaben, als frische Luft dem Kinde zu bieten. Das Kind soll lernen, wiewohl zweckentsprechend gekleidet, einen Teil seiner Wärmeregulation bei warmer Haut durch Steigung des Stoffwechsels, also wesentlich durch vermehrte körperliche Bewegung zu leisten. Auch ein großer Teil der für die Gesundheit täglich notwendigen Muskelbetätigung soll während dieses Spazierganges geleistet und psychisch und körperlich dem Kinde Gelegenheit zur freien und frischen Bewegung und Betätigung gegeben werden.

Das übliche Spazierengehen an der Hand des Erwachsenen befriedigt keines dieser Bedürfnisse. Die Langeweile eines solchen Pflichtspazierganges vermehrt selbst das Frösteln. Ebensowenig bringt dem Kinde der ärmeren Klassen das Herumhocken und -Stehen auf Höfen, Plätzen und Straßen einen Nutzen. Auch bei diesem fehlt übrigens die Neigung zur Muskelbewegung in ganz auffälliger Weise. So frösteln sie, sobald Kleidung und Witterung nicht zusammen stimmen, wenn sie auch indifferent gegen dieses unangenehme Gefühl geworden sind. So ist die beste Form des Spazierganges, die Kinder in möglichst kurzem Weg oder Fahrt nach einem möglichst staubfrei gelegenen Ort zu bringen und hier Gelegenheit zum Spielen zu geben.

Nach diesem Prinzip organisierte Spaziergänge haben auch für anfällige Kinder der ärmeren Kreise einen ganz bedeutenden Nutzen (Ritter, Roeder).

Die Frage der Abhärtung. In dieser Art der häuslichen Pflege sehe ich den wesentlichen Teil dessen, was man als Abhärtung zu bezeichnen gewohnt ist. Der möglichst langdauernde, zweckmäßig organisierte Aufenthalt im Freien ist hierbei die Hauptsache. Eine übermäßige Belastung der Wärmeregulation des Körpers vermehrt die Widerstandskraft nicht. Auch die üblichen Erkältungsschädlichkeiten, nasse Füße, Sitzen auf kaltem Stein, starkes

Schwitzen mit plötzlicher Abkühlung, sind zu vermeiden und bleiben auch, wenn sie zur Gewohnheit werden, nicht minder schädlich.

Das gesunde Kind mit wohldurchbluteter Haut, das sich seine nötige Wärmemenge durch entsprechende Bewegung selbst schafft, das verträgt vieles, namentlich an unzweckmäßig, unvollständiger Bekleidung. Wie wenig aber diese Behandlung von Nutzen ist, sieht man am besten dann, wenn ein solches Kind durch irgend einen Umstand, sei es die Versetzung in einen rauchigen Industrieort oder durch Masern in bezug auf seinen Nasenrachenraum empfindlich geworden ist. Dann geht es eben nicht mehr mit dieser sog. Abhärtung. Die Kinder frösteln, fühlen sich unbehaglich und leiden dadurch doppelt an ihren Beschwerden.

Eine Abhärtung kann nur darin bestehen, daß wir die Reaktionsfähigkeit der Haut langsam heben. Diese ist angezeigt, namentlich wenn schwere Verweichlichung die Empfindlichkeit des Kindes allzusehr gesteigert hat.

Man beginne mit Abreibung der Haut morgens, wenn das Kind fröstelt, mit trockenem Flanell oder mit halb Spiritus, halb Glyzerin. Abends läßt man das Kind in einem gewärmten Zimmer nackt herumlaufen und lehrt es, durch kräftige Bewegung seine Wärme zu erhalten. Sobald es anfängt kühl zu werden, frottiert man die Haut kräftig mit einem trockenen Flanelltuch. Systematisch kann man namentlich im Anschluß an einen klimatischen Aufenthalt die Luft- und Sonnenbäder im kühlen Zimmer oder auf der Veranda einführen, nur bleibt die Vorbedingung, daß die Dauer dieser Prozeduren nicht zu lang ist und daß das Kind dauernd das Gefühl der Wärme behält. Die einfachste Form dieser Therapie zeigt ja jeder Strand eines Seebades. Die Schädigung durch zu warme Kleidung, das Schwitzen mit nachfolgender Abkühlung ist durch eine möglichst zweckmäßige Kleidung zu vermeiden. So wird ein Kind durch die Hitze nicht geschwächt und nicht anfällig, wenn man es in einem dünnen Trikotbadeanzug oder ähnlicher Bekleidung den ganzen Tag im Freien spielen läßt.

Ein wesentliches Prinzip für jegliche Art von Abhärtung ist, daß man auch sonst nicht duldet, daß das Kind sich dem Frösteln hingibt, sondern es lehrt, durch kräftige Muskelbewegung sich gegen dieses Gefühl zu wehren.

Diätetische Behandlung. Auf Grund der im Kapitel III S. 44 wiedergegebenen Anschauungen über den Zusammenhang von Ernährung und Empfindlichkeit der Schleimhäute wird es unser Bestreben sein, in einer einfachen, mannigfaltigen Kost dem Kinde alles zu geben, was es zum Wachstum braucht, dagegen Milch, Ei, Süßigkeiten, eingeschlossen die süßen Speisen nach Möglichkeit zu verringern. In Kurorten ist dem zunehmenden Unfug entgegenzutreten, durch die Maststoffe, namentlich durch Häufung der süßen Speisen das Gewicht der Kinder in die Höhe zu treiben.

Daher die häufigen schweren Darmerkrankungen, die dann mit Vorliebe auf „Milchwechsel" oder „Wasserwechsel" bezogen werden. Freilich steigt bei einzelnen Kindern das Gewicht sehr schnell, und die Eltern sind hoch befriedigt. Aber selbst bezüglich des Gewichtes scheint, wie uns Keller gezeigt hat, bei längerem Aufenthalt eine einfache Kost dasselbe zu erreichen, wenn auch langsamer als die übliche Überernährung. Daß bei elenden unterernährten Kindern der ärmeren oder besser gesagt, weniger auf Erziehung zum Essen achtenden Klassen eine Zeitlang eine Milchzulage ganz ausgezeichnet wirkt, das steht fest. Deswegen ist das übliche Schulfrühstück ($\frac{1}{4}$ Liter Milch) auch für diese Kinder von zweifellosem Nutzen, doch ist eine andere Zulage, z. B. ein ordentliches Mittagessen ganz gewiß nützlicher. Bei der Auswahl der Nahrungsmittel sei man aber nicht ängstlich. Das durch dies chronische Krankheitsgefühl zum Essen unlustige Kind ist deswegen nicht magenkrank, sondern verträgt und nimmt eine nicht zarte, sondern an Reizstoffen reichere Kost besser. (Hering, Sardellenbutter, Käse, Salate, Sauerkraut usw. sind ebensowenig zu vermeiden, wie leicht gepfefferte Wurst.)

Der einfachste Speisezettel ergibt sich demnach daraus, daß wir das sog. zweite Frühstück durch etwas Obst ersetzen, daß das Kind mittags alles ißt, was auf den Tisch kommt, mit Reduktion von süßen Speisen, Kompott und zu viel Fett und nachmittags nur eine Tasse Milchkaffee oder eine

Pflaumenmusschnitte etc., abends eine Schnitte mit Belag, magerem Käse, Obst oder Kartoffelbrei und Gemüse, eine aufgewärmte Suppe vom Mittag usw. zu sich nimmt.

Daneben kann auch einmal rote Grütze, Apfelreis oder ein Pudding die Ausnahme in die Regel bringen.

Vor pedantischer Verordnung dieser Kost in ärmeren Kreisen ist zu warnen. Wo die Kochkünste der Mutter nicht genügen, da sind einfache Milchspeisen, Käse usw. dem ewigen Milchkaffee und Brot vorzuziehen.

Einen glänzenden Erfolg wird man immer dann erzielen, wenn in gröbster Weise die Überernährung mit Ei und Milch und Süßigkeiten geherrscht hat. Da werden durch Regelung der Diät die schweren gastrischen Erscheinungen und der körperliche Verfall bei den einzelnen Attacken deutlich geringer, und auch die Zahl der Anfälle nimmt ab. Wie weit jedoch eine streng durchgeführte Diät nach Czerny wirklich imstande ist, die Hypertrophie der lymphatischen Organe regelmäßig zu verhindern, das muß erst die Erfahrung lehren, wiewohl der Nutzen bei manchen Fällen mir erwiesen scheint [1]).

Erziehliche Behandlung. Nicht immer können wir diese Maßregeln durchführen, und auch wo wir sie durchführen können, werden auch in günstigen Fällen nicht alle und jede Beschwerden restlos verschwinden. So ist es vor allen Dingen notwendig, daß auch schon das Kind die Leiden, die wir ihm nicht nehmen können, in guter Stimmung ertragen und überwinden lernt. Jeder weiß, wie das Krankheitsgefühl bei leichtem Leiden völlig von der seelischen Stimmung abhängig ist. Wenn wir daher in unseren Ausführungen für eine körperliche Pflege und Fürsorge plädiert haben, so müssen wir jetzt betonen, daß alle die kleinen Störungen und Anfälle als solche nicht zu behandeln, daß die aus dem leichten Übelbefinden sich ergebenden Stimmungsanomalien nicht zu entschuldigen und zu tolerieren sind (Czerny). Die Ansprüche an Pflichterfüllung, die selbst das kindliche Leben stellt, sind nur bei fieberhafter Krankheit so kurz wie möglich zu unterbrechen, ja das Prinzip: Kinder, wenn sie kein Fieber haben, bei Halsentzündung und leichten Kopfschmerzen in die Schule zu schicken, scheint mir das richtige zu sein. Etwa notwendig werdende Schonung soll erfolgen, ohne daß das Kind das Gefühl hat, damit als krank behandelt zu werden.

Auch für das spätere Leben ist die Bedeutung der richtigen Erziehung zur Nichtachtung der Beschwerden gerade bei der Nasopharyngitis nicht gering. Wohl werden bei einem großen Teil der Patienten Anfälle und Beschwerden unbedeutender, ja die typischen schweren Attacken schwinden bei vielen ganz, aber die Zahl derjenigen, die im modernen Stadtleben dauernd an ihrer Nase oder ihrem Rachen leiden, ohne daß ihnen bei Beibehaltung des Erwerbslebens wirklich Hilfe gebracht werden könnte, ist sehr groß. Mit dem Vergrößerungsglas des Satyrikers und nicht ohne ein Gefühl von Bitterkeit hat Friedrich Vischer in seinem „Auch einer" die Zerstörung eines ganzen Lebens durch den ewigen „Pfnüssel" geschildert. Jeder Arzt wird Beispiele genug kennen, wie leicht durch übermäßige Beachtung dieses Leidens auch Erwachsene zum unfrohen Hypochonder werden.

---

[1]) Wenn wir uns die Neigung zur Krankheit als ein Produkt von exsudativer Diathese und Ernährungsfehler denken, so ist es klar, daß im einen Falle die primäre konstitutionelle Empfindlichkeit so hochgradig sein kann, daß die Vermehrung durch den Ernährungsfehler nur eine geringe Rolle spielt. Umgekehrt kann bei einer geringen primären Neigung ein großer Ernährungsfehler erst die klinischen Erscheinungsformen ermöglichen. Außerdem ist bei den Nasenrachenkrankheiten als drittes Moment die Steigerung der lokalen Empfindlichkeit durch äußere physikalische, chemische und bakterielle Reize von selbständiger Bedeutung, so daß wir mit drei Faktoren rechnen müssen.

Anhang.

I. Nasenbluten.

Bei Sepsis. Bei dem enormen Blutreichtum der Nasenschleimhaut ist natürlich aus jedem Teil der Nase Blutung denkbar. So kann bei allgemeiner Sepsis, wie es Miodowski beschreibt, die Nasenschleimhaut mit größeren und kleineren Petechien durchsetzt sein und durch einzelne dieser Stellen eine unstillbare Blutung nach außen erfolgen. In diesem Falle ließ sich als Ursache Kokkenembolie nachweisen.

Bei Diphtherie und Lues. Blutigen Ausfluß, der sich durch jeden Versuch zur Reinigung der Nase zur abundanten Blutung steigern kann, finden wir bei der Nasendiphtherie und bei der Frühlues. Im Säuglingsalter ist eine spontane Nasenblutung ein fast sicheres Zeichen der Nasendiphtherie. Die Blutung erfolgt meist von dem vordersten Teil der Nase, besonders vom Septum aus.

Blutung durch Septumgeschwür. Das häufig sich wiederholende Nasenbluten älterer Kinder stammt dagegen fast ausnahmslos von einem kleinen, oberflächlichen Geschwür des vorderen Teils des knorpeligen Septums. Es liegt etwa 1 cm nach innen von der äußeren Haut, verläuft etwas bogenförmig schräg von oben nach unten. Wenn man die Stelle betrachtet, so sieht man nur einen leichten Substanzdefekt, eine schmale Linie, in der Nähe mitunter einige erweiterte Gefäße. Fährt man mit einem Wattepinsel herüber, so markiert sich der Strich durch stärkere Rötung, mitunter durch eine Blutung, die spärlich oder profus ausfallen kann. Es kann sich an dieser Stelle auch ein kleiner blutender Polyp finden. Augenscheinlich ist die Neigung zu Blutung aus diesem Geschwür sehr abhängig von der wechselnden Blutfülle der Nasenschleimhaut.

Diese kleine Rhagade entsteht an einer Stelle der Schleimhaut, die der Austrocknung am meisten ausgesetzt ist, und bei häufiger Entzündung der Nase kommt es zudem an dieser Stelle am leichtesten zu einer Art Atrophie der Schleimhaut, einer partiellen Rhinitis atrophicans. Dadurch wird einer leichten Krustenbildung am Naseneingang Vorschub geleistet. Das Gefühl störender Trockenheit bewirkt, daß die Kinder viel mit dem Finger in die Nase fahren, und mit dem Nagel gelangen sie gerade noch an diese Stelle. Alle diese Umstände erklären die Lokalisation.

Die Blutungen können sich so hartnäckig und schwer wiederholen, daß die Kinder ernstlich anämisch werden. Die Therapie ist eine außerordentlich dankbare. Zunächst läßt sich jede Nasenblutung schnell stillen, wenn man ein möglichst dickes Wattestück in die vordere Nase einschiebt und einfach den Nasenflügel fest auf das Septum drückt. Durch wiederholtes tägliches Aufschnupfen von Vaselin läßt sich das Trockenheitsgefühl, die Eintrocknung der Schleimhaut und damit die beiden Ursachen der Entstehung des Geschwüres beseitigen. Schließlich wird man bei rezidivierender Blutung durch Verätzung des Geschwürgrundes das Leiden leicht heben können.

Mit einem Stäbchen, das an seiner Spitze einen kleinen hohlen Eindruck trägt, drückt man auf ein Kristall von Trichloressigsäure, so daß der Kristall festhaftet und streicht dann über den kokainisierten Geschwürgrund. Durch sorgfältiges Abziehen der Nasenflügel kann man sich diesen bequem zugänglich machen. Ein geeignetes Instrument hat Moritz Schmidt angegeben. Andere Ätzmittel sind gleichfalls gestattet, doch ist das genannte das unschuldigste.

II. Fremdkörper in der Nase.

Ebenso wie das Nasenbluten finden wir auch Fremdkörper wesentlich bei Kindern mit Schnupfen, d. h. bei Kindern, bei denen leichte Beschwerden die Aufmerksamkeit auf die Nase lenkt. Charakteristisch ist hierfür der einseitige eitrige, oft blutige Nasenausfluß und einseitige Nasenverstopfung. Die Fremdkörper können Jahre in der Nase liegen bleiben und dauernde Beschwerden verursachen.

Zur schnelleren Entscheidung drängen die quellbaren Fremdkörper wie Bohnen, Erbsen, bei denen wohl weniger leicht ein Übersehen erfolgen kann. Bei den anderen Fällen kommt man öfter in die Lage, einen „skrofulösen Schnupfen" durch Fremdkörperextraktion schnell heilen zu können.

Entfernung des Fremdkörpers. Die Entfernung des Fremdkörpers setzt gute Fixierung des Kindes voraus. Wo dies nicht beim sitzenden Kinde möglich ist, namentlich bei schon aufgeregten 3—4jährigen Kindern, fesselt man die Hände auf dem Rücken, legt das Kind auf einen schmalen gepolsterten Tisch und läßt sich Kopf und Beine halten, bzw. fixiert die Beine selber durch seinen eigenen Körper. Unter Leitung des Spiegels führt man eine nach unten gekrümmte Sonde von der gewöhnlichen Dicke in den unteren Nasengang ein. Die

Krümmung macht man am unteren Ende möglichst kurz und scharf, doch so, daß sie bequem noch über den unteren Nasenboden hinweggelangen kann. Es gelingt das Einführen sehr leicht, da die Fremdkörper zwischen unterer Muschel und Septum, namentlich aber im mittleren Nasengang eingekeilt liegen. So ist der untere Nasengang frei. Sobald man die hintere Rachenwand erreicht hat, dreht man die Sonde um 180°, und zwar so, daß die Spitze der Sonde im Nasenrachenraum diesen Kreis nach innen zu beschreibt, also nicht an die Tubenseite des Pharynx stößt. Jetzt zieht man die Sonde zurück, ihre Spitze steht jetzt nach oben, ragt also in den mittleren Nasengang hinein und schiebt von hinten her den Fremdkörper nach vorne. Ein Zurückweichen ist ihm jetzt unmöglich. Handelt es sich um eine gequollene Bohne, die den Nasenausgang nicht mehr passieren kann, so kann man jetzt mit einem feinen Messerchen die Samenhaut spalten und die Kotyledonen gesondert von hinten her exprimieren.

Zweiter Teil

Selbständige Lokalerkrankungen im Gebiet von Nase und Pharynx.

A. Erkrankung der regionären Lymphdrüsen.

I. Anatomische Vorbemerkungen.

Es kann nicht unsere Aufgabe sein, eine genaue Anatomie der Lymphwege der Nase und des Nasenrachenraums zu geben. Klinisch wichtig ist die Tatsache, daß die Lymphscheiden der Filae nervi-olfactorii mit dem Arachnoidalraum kommunizieren und so namentlich nach Operationen Entzündungen von dem Innern der Nase nach dem Gehirn fortleiten können. Meistenteils freilich geht die rhinogene Meningitis von Knochenerkrankung der Nebenhöhlen aus. Vor allen Dingen interessiert uns aber die Frage der regionären Lymphdrüsen.

Glandulae pharyngeales laterales und mediales.
(Retropharyngeal-Drüsen.)

In der Höhe des weichen Gaumens seitlich und etwas hinter den Mandeln finden sich 1—3 Lymphknötchen, die die Lymphbahnen des Nasenrachenraums und der Nase zum größten Teil aufnehmen. Median findet sich beim sehr jungen Kinde am oberen Rand des zweiten Halswirbels ein später verschwindender Lymphknoten.

Gl. cervicales laterales profundae. (Tiefe Nacken-Drüsen.)

Der Hauptstrom vom Naseninnern richtet sich nach den Choanen, sammelt sich in der Seitenwand direkt hinter dem harten Gaumen. Vom Septum gelangt die Lymphe hierher durch die Gefäße des Nasenbodens und der Rückseite des Velum palatinum, ein Verhalten, aus dem wir die strichweise Rötung über dem vorderen Gaumenbogen erklären konnten (siehe erster Abschnitt S. 8 und 36 und 151). Hier geht dann der Strom hauptsächlich zu den Glandulae cervicales laterales profundae, den sog. Cervikal-Drüsen.

Die Lymphbahnen des Pharynx und des Rachendaches begeben sich zum größten Teil zusammen mit den Lymphgefäßen aus der oberen Nase zu denselben Lymphdrüsen.

Gl. cervicales mediales profundae. (Jugulardrüsen.)

Der Rest der aus der Nase stammenden Gefäße vereinigt sich mit den Gefäßen von Gaumen und Tonsille und begibt sich mit ihnen zu den Glandulae pharyngeales mediales profundae, die wir klinisch als Jugulardrüsen bezeichnen.

II. Erkrankung der Glandulae cervicales laterales profundae. (Nackendrüsen.)

Je jünger der Säugling ist, um so regelmäßiger erkranken infolge einer Nasenracheninfektion die Nackendrüsen. Diese Reaktion ist ein Zeichen für die Lokalisation des Leidens. Sie gilt als ein Dokument für die angeborene Eigenschaft, auf Entzündungsreize heftiger zu reagieren, also für die exsudative Diathese. Einmal entstandene Schwellung persistiert, vermehrt durch neue Nachschübe des Schnupfens, bis über das zweite Lebensjahr, und ist als Zeichen der chronisch rezidivierenden Nasenrachenerkrankung von großer Wichtigkeit. Jenseits des zweiten Lebensjahres fängt die Tastbarkeit an seltener zu werden, und nur bei schweren akuten Nasenrachenentzündungen erinnert auch noch beim Erwachsenen der Nackenschmerz daran, daß hier Lymphbahnen aus dem Nasenrachenraum verlaufen. (Siehe Erster Abschnitt S. 37.) Eine Vereiterung habe ich nie gesehen.

III. Erkrankung der Glandulae cervicales mediales profundae. (Jugulardrüsen.)

Chronische Schwellung.

Entsprechend der Lokalisation der Nasopharyngitis im Säuglingsalter ist die Entzündung der Jugulardrüsen um so seltener, je jünger der Säugling ist. Chronische, nicht zur Eiterung führende Erkrankung ist im ersten Lebensjahr stets etwas verdächtig auf tuberkulöse Infektion. Doch ist dann vielfach die gesamte Kette der oberflächlichen Lymphdrüsen miterkrankt. So die auf der Parotis liegenden und die prä- und subaurikularen. Beim älteren Kinde sind die Verhältnisse zu bekannt, um hier näher erörtert werden zu müssen.

Akute eitrige Entzündung.

Akute Entzündung mit Einschmelzung der Lymphdrüse schließt sich im Säuglingsalter meist einige Tage nach Beginn der Rachenerkrankung an. Sie ist in vielen Fällen, aber nicht immer von hohem Fieber begleitet. Wenn der Einschmelzungsprozeß aber bereits fortgeschritten ist, kann Fieber vollständig fehlen. Im allgemeinen kann man, sobald einigermaßen das Gewebe um die Lymphdrüsen stärker infiltriert ist, mit ziemlicher Sicherheit auf einen Ausgang in Eiterung rechnen, doch gibt es schwer exsudative Kinder, bei denen eines Tages eine enorme Schwellung der ganzen Halsseite eintritt und ebenso schnell wieder verschwindet (siehe Krankengeschichte B. S. 10). Bei ganz jungen Säuglingen, aber auch gelegentlich sonst, kommt es zur Einschmelzung einer Drüse ohne Reaktion in der Umgebung. Und da Fieber hierbei meist fehlt, gleicht das Bild völlig dem eines kalten Abszesses.

Als Ausgangspunkt für die Erkrankung der Jugulardrüsen kommt nach den anatomischen Ausführungen Nase, seitliche Pharynxwand und Tonsillen in Betracht.

Da die Drüsenschwellung meist erst dann dem Arzt zu Gesicht kommt, wenn einige Tage nach Ablauf der primären Erkrankung verflossen sind, so läßt sich die Frage schwer entscheiden. Jedenfalls sehen die Tonsillen beim jungen Säugling meistenteils völlig normal und frei von Entzündungen aus, während noch Nasenrachen- und Schnupfenbeschwerden nachweisbar sind. Ja wiederholt konnte ich das dauernde Freibleiben der Tonsillen vom ersten Anfang des Fiebers an beobachten.

Es sei ausdrücklich hervorgehoben, daß wir schnell zur Eiterung kommende Erkrankungen der Jugulardrüsen bei Säuglingen zu sehen bekommen, die einer

Scharlachinfektion ausgesetzt sind, ohne daß wir an Hals und Haut Scharlacherscheinungen beobachten können.

Therapie der Erkrankung im Säuglingsalter.

Es empfiehlt sich, recht lange mit der Inzision zu warten und sich in der Zwischenzeit auf feuchte, undurchlässige Verbände zu beschränken, vorausgesetzt, daß, wie gewöhnlich, schwere Erscheinungen fehlen.

In Rücksicht auf die Empfindlichkeit der Haut wählt man zur Ausführung der Umschläge eine Mischung von gleichen Teilen Spiritus und Glyzerin, die auch bei wochenlangem Gebrauch die Haut nicht verändert. Durch Zwischenlegen eines Guttaperchapapiers muß die Verdunstung verhindert werden,

Kleine Dosen Aspirin oder Pyramidon dienen zur Linderung der Beschwerden und schaffen oft nachts ruhigen Schlaf (s. S. 30 u. 49).

Der Schnitt braucht nur klein zu sein, wird am besten in eine der horizontalen Falten gelegt. Peinliche Tamponade ist nicht nötig, namentlich wenn man genügend abgewartet hat.

In Fällen, wo Inzision verweigert wird oder in denen ein wohl abgekapselter Abszeß in der Form eines kalten Abszesses entstanden ist, kann man die Naturheilung nachahmen, indem man einfach mit einer etwas dickeren Kanüle, wie man sie zur Pleurapunktion benutzt, den Abszeß aspiriert. Es bildet sich dann ebenso wie beim spontanen Durchbruch eine schnell heilende Fistel, die man unter Spiritus-Glyzerinverbänden ausheilen läßt. Das kosmetische Resultat ist gut. Man muß nicht vergessen, daß man auf diese Weise den Eltern viel Kosten und Umstände und dem Kinde viel Schmerzen ersparen kann. Doch eignen sich nur die letzteren Fälle für diese Behandlung.

IV. Erkrankung der pharyngealen Lymphdrüsen und Retropharyngealabszeß. (Retropharyngeale Lymphdrüsen.)

Gegenüber den eben besprochenen Lymphdrüsen treten die pharyngealen Lymphdrüsen pathologisch und daher auch wohl funktionell in ihrer Bedeutung sehr zurück. Klinisch gedenkt man ihrer nur als des Ausgangspunkts des retropharyngealen Abszesses. Da im späteren Alter die medialen ganz, die lateralen teilweise schwinden, so wird auch diese Erkrankung jenseits des zweiten Lebensjahres immer seltener beobachtet,

1. Die nichteiterige Erkrankung.

Bei sorgfältiger Beobachtung fand ich, daß in den ersten zwei Lebensjahren entzündliche Schwellung ohne Ausgang in Eiterung häufiger ist als der Abszeß. Die Schwellung der medialen Lymphdrüsen ist wohl die seltenere Form. Hohes Fieber, blasses Aussehen und ein starker, nasaler Beiton beim Schreien macht uns darauf aufmerksam, daß hier mehr vorliegt als eine gewöhnliche Pharyngitis. Die Inspektion des Pharynx ergibt namentlich beim halbjährigen Kinde nichts, nur der Finger fühlt eine bohnengroße harte Schwellung etwas oberhalb des Zäpfchens,

Die Schwellung einer oder zweier seitlicher Pharynxdrüsen unterscheidet sich von der vorgenannten Erkrankung nur durch sehr viel stärkere Schluckstörung; auch findet man häufig eine auffällige diffuse Schwellung im oberen Halsdreieck, bei der die einzelnen Jugulardrüsen nicht herauszutasten sind. Die Erkrankung ist stets einseitig.

Beide Formen führen häufig zur Heilung und sind deswegen nur so unbekannt, weil die Digitaluntersuchung unterlassen wird.

2. Retropharyngealabszeß.

Ebenso wie die Drüsenschwellung beider Kategorien von Lymphdrüsen unterscheiden sich auch die von ihnen ausgehenden Pharyngealabszesse.

Vereiterung der medianen Drüsen. Der von der medianen Lymphdrüse ausgehende Retropharyngealabszeß macht oft relativ wenig Schluckstörungen und entwickelt sich daher zu sehr erheblicher Größe. Erst dann treten Schluckstörungen ein.

Bei einem zweijährigen Kinde, bei dem der Abszeß sich etwa bis zum Kehlkopfeingang gesenkt hatte, waren trotz enormer Ausdehnung die Schluckstörungen kaum wesentlich. Nur nächtliche Anfälle von Atemnot beunruhigten die Eltern.

Bei einem Schulknaben bewirkte ein solcher Abszeß nur Pavor nocturnus, und die Furcht vor Epilepsie veranlaßte die Konsultation.

Die Schwellung der seitlichen Halsdrüsen fehlt bei dieser Form recht lange.

Der Rachenbefund ist bei oberflächlicher Betrachtung um so weniger auffällig, je größer der Abszeß ist. Dann erscheint uns die hintere Rachenwand eher blaß als rot. Sie ist jedoch auffällig dem vorderen Gaumensegel genähert und bewegt sich nicht, ein Befund, der beim älteren Kinde wohl leicht zu beachten, beim jüngeren ganz zweifellos übersehbar ist. Ist der Abszeß aber klein, dann liegt er zum Teil noch vom Zäpfchen verdeckt, und der Befund springt ebensowenig in die Augen.

Vereiterung der seitlichen Pharyngealdrüsen. Die seitlichen Pharyngealdrüsen machen schon vor der Eiterung durch Schluckstörung einseitige Vorbuchtung des Pharynx und diffuse Schwellung des periglandulären Gewebes des oberen Halsdreieckes sinnfällige Symptome. Sie werden daher fast nie so groß und entgehen schwerer der Diagnose.

Spontaner Verlauf. Die Vereiterung der Drüsen kann außerordentlich schnell erfolgen. So sah ich bei einem Säugling, der in der Nacht erkrankt war, morgens zwischen 5 und 6 Uhr die entzündliche Schwellung der medianen Drüse. Um 7 Uhr abends war bereits eine kleine, fluktuierende Stelle vorhanden, die sofort inzidiert wurde. Werden die Abszesse sich selbst überlassen, so kommt es namentlich bei der ersten Kategorie zu Riesenabszessen. Die seitliche Form des Retropharyngealabszesses mit ihrer stärkeren Gewebsreaktion ermöglicht auch leichter den Durchbruch der Schleimhaut. Selbst der größte Abszeß kann aber schließlich durchbrechen. Zwar kommt es meistenteils nicht zu der so gefürchteten Aspiration, aber zweifellos gehen eine große Anzahl von Kindern ein, bevor es zum Durchbruch kommt. Sehr selten ist eine Pyämie oder gar die so nahe liegende Mediastinitis, wenn beides auch leider vorkommt.

Ein einziges Mal sah ich nach Inzision des Retropharyngealabszesses eine Vereiterung der Axillardrüsen und schließlich Tod unter septischen Erscheinungen. Selbst der erwähnte Fall von Senkung bis zum Kehlkopfeingang heilte durch Inzision prompt aus.

Sehr selten, wahrscheinlich fast nur bei Scharlach, arrodiert der Retropharyngealabszeß eine Arterie oder gar die Carotis interna. Die erfolgte Perforation kündigt sich durch schnelles Wachstum des Abszesses an. Mitunter erfolgt der Durchbruch im Moment der Druckentlastung durch Inzision (Sokolow, Griffith und Ridell).

Welche Größe diese Abszesse erlangen können, mögen folgende beiden Fälle illustrieren.

Bei einem neunmonatlichen, fast völlig verhungerten Brustkinde fand sich ein Abszeß, den ich ohne Schwierigkeit von einem Schnitt hinter dem obersten Ende des Kopfnickers erreichen konnte. Noch wochenlang danach konnte man die Kniepinzette von dieser Öffnung nach der anderen Seite des Halses hinter dem Pharynx durchschieben und von der gleichen Stelle bis vorn zum Zungenbein gelangen. Trotzdem erfolgte Genesung.

Bei einem hereditär luetischen Säugling, bei dem es aus der Pharynxwunde immer weiter blutete, konnte ich mit dem Finger in den Schnitt eingehen und auf dem Finger eine Gegeninzision hinter dem Kopfnicker machen. Von hier aus ließ sich die Blutung durch Tamponade beherrschen.

Abhängigkeit des Abszesses von verschiedenen Krankheiten. Die häufigste Ursache dieser Erkrankung ist ein schwer infektiöser Schnupfen. Daher besteht auch wie bei allen anderen Folgeerscheinungen der Nasopharingitis eine gewisse Abhängigkeit vom Genius epidemicus. Die Krankheit scheint in manchen Jahren zu fehlen. Sonst begegnet man dem Retropharyngealabszeß in der Rekonvaleszenz von Scharlach und Diphtherie und auch bei der Frühlues der Nase.

3. Diagnose.

Man kann die Diagnose nur stellen, wenn man sich zum Prinzip macht, bei jedem Falle mit stärkerer Verlegung der Nase, Schluckbeschwerden und Halsdrüsenschwellung beim Säugling, auch wenn jedes dieser Symptome einzeln besteht, an eine Erkrankung der pharyngealen Drüsen zu denken. Je jünger das Kind, um so weniger genügt die Okularinspektion. Hier ist die Fingeruntersuchung entscheidend.

Eine Übung des Tastgefühls ist recht wünschenswert, damit man namentlich die straff-elastische Spannung der normalen hinteren Rachenwand von der schlaffen, nachgiebigen, bewegungslosen Abszeßwand unterscheidet. Das Übersehen der seitlichen Abszesse mit ihrer stärkeren Infiltration ist nicht so leicht möglich.

Wer nur einmal jene polsterartige Schwellung im oberen Halsdreieck gefühlt hat, der wird schon durch die äußere Palpation auf den Verdacht eines Retropharyngealabszesses hingewiesen.

Differentialdiagnostisch kommt der Retropharyngealabszeß infolge von tuberkulöser Erkrankung der Halswirbelsäule in Betracht.

Die starke Steifigkeit der Halswirbelsäule weist schon vorher darauf hin[1]). Die Inzision entleert in diesen Fällen bröcklig-wässerigen Eiter, und die Schwellung verschwindet nicht sofort nach der Inzision, wenigstens wenn der Abszeß nicht allzu groß geworden ist.

Das jüngste Kind, das ich mit diesem Leiden sah, war 10—11 Monate alt.

Schließlich kann ein Retropharyngealabszeß auch durch Durchbruch aus dem Warzenfortsatz entstehen.

Auch hier werden wir durch Inzision der Pharynxwand keinen Fehler machen, wenn wir nur nachher pflichtgemäß auch uns um das Mittelohr kümmern. Der Abszeß ist hier nach den vorliegenden Beobachtungen ein Senkungsabszeß durch Durchbruch der medianen und unteren Wand des Warzenfortsatzes. Da aber die lateralen retropharyngealen Drüsen regionär für einen Teil des Mittelohrs sind, so könnte auch auf diesem Wege ein echter Drüsenabszeß entstehen (s. z. B. Tanturri, Bassany).

4. Therapie.

Solange die Drüsen nicht erweicht sind, darf man ruhig zusehen. Umschläge und die beschriebene Kalkwassermischung (siehe S. 49) erleichtern das Abwarten. Nur ist dafür zu sorgen, daß Verdurstung vermieden wird.

Hierbei heilt der größere Teil der Fälle aus. Kommt es zur Fluktuation, so inzidiere man beim medianen Abszeß, sobald man eine weiche Stelle fühlt. Beim seitlich gelegenen Abszeß muß man etwas länger warten, damit man nicht etwa ein Gefäß verletzt.

In der Regel bekommt man ja die Abszesse erst in Behandlung, wenn sie eine sehr erhebliche Größe erreicht haben. Auch dann bin ich im allgemeinen für die Inzision vom Munde aus. Nur bei den riesigsten Abszessen, die ohne

---

[1]) Beim Säugling erwarte man nie eine absolute Fixierung der Wirbelsäule. Selbst bei völliger Zerstörung eines Halswirbelkörpers kann man oft mit geringstem Kraftaufwand die schiefe Stellung korrigieren.

Schwierigkeit hinter dem Kopfnicker zu erreichen sind, bei denen etwa das Kind schwer kachektisch ist, und zur Tamponade einer Nachblutung in solchen Fällen, empfehle ich die Inzision von außen. Sie braucht nicht sehr ausgedehnt zu sein. Bei den tuberkulösen Abszessen ist der Mundweg vorzuziehen.

Technik der Operation. Als Instrument dient ein gewöhnliches spitzes Skalpell, das man, 3—5 mm von der Spitze entfernt, mit Heftpflaster umwickelt hat. Man läßt das Kind in sitzender Stellung halten, läßt den Mund, nur wenn Zähne vorhanden sind, durch einen Sperrer offen halten, führt das Messer unter Deckung mit dem Finger der anderen Hand ein, sticht das Messer quer ein und dreht es in der Wunde um oder macht von vornherein einen kleinen Längsschnitt. Bei seitlichen Abszessen ist der Längsschnitt natürlich der einzig zulässige. Die Richtung des Messers ist bei dieser Form schräg von außen nach innen. (Am besten nimmt man das Messer bei rechtsseitigem Abszeß in die linke Hand.) Sobald die Inzision erfolgt ist, wirft man Sperrer und Messer weg und beugt den Kopf des Kindes nach vorne. Im übrigen habe ich sehr elende Kinder des ersten Lebensjahres auch in liegender seitlicher Stellung operiert. Die Inzision hinter dem Kopfnicker kommt, wie gesagt, nur in den Fällen in Betracht, in denen man nach dem Hautschnitt sofort mit dem stumpfen Messerstiel seinen Weg leicht findet.

Gefahren der Operation. Daß die Blutung durch ein im Augenblick perforierendes großes Gefäß den schnellen Tod herbeiführt, ist wohl eine extreme Seltenheit. Die theoretisch in Betracht kommende Unterbindung der Carotis interna wird wohl meist nicht mehr möglich sein.

Erstickung durch die Eitermenge ist nur bei extrem herabgekommenem jüngerem Kinde denkbar. Dann soll man vielleicht durch Punktion mit der Spritze oder durch die Außeninzision die Gefahr verringern.

Bei tuberkulöser Erkrankung ist passiert, daß im Moment der Inzision ein kariöses Knochenstück heraustrat und in den Kehlkopf fiel. Wichtiger ist, daß ein plötzliches Wegbleiben der Atmung in Form der exspiratorischen Dyspnoe oder des Stimmritzenkrampfes im Moment der Inzision erfolgen kann. (Beobachtung von Finkelstein.)

Weiß man, daß das Kind diese Krampfneigung besitzt, so ist es wohl empfehlenswert, es vorher durch ein Klysma von ½—1 g Chloralhydrat zu narkotisieren. Die Dose ist nicht so groß, daß dadurch Husten und Würgen verhindert würde.

Außer diesen im Moment der Operation eintretenden Zufällen, kann es bei sonst schwer geschädigtem Kinde zu fortdauernden Nachblutungen kommen, was ich jedoch nur bei einem so großen Abszeß gesehen habe, daß, wie oben beschrieben, die Gegeninzision hinter dem Kopfnicker möglich war.

B. Hyperplasie des lymphatischen Gewebes.

I. Wesen und Bedeutung des lymphatischen Gewebes und seiner Hyperplasie.

Die Funktion der lymphatischen Gewebe, die in der Schleimhaut des Nasenrachenraums, des Gaumens und des Zungengrundes sich eingelagert finden, ist ebenso unklar wie die Tätigkeit der gleichen Organe im Darme.

Es ist von vornherein wahrscheinlich, daß diese Organe nach zwei Richtungen eine Funktion ausüben: peripherwärts nach der Schleimhautoberfläche hin und zentripetal nach dem Blute zu. Über letztere Aufgabe existiert keine auch nur leidlich begründete Anschauung, wenigstens, was eine innere Sekretion betrifft. Nur wird mit einiger Wahrscheinlichkeit angenommen, daß hier ein Teil der Lymphocyten des Blutes geliefert werden. In dieser Eigenschaft ist eine Vertretung durch andere Lymphorgane jederzeit möglich. Die spezifische Bedeutung des lymphatischen Schlundringes muß daher in seiner Beziehung zur Schleimhaut beruhen. Einige Autoren sehen in den Tonsillen die ersten regionären Lymphdrüsen (Schoenemann), doch fehlt hierfür den Organen die charakteristische anatomische Eigenschaft einer Lymphdrüse, nämlich ein Schaltorgan im Lymphkreislauf zu sein.

Die Anschauung wird klinisch begründet durch das Auftreten von Tonsillitis nach Operation an der unteren Nasenmuschel, auch ist von v. Lénart nachgewiesen worden, daß in die Nasenmuschel eingespritzte Tusche in den exstirpierten Tonsillen zum Teil wieder gefunden wurde. Die anatomischen Grundlagen könnten Lymphgefäßanastomosen zwischen den Lymphgefäßen der Nasenmuschel und denen der Tonsille geben. Direkte Verbindungen existieren anscheinend nicht. (Siehe S. 57.)

Sehr bestechend ist die Anschauung von Goerke und überhaupt der Briegerschen Schule. Goerke sieht in diesen Organen Wächter an der Eintrittspforte des Körpers. Ein kontinuierlicher Saftstrom dringt durch die Spalten des hier verdünnten und aufgelockerten Epithels an die Oberfläche, mit ihm passiv Lymphocyten. Durch Zugrundegehen dieser Zellen werden Schutzstoffe frei. Ihre Haupttätigkeit entfalten diese Organe in der Zeit, in der der Organismus am anfälligsten gegen Infektionskrankheiten ist, d. h. in der Jugend. Je mehr der Körper an Widerstandskraft gewinnt, um so mehr werden sie überflüssig und fallen daher mit der Reife des Organismus der Atrophie anheim.

Die Theorie, daß die hier in der Tat zahlreich auswandernden Leukocyten Bakterien in sich aufnehmen und rückwandernd im Körper zerstören, wird der Hauptmasse des Gewebes, das ja aus Lymphocyten besteht, nicht gerecht. (Ferrari.)

Unabhängig von der Ansicht über die Funktion der Mandeln ist aber die Frage, ob diese Organe diese vorausgesetzte Schutzfunktion immer erfüllen können. Sie könnten trotzdem einen Locus minoris resistentiae für manche Infektionen darstellen oder nach wiederholten Infektionen zu einem solchen schwachen Punkt im Körper werden.

Es wird dabei darauf hingewiesen, daß Diphtherie, die Plaut-Vincentsche Angina und andere Infektionskrankheiten sich gerade immer auf den Mandeln abspielen. Die Erfahrungen bei Diphtherie und Genickstarre (siehe S. 151) zeigen uns, daß die hypertrophische Tonsille bzw. Rachentonsille durchaus nicht empfänglicher gegen Krankheit ist als nichthypertrophische, und auch sonst sehen wir keineswegs so ausschließlich, wie behauptet wird, den Sitz der Erkrankung an den Tonsillen. Schließlich kann eingewendet werden, daß nicht immer dasjenige Organ, das im lebhaften Kampf begriffen ist, gerade auch das schwächste gegenüber der Infektion zu sein braucht. Vielleicht zeigt es gerade dadurch, daß hier eine Abwehr gegen den Feind stattfindet. Streng zu widerlegen aber ist diese Ansicht für eine Reihe akuter Krankheitsvorgänge nicht. Sicher trifft sie zu für chronische Tonsillitis mit Krypten-Eiterung.

So sind wir, da die Physiologie uns keine präzise Aufklärung gibt, darauf angewiesen, uns an die klinischen Tatsachen zu halten und danach unseren Standpunkt klinisch zu präzisieren.

Klinischer Standpunkt.

Die lymphatischen Organe von Gaumen und Rachen reagieren auf jede Entzündung der Schleimhaut gleichfalls mit Entzündung. Bei Wiederholung des Entzündungsreizes folgt auf die entzündliche Vergrößerung die echte Hyperplasie, d. h. die Neubildung funktionierenden Lymphgewebes unter Vergrößerung der im Sinne Goerkes funktionswichtigen Oberfläche.

Zu den vorgebildeten lymphatischen Organen, Nasenrachen-, Gaumen- und Zungengrundmandel treten neugebildete detachierte Herde lymphatischen Gewebes an Seitenstrang und Hinterwand des Pharynx auf, wie wir sie schon vorher (siehe S. 37) beschrieben haben.

Wir sehen daher in den lymphatischen Organen Kampforgane.

Ihre Tätigkeit schlummert zur Zeit der Geburt, wird geweckt durch frühzeitige Schnupfeninfektion. Entsprechend der vorwiegenden Erkrankung von Nase und Nasenrachenraum spielt anfangs die Pharynxtonsille die größere Rolle, allmählich aber tritt die Gaumentonsille hinzu und behält ihre Bedeutung länger als die erstere. Nach dem 10. Lebensjahre beginnt langsam die Bedeutung dieser Organe zu sinken, und wenn lokale Reize nicht hindernd dazwischen treten, schwindet die Nasenrachenmandel nach dem 15. Lebensjahr mehr oder weniger schnell. Die Gaumenmandeln werden häufiger in dieser Rückbildung durch lokale Entzündungsreize aufgehalten. Auf Grund dieser Auffassung sehen wir in den entzündlichen Erkrankungen und der Hyperplasie der drei Mandeln nur sekundäre Teilerscheinungen der akuten und chronischen Nasopharyngitis und keine spezifischen Krankheiten.

Die Hyperplasie kann jedoch, sobald sie eine gewisse Größe erlangt hat, selbständig neue Krankheitserscheinungen hervorrufen oder die bestehenden Erscheinungen der Nasopharyngitis vermehren. Wir denken zunächst an die mechanische Wirkung durch allzu große Massenzunahme. Zweitens aber bewirkt der chronische Entzündungsprozeß sehr vielfach Retention von Eitermaterial in der Tiefe der durch Oberflächenfaltung vermehrten Krypten, die durch Verklebung zum Teil abgesperrt werden. So wird die Oberflächenfunktion zum Teil in Frage gestellt, aber vor allen Dingen bilden diese versteckten Herde den Ausgangspunkt zu selbständigen Entzündungsprozessen.

Die Entstehung dieser Herde ist begreiflicherweise mehr von der chronischen Entzündung als von der Hyperplasie abhängig und findet sich daher bei großen und kleinen Tonsillen. Die letztgenannte Form der Schädigung finden wir fast ausschließlich bei der Gaumentonsille.

Hyperplasie und Konstitution.

Die Größe der Hyperplasie hängt, wie wir ausgeführt haben (S. 54, Anm.), von drei Faktoren ab. Der rezidivierende Entzündungsreiz trifft eine Konstitutionsschwäche, die wir als exsudative Diathese (Czerny) bezeichnen. Je mehr diese Konstitution ausgesprochen ist, um so häufiger erliegt das Kind dem Entzündungsreiz und um so leichter reagiert es mit Schwellung der lymphatischen Organe der Schleimhaut genau ebenso wie mit Drüsenschwellung. Zum dritten aber wird eine die exsudative Diathese vermehrende Kost die Gesamtwirkung der beiden ersten Faktoren vermehren.

Sehr häufig wird eine gesonderte lymphatische Konstitution oder Status lymphaticus angenommen, und es ist vielleicht zuzugeben, daß die Richtung, in der die Konstitutionsschwäche der exsudativen Diathese sich manifestiert, familiär äußerst verschieden sein kann. So sehen wir Familien, bei denen die Haut stets in Form des chronischen Exzems reagiert, andere, bei denen sich kaum etwas anderes als Strofulus zeigt. Eine derartige Sonderdisposition ist also nichts Auffälliges und bedarf keines besonderen Namens.

Die Aufstellung des Status thymico-lymphaticus halte ich vollends für bedenklich. Es handelt sich eigentlich um einen Leichenbefund bei plötzlichen Todesfällen. Im Säuglingsalter wird als charakteristisches Zeichen die Größe der Thymus angesehen, nebenbei Vergrößerung der lymphatischen Apparate im Darm und der Mesenterialdrüsen als ein zugehöriges Krankheitsbild betrachtet. Hier ist noch von der Hypertrophie der Nasenrachenmandel wenig die Rede. Im späteren Kindesalter und beim Erwachsenen weist man den Befund an Thymus, Darm- und Mesenterialdrüsen fast bei jedem an foudroyanter Krankheit, aber auch vielfach durch Unglücksfall aus voller Gesundheit Verstorbenen nach. Wenn man nicht jede Vergrößerung einer Nasenrachenmandel für ein besonderes Ereignis hält, — wir werden sehen, wie wenig man dazu berechtigt ist, — dann findet eine beweisende Koinzidenz des ersteren Befundes mit der Hyperplasie der Nasenrachenorgane nicht statt, wie ich an anderer Stelle auseinandergesetzt habe. Da auch die grundlegenden Organbefunde, namentlich die Größe der Thymus, noch sehr diskutabel sind, so gewinnt man durch diesen Namen nichts. Wenn selbst also im Gegensatz zu dieser Ansicht der Status lymphaticus als anatomisches Bild einer labilen Konstitution sich weiterhin erweisen sollte, die Nasenrachenmandel und ihre Hypertrophie steht hierzu nur in indirekter Beziehung[1]).

---

[1]) Die in den letzten Jahren zum Status thymico-lymphaticus hinzugerechnete Hypoplasie der Nebenniere und ihre Bedeutung kann hier nicht diskutiert werden.

II. Hyperplasie der Rachentonsille.

1. Maßstab.

Da kaum ein Mensch frei von wiederholtem Schnupfen bleibt, ist es unmöglich, von einer normalen Größe der Nasenrachenmandel zu sprechen. Diesen Begriff müssen wir daher durch eine konventionelle Größe ersetzen. So rechnet Nadoleczny als normal eine Nasenrachenmandel, die etwas weniger als das obere Viertel der Nasenscheidewand verdeckt.

Wir messen an dem Stück, das die vergrößerte Mandel von der Nasenscheidewand verdeckt, die Größe derselben. Man sagt daher, Hyperplasie ⅓ oder Adenoide ⅓, wenn das vergrößerte Organ so weit am Septum herunterreicht.

Als Maßstab bei Sektionen möchte ich eine Vergrößerung der Nasenrachenmandel, die 1—3 mm den oberen Nasenrand nur überragt, für etwa landesüblich halten.

Uns interessiert aber nicht in erster Linie die absolute Größe. Die Größe interessiert uns vielmehr nur insoweit, als sie klinische Störungen macht, und dies hängt nicht einmal von dem eben zitierten Maßstabe ab. So fand Nadoleczny, daß von 38 Kindern, bei denen die Hyperplasie über ein Drittel der Nasenscheidewand verdeckte, 20 ausschließliche Nasenatmung zeigten. Dies warnt uns in Fällen mäßiger Hyperplasie, die Erscheinungen nur allein hierauf zu beziehen.

Unsere Aufgabe ist also festzustellen, wie weit klinische Erscheinungen auf die Vergrößerung der Rachentonsille zu beziehen sind, oder wie weit die primäre Nasopharyngitis noch das Krankheitsbild wesentlich bedingt.

Wir haben den Ausdruck „adenoide Vegetation" mit Absicht vermieden. Er bringt in das Krankheitsbild den Begriff des Körperfremden hinein, der ihm absolut nicht zukommt.

In der überwiegenden Mehrzahl der Fälle ist eben nichts vorhanden als eine Hyperplasie des vorgebildeten Organes, das wir z. B. in der Abbildung S. 16 beim Säugling sehen. Freilich kann ebenso wie in der hinteren Rachenwand auch am oberen Rachendach, z. B. am Tubenwulst adenoides Gewebe sich einlagern und hypertrophieren und sich zu der Masse der hyperplastischen Rachendachtonsille addieren.

Für diese Fälle wäre natürlich gegen einen besonderen Namen nichts einzuwenden.

2. Häufigkeit der Hyperplasie.

Nadoleczny fand bei Münchener Kindern des ersten Schuljahres bei der überwiegenden Mehrzahl „Hyperplasie bis über ¼" und zwar bei 94,7 % der Knaben und 85,7 % der Mädchen. Edmund Meyer wies in Oberschlesien bei ungefähr 70 % Hyperplasie, und zwar bei 47 % mittleren und erheblichen Grades nach.

Es ist klar, daß man einen solchen Befund nicht benutzen kann, um Krankheitserscheinungen oder Krankheitsdispositionen erklären zu wollen. Bei Statistiken, die sich über das gesamte Schulalter erstrecken, findet man wesentlich andere Zahlen. So Burger bei der niederländischen Schulstatistik ca. 30 % und Yarsley in den Elementarschulen Londons 37 %. Außerdem werden große Adenoide augenscheinlich am häufigsten in großen Städten an der Seeküste gefunden.

3. Alter und Hyperplasie.

Im allgemeinen wird angenommen, daß zwischen dem 5. und 15. Lebensjahre (Zarniko) die klinisch bedeutsamsten Formen am häufigsten sind, daß sie aber natürlich in jedem Alter vorkommen können. Zweifellos aber stellt das 3.—5. Lebensjahr eine große Reihe gerade von besonders operationsbedürftigen Fällen.

4. Symptomatologie.

Der Hyperplasie der Nasenrachenmandel werden nachstehende Symptome zugeschrieben:

1. der adenoide Gesichtsausdruck,
2. die Aprosexia nasalis,
3. die Mundatmung und ihre Folgen,

4. Unterhaltung von Katarrhen im Nasenrachenraum bis hinunter zu den Bronchien,
5. Verstopfung der Tube oder Unterhaltung von Katarrhen am Tubenausgang und Vermehrung der Neigung zur Otitis media,
6. Fernwirkung auf die Verdauung durch Verschlucken des Schleims,
7. Schädigung des gesamten körperlichen Gedeihens,
8. Veränderung des Blutbildes,
9. Eingangspforte für Infektionen.

Schließlich als spezielle Wirkung noch:

10. Pavor nocturnus,
11. Enuresis nocturna,
12. Sprachstörungen.

Adenoider Gesichtsausdruck und Form des Gesichtsschädels. Bei stark verstopfter Nase und offenem Munde wird jedes Kind ein wenig blöd aussehen. Der typische Gesichtsausdruck ist aber namentlich bedingt durch das nach unten in die Länge gezogene Gesicht mit herabhängendem Unterkiefer und Gedunsenheit.

Wir finden aber auch bei Fällen hochgradiger Nasenverlegung, und zwar um so stärker ausgesprochen, je länger die Mundatmung besteht, einen auffällig schmalen und hohen Gaumen, ferner eine Deformierung des Oberkiefers. Die Zahnreihe verläuft in V-Form, nicht wie sonst in U-Form. Der Bogen ist also seitlich abgeflacht, und dadurch erscheint in ausgesprochenen Fällen das Gesicht schmäler, als es sonst wäre, ja der Gesichtsschädel nimmt dadurch wirklich in stärkerer Weise leptoprosopische Form an.

Wie weit diese Entstellung in der Tat durch die Mundatmung erklärt werden kann, erscheint fraglich. Körner, Bloch u. a. haben zum mindesten nachgewiesen, daß nach dem zweiten Zahnwechsel, namentlich aber bei Erwachsenen die Höhe des Gaumens ausgesprochener bei Mundatmern ist, ganz gleich, ob es Schmal- oder Breitgesichter sind. Siebenmann, Buser u. a. können freilich mit Recht behaupten, daß Leptoprosopen meist einen schmäleren, höheren Gaumen haben. Die ersteren meinen, daß der Druck der herunterhängenden Wangen beim Mundatmer auf die Dauer, in der Zeit des schnellen Wachstums der zweiten Dentitionsperiode die Entstellung bewirkt. Auch wenn man diese Ansicht als bewiesen annimmt, — und in der Tat ist sie mit ausführlichem Material belegt, — so bleibt doch die Tatsache bestehen, daß sehr hohe Gaumen beim Neugeborenen, namentlich bei Säuglingen des ersten Vierteljahres vorkommen, ferner, daß während der zweiten Dentitionsperiode auftretende Deformation des Oberkiefers im Sinne einer Leptoprosopie durchaus auf Vererbung beruhen kann und nicht durch eine äußere Störung veranlaßt sein muß. Auf jeden Fall aber kommt die beschriebene Form des Gesichtsschädels selbständig als Degenerationstypus vor.

Wenn wir daher auch die Mitwirkung der fortgesetzten Mundatmung an der Gestaltung des Gesichtsschädels nicht für unwahrscheinlich halten, so bleibt dennoch die Auffassung Siebenmanns zu Recht bestehen, daß bei Kindern mit schmalem Gesicht und schmalem hohem Gaumen und daher schmalem und niedrigem Nasenrachenraum schon eine geringere Hyperplasie eine Verstopfung bewirken muß. Eine selbständig diagnostische Bedeutung kommt diesem Gesichtsausdruck nicht zu. Sein Bestehen bei nicht sehr ausgeprägter Tonsillenvergrößerung muß den Verdacht erwecken, daß es sich um einen Degenerationstypus handelt.

Aprosexia nasalis. Unter Aprosexia nasalis, zu deutsch die Unfähigkeit, die Aufmerksamkeit auf einen bestimmten Gegenstand zu lenken, begreift man eine Störung, die auf die Nasenrachenmandel bezogen wird. Bresgen präzisiert diese Störung weiter dahin, daß die Gedächtnisleistung verringert, sonst aber der Intellekt ungestört ist. Die Schulleistungen sollen daher zurückgehen in allen Fächern, in denen Memorierstoff verlangt wird, dagegen z. B. im Rechnen dieselben bleiben.

Die Aprosexie wird mit Vorliebe zurückgeführt auf Stauung im Venensystem des Gehirns, soweit es seinen Abfluß in dem Plexus zu seiten des Pharynx findet. Auf die Hypothesen von Störung durch innere Sekretion der Pharynxtonsille oder Schädigung des kleinen Pharynxanteils der Hypophyse brauche ich hier wohl nicht einzugehen.

Im übrigen scheint es nicht weiter wunderlich, daß ein Kind, das dauernde Beschwerden beim Atmen, oft auch gestörte Nachtruhe und dazu sämtliche Beschwerden einer chronisch rezidivierenden Pharyngitis hat, unfroher, unaufmerksamer und träger auch in der Arbeit ist. Dazu kommt dann oft noch Schwerhörigkeit.

Doch ist dieses Wesen des Kindes vielfach nur eine Steigerung seines sonstigen Verhaltens, also seiner Charakteranlagen und wird durch alle Krankheitsbeschwerden vermehrt, keineswegs allein durch das hier besprochene Leiden. So führt oft auch die durch die mechanische Größe der Nasenrachenmandel wohl indizierte Operation zu schmerzlichen Enttäuschungen. Umsomehr aber erlebt man derartige Fehlschläge, wenn auf Grund der „Aprosexie" allein kleine und mittlere hyperplastische Pharynxtonsillen exstirpiert werden.

Vernünftigerweise aber wird man nur die charakterisierte Hemmung des Intellektes auf die Vorgänge im Nasenrachenraum beziehen oder annehmen, daß angeborene Neigung zu schläfrigem Wesen durch die Nasenrachenbeschwerden vermehrt wird.

Es ist immer noch notwendig darauf hinzuweisen, daß Neuropathie, Hysterie, Unbegabtheit und Idiotie nichts damit zu tun haben.

Vorzüglich hüte man sich vor versuchsweisen Operationen bei leicht Schwachsinnigen oder doch der Schulleistung nicht gewachsenen Kindern. Das Resultat ist nur eine Schädigung dieser oft schwer Nervösen. Im übrigen ist gerade wie alle Degenerationserscheinungen auch die Hypertrophie der lymphatischen Organe reichlich bei Idioten (aber auch bei Neuropathen und Leicht-Imbezillen!) zu finden (Brühl, Nawratzky und Imhofer). Die Hoffnung, daß man durch Besserung des Tubenkatarrhs durch Adenotomie das Hörvermögen des unaufmerksamen Idioten oder Myxödematösen bessern und auf diesem Wege ihn lernfähiger machen kann, dürfte eine Utopie bleiben. Daß ein neuropathisches Kind in neuropathischer Erziehung grotesk sich gebärden kann, wenn eine Nasenverstopfung es belästigt, ist begreiflich. Das tun aber dergleichen Wesen auch bei jeder Art von fieberhafter Erkrankung. Hier noch mehr als in anderen Fällen erlaubt nur die Größe der Nasenrachenmandel die Operation. Eine derartige, rein psychogene Atemstörung beschreibt v. Stein.

Bei einem älteren Mädchen stellten sich Perioden von forcierten seltenen Inspirationen ein, nach denen die Ausatmung unterblieb, also der Thorax in forcierter Inspirationsstellung festgehalten wurde. Im Schlafe sistierten diese Anfälle. Die Nasenatmung war durch Adenoide vollständig verlegt. Alle möglichen Manipulationen im Pharynx wirkten vorübergehend, die Adenotomie dauernd heilend.

Die Mundatmung und ihre Folgen. Daß die Mundatmung die Neigung zu Katarrhen des Rachens, ja auch der tieferen Luftwege vermehrt, wenn anders die Neigung überhaupt vorhanden ist, wird allgemein angenommen.

Doch wird wenigstens bei nicht forcierter Mundatmung die Luft vollständig erwärmt, mit Feuchtigkeit gesättigt und setzt auch auf dem breiten und leicht gebogenen Wege über die feuchte Zunge einen guten Teil ihres Staubes ab, so daß sie vollkommen präpariert am Larynxeingang anlangt. Bei forcierter Atmung aber atmen wohl der größte Teil der Kinder bei der leichtesten, fast normalen Schwellung der oberen Luftwege durch den geöffneten Mund.

Ein geringer Grad von Mundatmung neben oder vikariierend mit der Nasenatmung, wobei der Mund nur wenig geöffnet wird, schadet an und für sich nichts. Er wird auch schon verursacht durch die Nasopharyngitis allein. Namentlich gibt es Kinder, die schon bei leichtester Behinderung der Nasenatmung den Mund offen halten. Umgekehrt betont Nadoleczny, daß auch noch bei erheblichen Graden der Hyperplasie absolute Nasenatmung bestehen kann. So kann man keineswegs die Mundatmung allein auf die Nasenrachenmandel beziehen und darf bei mäßigen Hyperplasien keineswegs auf einen Erfolg der Operation rechnen.

Freilich soll man auch die Bedeutung des Hindernisses während eines akuten Anfalles von Nasopharyngitis in Rechnung ziehen. Denn zweifellos wird eine große Nasenrachenmandel diese Zustände sehr verschlimmern. Nur ist sie nicht alleinige Ursache der Nasenverschwellung. Also auch bei der Frage der Mundatmung muß man nicht allein an die Nasenrachenmandel, sondern auch an die zugrunde liegenden Zustände denken, um zu einer richtigen Beurteilung der Bedeutung der Hyperplasie zu kommen.

Unterhaltung von Katarrhen im Nasenrachenraum. Die Vergrößerung der Nasenrachenmandel ist zwar ihrerseits eine Folge der chronisch rezidivierenden Nasenrachenerkrankung, doch ist es wohl denkbar, daß sie selber, wenn sie eine gewisse Größe erlangt hat, ihrerseits die Abheilung der Katarrhe hindert. Wenn auch grobe Veränderungen, Abszesse, Retentionscysten usw. sich bei der Rachentonsille nicht so regelmäßig finden und nicht die Bedeutung haben wie bei der Gaumentonsille, so ist doch rein mechanisch in den tiefen, engen Spalten zwischen Mandel und Rachenraum das Ausheilen von Katarrhen erschwert. So schiebt man in der Tat auf die Adenoiden selbst geringen Grades die fortgesetzten Pharynxhusten, rezidivierende Bronchitiden, Pseudokrupp.

Manche Autoren rechnen mit einer solchen Sicherheit auf Beseitigung dieses Hustens, daß, wenn der Erfolg ausbleibt, sie Bronchialdrüsentuberkulose für höchst wahrscheinlich halten[1]).

Hier muß das Experiment entscheiden, und ich glaube namentlich auf Grund von Mißerfolgen, die ich gerade bei Fällen gesehen habe, die von sehr kompetenter Seite operiert waren, daß bei einzelnen Fällen mit stark ausgebildeter Nasenrachenmandel, bei denen die Operation auch sonst indiziert ist, gute Erfolge eintreten können, aber nicht müssen, daß bei geringgradiger Hyperplasie die Erfolge fast immer ausbleiben, wenn es sich um Kinder handelt, die unter 8—10 Jahre alt sind. Nach dem 12. Lebensjahre werden auch mittelgroße Nasenrachenmandeln, wenn Pharynxhusten und Neigung zu Heiserkeit besteht, mit einer gewissen Aussicht auf Erfolg zu entfernen sein. Nach unserer Auffassung liegt die Frage so: je jünger das Kind, um so bedeutsamer die selbständige Veränderung der Schleimhaut, die auch ohne Hyperplasie die Krankheit hervorzubringen imstande ist. Je älter das Kind jedoch wird, um so größer die Tendenz zur Heilung der Schleimhaut. Hier kann die chronisch-veränderte Tonsille auch bei relativ mäßiger mechanischer Bedeutung den zur Heilung tendierenden Katarrh unterhalten. Dies gilt jedoch nur für die Erscheinungen bis abwärts zum Kehlkopf. Je deutlicher eine Bronchitis besteht, um so weniger wahrscheinlich ist der Zusammenhang mit der hyperplasierten Nasenrachenmandel. Die verschiedenen Formen der emphysematösen Bronchitis sind nach meiner Erfahrung nie durch Adenotomie zu beeinflussen.

Tubenkatarrh und seine Folgen. Der Tubenverschluß kann rein mechanisch durch die Größe oder durch die spezielle Lokalisation des lymphatischen Gewebes erfolgen. Ebensogut kann aber durch Unterhaltung des Katarrhs im Nasenrachenraum zum mechanischen Hindernis der chronische Entzündungsreiz treten, und zwar augenscheinlich in demselben Sinne, wie wir es im vorigen Abschnitt dargelegt haben.

---

[1]) Diese Auffassung von Blumenfeld, die er durch Röntgenbilder stützen will, hat eine auffällige Verbreitung in der otorhinologischen Literatur gefunden. Die von ihm geäußerten Ansichten beruhen jedoch auf einer Überschätzung der Leistungsfähigkeit der Röntgenuntersuchung bei frischen, erkrankten Bronchialdrüsen und auf einer Unterschätzung der selbständigen Bedeutung der Schleimhauterkrankungen.

In der Tat ist ein sehr großer Teil der Kinder mit erheblichen Hyperplasien schwerhörig, nach Nadolecznys Untersuchungen etwa zwei Drittel der letzteren Kategorie. Nach der Londoner Schulstatistik sind ca. ein Drittel der damit behafteten Kinder schwerhörig. Nach Georg Cohn waren unter einer Reihe von 315 schwerhörigen Kindern etwa 61 % mit Adenoiden behaftet.

Es ist selbstverständlich, daß jeder chronische Katarrh des oberen Rachenraumes zu Tubenkatarrhen und jedes Rezidiv einer Nasopharyngitis zu rezidivierender Mittelohrentzündung führen kann, ohne daß die Größe der Nasenrachenmandel eine Bedeutung hierbei hat. Trotzdem muß man, auch bei mittleren, sonst nicht erheblich störenden Hyperplasien den Versuch mit der Adenotomie machen: Bei chronischen Tubenkatarrhen, chronischem Eiterfluß aus dem Ohr, im Intervall von häufig rezidivierenden Mittelohrkatarrhen, namentlich, wenn zwischen den Attacken das Mittelohr nicht recht zur Norm zurückgehen will. Mißerfolge, die bei der reichlicheren Indikationsstellung nicht ausbleiben, müssen in Kauf genommen werden.

Fernwirkung auf die Verdauung. Daß bei Kindern mit chronischem Nasenrachenkatarrh Appetit und Verdauung daniederliegen, haben wir im ersten Teile weitläufig erörtert (siehe S. 21 u. 43). Dazu braucht es nicht einmal des Hinunterschluckens von Schleim. Der Anteil der Hyperplasie an diesem Symptom geht nur so weit, als sie die Beschwerden des Kindes vermehrt (vgl. Erster Teil).

Schädigung des gesamten körperlichen Gedeihens. Dasselbe gilt von der gesamten Schädigung des körperlichen Gedeihens.

Wenn daher Burger Wert darauf legt, daß der Hausarzt auch bei geringsten „Adenoiden" sämtliche schlimmen Folgen in bezug auf das Gehörorgan und den Gesamtkörper findet, so ist das von vornherein sehr wahrscheinlich. Die geringgradige Hyperplasie und die Störung des Allgemeinbefindens sind eben gemeinschaftlich Folgen der chronischen Nasopharyngitis (vgl. I. Teil).

Blutbefund. Der schwere Druck, unter dem ein Kind mit stark verstopftem Nasenrachenraum lebt, prägt sich natürlich auch in seinem Blutbefund aus. Hier scheint außer geringerem Hämoglobingehalt auch eine Vermehrung der weißen Blutkörperchen nach Scheier, namentlich auch der einkernigen, aufzutreten. Kontrollversuche, wieweit z. .B. chronische Ernährungsstörungen anderer Art dieses Blutbild bewirken können, fehlen. Um ein spezifisches Bild dürfte es sich kaum handeln. Durch Entfernung großer Hyperplasien ändert sich aber das Blutbild, und namentlich in den Fällen von Takabatake tritt die Erholung schon 28 Tage nach der Operation ein. Der Hämoglobingehalt nimmt zu, ebenso wie das Gewicht und die Zahl der roten Blutkörperchen.

Vermehrung der Empfänglichkeit für Infektionskrankheiten. Es wird behauptet, daß das hyperplastische Organ, sei es Nasen-, Rachen- oder Gaumenmandel, die Empfänglichkeit für Infektionskrankheiten vermehrt. Ja, es gab sogar radikale Ärzte, die bei der Krankheit, die ihren Ausgangspunkt vorwiegend im Nasenrachenraum findet, bei der Genickstarre als prophylaktische Methode die Operation empfahlen.

Die Untersuchungen Edmund Meyers und anderer haben dargetan, daß die Größe der Nasenrachenmandel mit der Empfänglichkeit für Genickstarre nichts zu tun hat (Edmund Meyer, Bosse, Göppert). Fränkel ist der Ansicht, daß eine Hypertrophie der Gaumenmandel geradezu eine geringere Empfänglichkeit gegen Diphtherie bedingt. Bisher also haben wir keinen Grund, in dem hyperplastischen Organe einen Locus minoris resistentiae zu sehen.

Sprachstörungen. Die selbstverständliche Folge der Verstopfung der Nase ist das geschlossene Näseln. Außerdem scheint bei sehr großen Adenoiden die Bewegung des Gaumensegels eingeschränkt und daher auch nach der Opera-

tion weniger kräftig zu sein. Freilich kann auch bei der Operation der Gaumen
etwas gequetscht werden. So kann es nachher eine Zeitlang zum Entweichen
der Luft durch die Nase beim Sprechen kommen. Immerhin wird man gut
tun, wenn Näseln bei relativ nicht großer Rachentonsille auftritt, sich die
Frage vorzulegen, ob es nicht vielleicht offenes Näseln ist. Bei jedem Defekt
oder narbiger Verziehung des Gaumens ist nach Entfernung der Rachentonsille
auf offenes Näseln geradezu zu rechnen.

Hier muß daher die Operation unterlassen werden. Wo trotz dieser Vorsichtsmaßregeln nach der Operation offenes Näseln auftritt, muß durch Übung
das Gaumensegel funktionsfähiger gemacht werden.

Andersartige Sprachstörungen, namentlich Stottern, haben keine Beziehung zu dieser Krankheit und dürfen unter keinen Umständen bei der Indikationsstellung zur Operation herangezogen werden.

Enuresis nocturna. Nächtliches Bettnässen, ja sogar die gleiche Störung
im Wachen wird noch vielfach als Folgeerscheinung der Hyperplasie aufgeführt.
Ich glaube, daß jeder Viktor Lange und Imhofer zustimmen wird, die dies
bestreiten.

Ich möchte mich der Ansicht derer anschließen, die die Enuresis als ein rein ner-
vöses Symptom auffassen, das, auf neuropathischer Grundlage entstanden, durch jeden
psychischen Effekt, wenn er nur stark suggestiv wirkt, zu heilen ist. So auch wohl
durch Adenotomie. Wo daher sonst Indikation zu dieser Operation vorhanden ist, so
mag man den psychischen Eindruck durch suggestive Beeinflussung noch vermehren
und wird ebenso gute Erfolge erzielen können, wie mit jeder beliebigen der übrigen
Therapien.

Mastdarmprolaps. Auch der Mastdarmprolaps ist schon in Beziehung zu den Adenoiden gebracht und zur Erklärung des Zusammenhanges die übliche Kohlensäureintoxikation
und dadurch vermehrte Peristaltik herangezogen worden. Daß ein Mastdarmprolaps
nach einer Adenoidenoperation schwindet, scheint aber dem nicht wunderbar, der weiß,
wie sehr der chronische Mastdarmprolaps auf psychischem Wege verhindert werden kann.

Pavor nocturnus. Bezüglich des Pavor nocturnus sei auf S. 46 verwiesen.
Soweit die Nasenverstopfung von den Adenoiden abhängt, ist ihre Entfernung
angezeigt und von Nutzen, doch darf der Pavor nocturnus nicht verwechselt
werden mit der Gewohnheit mancher Kinder, zu bestimmten Nachtstunden mit
Geschrei zu erwachen. Dann nützt eine erziehliche Maßregel sehr viel sicherer
als die Operation, die stets nur vorgenommen werden sollte, wenn sie auch
sonst indiziert ist.

5. Hypertrophie der Nasenrachenmandel im ersten Lebensjahr.

Die Rhinitis posterior erzeugt durch Verschwellung der Canales choanales
in den ersten Lebensmonaten dieselben Symptome wie die Hypertrophie der
Nasenrachenmandeln. So dürfen wir nicht jede Verlegung, die nicht die vordere
Nase betrifft, in diesem Alter auf Hyperplasie der Rachentonsille beziehen,
wie wir S. 14 des näheren auseinandergesetzt haben. Natürlich ist, daß
diese chronische Rhinitis posterior mit Katarrhen des oberen Rachenraums
zur Hypertrophie der Rachenmandel führt.

So ergeben sich komplizierte Verhältnisse, wofür die Krankengeschichte
(siehe S. 18) als Beispiel dienen mag. Eine Digitalpalpation ist direkt,
wenigstens in dem ersten halben Lebensjahr, oft auch später nicht möglich. Sind aber die „Adenoiden" wirklich so stark entwickelt, daß sie einer
Operation bedürfen, dann können wir mit dem Finger das Polster durch das
Gaumensegel, über dem es liegt, durchfühlen. Durch Vergleich mit anderen
Kindern gelingt es, sich vor Irrtümern zu schützen. Auch Erdely empfiehlt
diese Untersuchungsmethode. Indiziert ist die Operation nur dann, wenn
diese Erscheinungen ausgeprägt sind und der Zustand des Kindes, nament-

lich auch durch Erschwerung des Trinkens, ernstlich leidet. In diesem Alter bewirkt die Verlegung der Nasenatmung noch einen anderen Schaden. Jede erschwerte Atmung, auch schon beim gewöhnlichen chronischen Schnupfen, bewirkt Einziehung im Hypochondrium und zwar um so stärker, je rachitischer die Rippen sind. Sind gar die Rippen stark rachitisch erkrankt, dann drückt der äußere Luftdruck den Thorax zusammen, so daß alle Formen von Entstellung des Brustkorbes durch die Behinderung der Nasenatmung stärker ausgeprägt und verschlimmert werden. (Vgl. S. 15.)

Soweit also das Atemhindernis durch Operation entfernt werden kann, soll man es entfernen. Sehr schwer ist aber die Wahl des Termins, weil der Moment der Infektionsfreiheit schwer abzupassen ist. Bei sehr labilen Kindern ist daher die Verantwortung mitunter recht groß. Das jugendliche Alter an sich vermehrt jedoch die Gefahr nicht.

6. Diagnose.

Es liegt uns nichts an der Feststellung, ob ein Kind eine mehr oder weniger große Nasenrachenmandel hat. Das können wir mit Wahrscheinlichkeit bei allen Kindern annehmen, die häufigeren chronischen Schnupfen haben. Uns interessiert vielmehr die mechanische Störung, die dieses Organ hervorruft, und den Grad dieser erkennen wir am besten aus der Atmung des Kindes, namentlich bei leichter Bewegung oder Aufregung und anamnestisch aus den Angaben über Störung im Schlafe. Man kann den Grad der Nasenverlegung genauer dann noch feststellen, indem man das Kind mit fest geschlossenem Munde solange wie möglich tief einatmen (aber auch ausatmen) läßt. Hier sieht man am besten, wieweit die Mundatmung bei dem Kinde unbedingt nötig ist oder nur aus Bequemlichkeit ausgeübt wird.

Rhinoscopia anterior. Durch Einblick in die Nase von vorn sind zunächst Polypen, Verwachsungen etc. auszuschließen. Die Schwellung der Nasenmuschel ist durch vorsichtige Kokainisierung (1—2%ige Lösung unter Hinzufügung von Adrenalin zur Abschwellung zu bringen, wenn man einen tieferen Einblick erzielen will. Es gelingt, von vorne bei Abschwellung der Muschel die hintere Rachenwand zu sehen. Kleine glänzende Lichtreflexchen markieren die unregelmäßige Fläche der Nasenrachenmandel, und man sieht bei einiger Übung auch den unteren Rand derselben. Doch wird man bei jüngeren Kindern lieber auf die Kokainisierung verzichten.

Digitaluntersuchung. Die Rhinoscopia posterior ist im jugendlichen Alter nicht für jeden durchführbar. Namentlich gewinnt man in der täglichen Praxis nicht die Übung, die notwendig ist, um diese Untersuchungsmethode bei ungeduldigen Kindern schnell und sicher genug zu handhaben. So bleibt die Digitaluntersuchung übrig, die uns auch zugleich über Konsistenz und Oberfläche des Tumors belehrt. Durch diese Untersuchungsmethode ist auszuschließen, daß Verwachsungen oder narbige Schrumpfungen des verkleinerten Nasopharynx oder angeborene Diaphragmen die Verengung bedingen.

H. G., 8 jähriger Knabe. Stark behinderte Nasenatmung mit nächtlichem Schnarchen. Bei jedem noch so geringen Schnupfen wird das Leiden des Kindes stark vermehrt. Vordere Nase frei. Ein sehr enger Nasopharynx mit geringen Adenoiden wird feststellt. Die Operation hat keine Wirkung gehabt. Als Ursache der Verkleinerung des Nasopharynx muß ein schwerer Scharlach, den das Kind vor zwei Jahren durchgemacht hatte, angesehen werden.

Gegen Ausgang des Kindesalters gibt es Fibrome, die vom Rachendach ausgehen. Sie fühlen sich glatter und praller an, schicken mitunter Fortsätze in die Nase hinein. Die Entwicklung von Nasenpolypen aus der Nase in den Nasenrachenraum kommt noch seltener in Betracht.

Durch die Fingeruntersuchung nicht zu unterscheiden sind häufig Lymphosarkome oder Hyperplasie als Teilerscheinung einer bisher latenten Leukämie. Bei auffälliger Blässe und stärkerer Schwellung der Halsdrüsen soll man an diese Möglichkeit denken und durch Blutuntersuchung sie ausschließen. Dies ist um so wichtiger, als der Ablauf der Krankheit durch die Operation beschleunigt zu werden scheint (Zarniko, Burak). (Siehe aber S. 74.)

Bei schnellem Wachstum jenseits des 10. Lebensjahres oder gar schnellem Wiederwachstum ist die Frage, ob es sich um einen malignen Tumor handelt, zu erwägen.

Die Digitaluntersuchung ist zweifellos eine sehr unangenehme Form der Untersuchung, so daß sie auf die Fälle beschränkt werden sollte, bei denen man schon vorher infolge der Störung der Nasenatmung entschlossen ist, die Operation auszuführen, wenn der erwartete Befund in der Tat vorliegt. Wer also die Operation nicht selber ausführt, der soll im allgemeinen diesen Akt der Untersuchung dem Operateur überlassen und dessen Tätigkeit nicht dadurch erschweren, daß er ihm ein verschüchtertes Kind schickt.

7. Therapie.

Solange eine Operation nicht nötig ist, ist die Behandlung diejenige der chronischen Nasopharyngitis. Die gleiche Behandlung muß auch nach der Operation einsetzen.

Indikation der Operation. Die Operation ist indiziert, wenn das Kind durch die mechanische Verlegung des Nasenrachenraumes dauernd, namentlich auch nachts zu vorwiegender Mundatmung gezwungen ist. Jede der vorher aufgezählten Störungen indiziert die Operation nicht selbständig, macht ihre Ausführung aber dringender.

Eine etwas weitere Indikation greift Platz bei bestehendem Ohrenleiden. Hier ist auch bei etwas geringerer Größe ein Versuch mit der Operation gerechtfertigt. Auch nach dem 12. Lebensjahr ist einer erweiterten Indikation das Wort zu reden, da hier bestehende Störungen, wie oben erörtert, nicht mehr so vorwiegend auf der Gesamterkrankung der Schleimhaut beruhen als früher.

Im allgemeinen wird man wohl tun, nach Imhofer die Auswahl der Fälle so zu treffen, daß auch bei erneutem Wachstum der Nutzen für die Zwischenzeit so groß ist, daß er mit einer zweifachen Operation nicht zu teuer erkauft ist. Das gilt namentlich für die Operation in den ersten Lebensjahren.

Es wird vielfach behauptet, daß bei kunstgerecht ausgeführter Operation keine Rückfälle auftreten. Dies hat sich immer mehr als Selbsttäuschung erwiesen.

Gefahren und Folgen der Operation. Trotzdem gewöhnlich die Operation als gefahrlos angesehen werden darf, ist in letzter Zeit auf Kongressen und in Veröffentlichungen immer wieder davor gewarnt worden, sie als eine Kleinigkeit zu betrachten. Burak spricht speziell aus, daß ernste Folgen zwar selten seien, aber um so erschütternder wirkten, weil es sich besonders um junge Individuen handele, deren Leben in keiner Weise gefährdet war.

Erstickungen durch Verstopfung des Larynx. Gelegentlich erfolgt Erstickung durch ein abgebrochenes Instrument oder durch Stücke der exstirpierten Mandel, die in den Larynx gelangen können.

Blutungen. Ein Teil der Blutungen ist bedingt dadurch, daß Stücke der Rachenmandel unvollständig abgetrennt am Rachendach hängen bleiben. Dies soll nach Kobrack selbst bei Geübten, in etwa 1 % der Fälle passieren können, zweifellos also dem Ungeübten bei zaghafter und unsicherer Handführung noch öfter. Die Blutung steht in solchen Fällen meist schon anfangs nicht vollständig. Es rieselt dauernd oder nach einem stundenlangen freien Intervall Blut in den Rachenraum herab und wird daher meist ungesehen zunächst verschluckt. Die Kinder können sich hierbei sehr stark ausbluten.

Die beste Therapie ist selbst noch nach 2—3 Tagen eine schnelle Entfernung des hängengebliebenen Stückes mittelst Kürette. Sie erspart die nicht ungefährliche Tamponade.

Auch unter anderen Umständen sehen wir, wenn auch selten, postoperative Blutungen, die mit oder ohne ein kurzes freies Intervall recht erhebliche Grade erreichen können, aber mitunter schon durch Ruhe und kühle Getränke sich beherrschen lassen[1]). An diese schließen sich die schweren, lebensbedrohlichen Blutungen. Der Gedanke an Hämophilie liegt natürlich nahe, aber, wie Kobrack betont, läßt sich das Ereignis nicht vorher sehen, ja bleibt mitunter gerade bei Hämophilie aus. Ebenso treten bei latenter Leukämie derartige schwere Blutungen auf.

Schließlich kann es noch im ganzen Verlauf der ersten Woche zu Nachblutungen kommen. Die fibrinösen Beläge, die die Pharynxwunde überkleiden, können sich nach Haymann noch in dieser Zeit unter Blutung abstoßen. Auch dieses Ereignis tritt launisch auf. So finde ich zufällig in einer Arbeit, in der 22 operierte Fälle zitiert werden, zwei Fälle solcher Spätblutungen (Scheier).

Burak erlebte ernstere Blutungen unter 1000 Operierten fünfmal, also im ganzen doch in ½ %.

Die Therapie ernsterer Blutungen besteht in Ruhe und Einspritzung von Merkscher Gelatine oder Pferdeserum, und zwar kann man sich des käuflichen Diphtherieserums bedienen. Leider wird man meistenteils gezwungen sein, von vornherein zur Tamponade mit dem Bellocquesschen Röhrchen zu schreiten. Man tut dies sehr ungern, weil gerade hierbei septische Infektionen beobachtet sind. Falls man den Patienten unter Augen haben kann, wird man daran denken, die Zeit der Tamponade möglichst abzukürzen.

Allgemeininfektion. Leichte Infektionen sind um so häufiger zu konstatieren, je sorgfältiger man den Patienten beobachtet. So habe ich recht häufig schwere Nasopharyngitiden an Operationen sich anschließen sehen, für deren kunstgerechte und saubere Ausführung mir der betreffende Operateur bürgte. Zweifellos ist also das Kind nach der Operation eine kurze Zeit anfälliger. So wäre auch das nicht so seltene Auftreten von Scharlach (Kobrack) aufzufassen.

Es bleibt freilich bei unserer heutigen Auffassung des Scharlachgiftes sehr schwer erklärlich, wie es zu der Infektion gekommen ist. Jedenfalls sieht man immer wieder gelegentlich Fälle, bei denen die übliche Ansicht, daß das Kind im Wartezimmer des Arztes infiziert worden wäre, nicht zutreffen kann, und wo auch sonst jede Infektionsquelle zu fehlen scheint. So könnte man annehmen, daß es auch Scharlachvirusträger gibt, die dann erkranken, wenn eine Wunde im Nasopharynx die Widerstandskraft der Schleimhaut aufhebt. Oder man müßte mit Szontag annehmen, daß der Scharlach keine spezifische Krankheit darstellt, sondern nur eine klinische Form einer septischen Infektion ist.

Postoperative Diphtherie ist selten. Wenn Verletzungen bis zur hinteren Rachenwand herunterreichen, kann irrtümlicherweise die Diagnose gestellt werden, da sich diese mit einem weißlichen Belag überziehen. Wirkliche Diphtherie soll in diesen Fällen die Eigenschaft haben, besonders schnell auf den Larynx überzugehen. (Levinstein.)

Gewöhnliche Wundinfektion bzw. leichte Fiebererscheinungen sieht man in 10—38 % (Kobrack, Burak), und zwar bezieht sich diese Angabe auf klinisch beaufsichtigte Fälle. Unter 100 Operierten dieser Kategorie hatte

---

[1]) Viele glauben, daß der Grad der postoperativen Blutung zum Teil ein stärkerer ist, wenn man scharfe Instrumente verwendet. So hörte ich bei einem vielbeschäftigten Operateur, daß er an einem Tage dieses Ereignis dreimal erlebte, an dem er ein besonders gut geschliffenes Instrument benutzte. Zarniko bestreitet dies entschieden.

Kobrack zwei ernste Infektionen mit einem Todesfall. Die Tamponade vermehrt die Gefahr der Sepsis.

Torticollis. Eine gar nicht seltene Beobachtung ist eine ausgesprochene Steif- und Schiefhaltung des Kopfes. Das Verhalten des Kindes gleicht völlig dem bei schwerer Spondylitis.

Meist heilt diese Krankheitserscheinung in einigen Tagen von selbst, kann aber ganz gewiß, vielleicht durch psychische Momente, monatelang dauern (Neufeld, Bialik). Ich selbst sah folgenden Fall:

8 jähriger Knabe, vor vier Wochen anderweit operiert, leidet seitdem an starrer Haltung der Halswirbelsäule mit leichter Drehung und Beugung nach einer Seite. Stellung wird absolut starr festgehalten, eine langsame Extension mit Kopfschwebe zeigt, daß die Fixierung nicht nachgab. Nach viertägigem erfolglosen Abwarten machte ich in Extension den üblichen Sayreschen Gipsverband wie bei Spondylitis. Der Knabe, der auf einem Wagen eine Meile nach Hause zu fahren hatte, sprang bei der Heimkehr fröhlich vom Wagen, nahm seither wieder Nahrung zu sich und erholte sich sehr schnell, trotz des Brust und Hals umfassenden starren Verbandes. Nach acht Tagen Abnahme des Verbandes. Symptomlos geheilt.

Leukämie. Schließlich gehört zu den Gefahren der Operation die Entstehung akuter Leukämie, deren wir schon oben gedacht haben. Vorläufig muß dahingestellt bleiben, ob die Leukämie erst nach der Operation entstand oder nur durch dieselbe extrem beschleunigt wurde. (Siehe z. B. Burak, Zarniko.)

Herrn Prof. Rietschel-Dresden verdanke ich folgende Krankengeschichte.

2 jähriges Kind, 1. Juni 1907 aufgenommen. Bis vor 3 Wochen war es vergnügt, hatte gute Gesichtsfarbe und nur etwas Husten. Am 8. Mai waren Wucherungen in kurzer Narkose ohne besondere Blutung entfernt worden. Normaler Wundverlauf. Trotzdem keine Zeichen von Blutung bemerkt wurden, wurde das Kind zusehends blässer und matter. Etwa 8—10 Tage nach der Operation von den Eltern Hautblutungen bemerkt. Seit dem 25. Mai bettlägerig, matt, appetitlos. Fast täglich Erbrechen von bräunlichem Gerinnsel. Seit 31. Mai Atemnot.

Der Untersuchungsbefund ergab keine besonderen Drüsenschwellungen, Milz und Leber nicht palpabel. Zustand der schwersten Anämie. Die Rachenorgane o. B. In den Nasenöffnungen etwas eingetrocknetes Blut. Stark beschleunigte und vertiefte, geräuschvolle Atmung.

Blutbefund: 15—20 % Hämoglobin, Zahl der roten Blutkörperchen 1 870 000, der weißen 646 000.

Tod wenige Stunden nach der Aufnahme.

Kontraindikation. Es darf die Operation nicht vorgenommen werden 1. bei bestehenden Epidemien von Scharlach und Diphtherie, bei häuslichen oder allgemeinen Endemien von schwerer Grippe.

2. Der Nasenrachenraum muß frei von akuten Entzündungen und die letzte Nasenracheninfektion länger als acht Tage völlig abgelaufen sein. Schmerzhafte Schwellung von Nacken- und Jugulardrüsen darf nicht bestehen. Protrahierte Ohreiterung nach Ablauf des akuten Stadiums ist keine Kontraindikation.

Operation. Daß die allgemeinen Regeln der Aseptik gewahrt sein müssen, versteht sich von selbst. Das Instrumentarium besteht aus Ringmessern von zwei verschiedenen Größen, eventuell einem Trautmannschen scharfen Löffel, aus einem Mundsperrer und einem Gummifingerling.

Bei der Ausführung der Operation ist das wesentlichste, daß man den Stiel des Instruments, nachdem man die schneidende Fläche hinter den Gaumen geführt hat, so tief wie möglich senkt und nun das Instrument nach oben drückt. Dann erst gelangt man bis an das Rachendach heran und zwar möglichst bis zwischen Pharynxtonsille und Nasenscheidewand. Dieser Akt muß mit größter Ruhe ausgeführt werden, denn von ihm hängt der Erfolg der Operation ab.

Nun wird mit festem Drucke gegen die Pharynxwölbung der Griff stark gehoben, so daß das Messer sich längs dieser bewegt, und zum Schlusse das Instrument mit einem gewissen Ruck hinter dem Gaumensegel herausgeführt.

Hierdurch vermeidet man, daß die ausgeschnittenen Teilchen verschluckt werden. Sofort untersucht man mittelst des durch den Gummifingerling geschützten Fingers, ob

etwa Reste zurückgeblieben sind und entfernt — etwa durch Auskratzen mit dem Trautmannschen Löffel — namentlich in den Tubenecken stehen gebliebene Stückchen.

Ausführung der Operation im ersten Lebensjahr. Die Ausführung der Operation
im ersten Lebensjahr weicht von der späteren nur dann ab, wenn es nicht möglich ist,
den Griff so weit zu senken, um mit den gewöhnlichen Instrumenten an die Nasenrachenmandel heranzukommen. Ein Blick auf Abb. 3 illustriert die Schwierigkeit. Ich habe
in solchen Fällen mit dem Trautmannschen Löffel von der Seite her den Nasenrachenraum auskratzen und völligen Effekt erzielen können.

Gut zu verwenden ist auch eine Kürette mit biegsamem, aber nicht allzu weichem
Kupferstiel, dem man die gewünschte Biegung leicht geben kann. Bei den weichen Adenoiden
ist der Stiel immer noch unnachgiebig genug.

Narkosenfrage. Die Frage, ob man mit oder ohne Narkose operieren soll, möchte
ich, wie Zarniko, nicht generell entscheiden. Die Gegner führen mit Recht an, daß zu den
Gefahren der Operation sich die Gefahren der Narkose addieren. Gewiß sind die beim Kinde
recht gering, und, da keine tiefe Narkose nötig ist, ja sogar vermieden werden muß, wird
die Gefahr noch geringer. Bestehen bleibt sie trotzdem.

Auch eine spezielle Übung muß vorausgesetzt werden. Die Narkose soll nicht zu
tief sein. Sobald sie aber nicht eine gewisse Tiefe und Dauer hat, so erleichtert sie nicht
gerade die Ausführung.

Als Narkotikum benutzt Gerber die z. B. auch in Dänemark sehr übliche Narkose
durch Ätherrausch oder aber auch die Chloroformnarkose. Die Betäubung soll nur so
tief sein, daß der Patient auf Pharynxreize reagiert. Bequem und technisch elegant ist
die von Lautmann, Grossard und Kauffmann empfohlene Anwendung von Äthyl-
chlorid mit dem von Camus angegebenen Apparat. 1 g Chloräthyl genügt bis zu fünf
Jahren, später 2 g.

Die Gefahr der Narkose hängt wohl im allgemeinen nicht von dem Mittel, sondern
von der speziellen Einübung zu diesem Zweck ab.

Sehr junge und auch leidlich vernünftige ältere Kinder, die nicht vorher durch
Digitaluntersuchung und andere lokale Eingriffe geängstigt sind, bedürfen der Narkose
nicht, aber bei schwer neuropathischen Kindern ist zu erwägen, ob der Shock der Operation nicht besser durch Narkose verringert werden sollte, obgleich gerade bei diesen Kindern
auch die Narkose als Aufregung empfunden wird.

Auch widerstrebt es unserem Gefühl, ein verängstigtes Kind unter Anwendung
roher Gewalt diesem Eingriff zu unterwerfen.

Nachbehandlung. Das Kind soll nach der Operation ungefähr drei Tage lang im
Zimmer und größtenteils im Bette bleiben. Lebhaftes Spiel, lautes Sprechen und Schreien
ist zu verbieten. Eine lokale Behandlung und eine besondere Diät ist nicht notwendig.

III. Selbständige Erkrankung der Gaumentonsille.

1. Hyperplasie.

In sehr viel höherem Grade als bei der Hyperplasie der Rachenmandel
ist die absolute Größe der Gaumenmandel von keiner Bedeutung. Kinder
mit breitem Schlunde erfahren keine Störung durch sehr große Tonsillen. Solange noch ein leidlich breiter Weg, der bequem einen untersuchenden Zeigefinger durchlassen würde, zwischen beiden Tonsillen in der entzündungsfreien
Zeit besteht, und solange bei der entzündlichen Schwellung kein Herandrängen
bis an das Zäpfchen erfolgt, braucht die absolute Größe uns nicht zu kümmern.
Auch die Angst vor der Anschwellung bei Infektionskrankheiten darf unser Handeln
nicht beeinflussen. Bei der nekrotisierenden Scharlach- oder Diphtheriepharyn-
gitis schwillt auch bei kleinen Tonsillen der Isthmus faucium zu stenosierendem
Grade an. Nicht die vorherige Größe der Mandeln, sondern die Bösartigkeit
der Erkrankung bestimmt den Ausgang. Ja selbst eine spezielle Disposition
zu Infektionskrankheiten ist, wie schon früher besprochen, durch die Hyperplasie der Mandel nicht bedingt.

Soweit läge die Frage ebenso, wie wir bei der Rachentonsille ausgeführt
haben. Es entwickeln sich aber in den Gaumentonsillen selbständige Entzündungsvorgänge, die eine besondere Bedeutung haben. Es sind das jene
Retentionserscheinungen in den Krypten, die zur Bildung chronischer Pfröpfe

führen, die nur zum Teil ihren Weg nach außen finden. Wenn diese größer sind, bilden sich durch Eindickung die sog. Mandelsteine, die namentlich am oberen Pole der Mandel sich aus kleinen Öffnungen gelegentlich hervordrängen. So häufig sie gegen Ende des ersten Lebensdezenniums, namentlich an dem letztgenannten Punkte gefunden werden, und dem Ungeübten gelegentlich auch einmal als frischer Belag imponieren, so ist doch ihre klinische Bedeutung gering. Selbst wenn wochenlang meist nach kurzen akuten Erkrankungen aus den tiefen Lakunen überall kleine Pfröpfchen an der Mandeloberfläche hervortreten, so braucht man sich nicht weiter darum zu kümmern. Vielfach schiebt man auf die Mandelpfröpfe die Häufung der sog. Angina lacunaris. Wir wissen aus den vorher genannten Ausführungen, daß derartige Krankheitsbilder auch ohne die Pfröpfe in gehäuftester Weise vorkommen können. Eher könnte man leichte chronische Entzündungsreize hierauf zurückführen.

2. Mandelabszess.

Doch ist es natürlich stets möglich, daß von einer dieser Krypten aus das peritonsilläre Gewebe infiziert wird und es also zum Tonsillarabszeß kommt. Ist einmal ein solcher Abszeß eingetreten, dann kommt es außerordentlich häufig zu immer wiederkehrenden Rezidiven.

Grete S., 8 Jahr alt. Erster rechtsseitiger Tonsillarabszeß 1909. Zweiter am 23. September 1911. Gleichfalls rechts. Dritte Attacke beginnt mit besonderer Schwellung der linken Tonsille am 23. Mai 1912. Am 30. Mai Schwellung und Rötung der Tonsille, so intensiv, daß ein Abszeß erwartet wird. Hinter der Tonsille, scharf von ihr abgegrenzt, eine fast haselnußgroße pralle, harte Geschwulst. Heilung am 4. Juni ohne Inzision.

Der Abszeß schließt sich meist an eine akute Nasopharyngitis an. Die Schwellung lokalisiert sich dann auf eine Tonsille und überdauert die Gesamtentzündung. Die Intensität der Entzündung, namentlich die pralle Spannung der Gegend des vorderen Gaumenbogens und des angrenzenden Teiles der Tonsille lassen die Diagnose leicht stellen. Wie der eben zitierte Fall aber zeigt, kann gelegentlich auch einmal die Hauptbeschwerde durch Schwellung der retropharyngealen seitlichen Drüsen verursacht werden, die sonst nicht als regionär für die Tonsille gelten.

Prognose. Bei dem ausgesprochenen Mandelabszeß ist im allgemeinen die Prognose absolut günstig. Im Moment der Inzision sind die Krankheitsbeschwerden beseitigt, aber es kommen immer gelegentlich Fälle vor, bei denen die Infektion bösartig ist und jenseits jeder Therapie liegt.

Therapie. Die Inzision erfolgt etwa wie bei einem lateralen retropharyngealen Abszesse. Das mit Heftpflaster bis 4 mm von seiner Spitze umwickelte Messer wird an der Stelle der Fluktuation meist parallel dem vorderen Gaumenbogen in schräger Richtung von außen nach innen eingestoßen, gegebenenfalls mit dem Messerstiel die Wunde erweitert. Man läuft bei dieser Art der Messerführung, namentlich wenn man bis zu ziemlich deutlicher Fluktuation abwartet, nicht Gefahr, ein Gefäß zu verletzen.

Und doch kommen tödliche Blutungen vor durch Arrosion der Carotis. Sie werden beobachtet, ebensogut bei der operativen Eröffnung wie beim spontanen Durchbruch. Bei direkter Blutung tritt der Tod wohl schnell ein. Hat sich aber vorher ein Aneurysma gebildet, so erfolgt die Blutung schubweise, so daß Zeit bleibt, die einzig rettende Maßregel, Kompression und Unterbindung der Schlagader durchzuführen. Ein Mikuliczsches Kompressorium, wie für Blutungen nach Tonsillotomie angegeben, könnte hierbei gute Dienste leisten.

3. Tonsille als Ausgangspunkt septischer Erkrankung.

Schwere septische Prozesse, z. B. nach Art der Angina Ludovici, sind im Kindesalter selten. Wo sie vorkommen, muß die Frage der Scharlachinfektion diskutiert werden. Diese Art Unglücksfälle scheinen aber unabhängig zu sein von dem vorherigen Zustand der Mandeln. Dagegen gibt es eine Anzahl chronischer Prozesse, die augenscheinlich bedingt sind von der Krypteneiterung. Durch die Verwachsung an der Oberfläche wirkt diese pathologisch wie ein Abszeß.

Je älter der Mensch wird, desto mehr können diese Herde Unbehagen und Drücken im Halse mit Stichen, die nach dem Ohre lokalisiert werden, erzeugen. Auch wird von hier aus die entzündliche Reaktion der regionären Jugulardrüsen (Glandulae cervicales, mediales profundae) chronisch unterhalten. Völlig unabhängig von der Größe der Tonsillen werden aber diese Kryptenerkrankungen bedeutsam als Ausgangspunkt von septischen Erkrankungen.

Zuerst wurde von Gürich diese Erkrankung als Ursache des chronischen und rezidivierenden Gelenkrheumatismus angesprochen. Durch möglichst sorgfältige Aufsuchung von solchen Eiterherden in den Tonsillen wies Gürich nach, daß in der Tat in kleinen, scheinbar ganz normalen Tonsillen namentlich am oberen Pol und zwischen Mandel und Gaumen, ohne daß man es dem Organ ansehen kann, sich Eiter findet. Von 140 Fällen, die er mit Entfernung dieser versteckten Herde behandelt hat, reagierten 102 günstig und 98 wurden geheilt. Es liegt Gürich aber fern, als einzigen Ausgangspunkt die Tonsille zu betrachten. Dauernd eitrige Erkrankung des Zahnfleisches und der Zähne können dasselbe bewirken. Inzwischen ist diese Lehre zum Teil ohne Hervorhebung der Verdienste Gürichs sehr erheblich erweitert worden. Nach E. Beck, Kofler, Pässler ist die Zahl der hierauf zurückgeführten Krankheiten ganz ungeheuer:

1. die schon genannten lokalen Störungen bzw. Schwellung der Lymphdrüsen.

2. unbestimmte Infektions- bzw. Intoxikationserscheinungen, die sich in Störung des Allgemeinbefindens der verschiedensten Art äußern und die die Kranken eventuell als Neurastheniker erscheinen lassen.

3. Gelenk- und Muskelrheumatismus und seine Verwandten, wie Peliosis rheumatica, Erythema nodosum, Chorea minor, Endocarditis, Myocarditis, ferner scheinbare Herzneurosen, Nierenentzündungen, Nierenschmerzen, eventuell auch rezidivierendes Magengeschwür und Appendizitis.

Wir können uns beschränken auf die Frage des Ausganges folgender Erkrankungen von den bei oberflächlicher Betrachtung nicht wesentlich veränderten und vergrößerten Tonsillen.

Allgemeine Sepsis. Der Ausgangspunkt kryptogenetischer Sepsis sind in der Tat, wie namentlich die Sektionen von Bachhammer ergeben haben, ganz besonders häufig jene wirklich verborgenen Herde in den Tonsillen, und so müssen wir bei diesen Krankheitsbildern gegebenenfalls auch therapeutische Konsequenz ziehen.

Gelenkrheumatismus. Die Gürichsche Lehre von der Abhängigkeit des Gelenkrheumatismus von diesen kleinen Herden wird von Curschmann, Pässler, Pickenbach und Schichhold in gleicher Weise vertreten. Da Schichold seine Patienten (Soldaten) sehr lange verfolgt hat, so kann man Gürichs Ansicht als bestätigt ansehen, daß sich durch konsequente Therapie das Rezidiv vermeiden läßt. Nach Gürich wirkt Schlitzung der Tonsillen fast in wenigen Stunden einen Nachlaß der Erscheinung, dem zunächst eine kurze Exazerbation folgt. Die Zusammenhänge müßten danach sehr enge sein.

Bisher war nur bekannt, daß der akute Gelenkrheumatismus stets in seinem ersten Anfall mit starker Pharyngitis beginnt.

Es wäre sehr wünschenswert im übrigen, wenn wir imstande wären, bei den bösartigen Rheumatismusformen des jüngeren Kindes Erfahrung zu sammeln. Es bleibt immer noch fraglich, ob namentlich, wie behauptet wird, die rezidivierenden Endocarditiden wirklich verhindert werden können.

Chronisch hämorrhagische Nephritis. Von den genannten Autoren wird auch angegeben, daß die Nephritis und zwar die hämorrhagische Form, wie sie bei akuten Fällen von den Mandelentzündungen ausgeht, so auch in ihren chronischen Formen tonsillogen ist. Auch sie kann bei der Totalentfernung dieses Herdes heilen.

Ich habe diese Ansichten ausführlich wiedergegeben, obwohl sie nicht in jeder Beziehung sicher gestellt sind. Auch ist durchaus möglich, daß die Verhältnisse im Kindesalter etwas anders liegen, insofern hier Krankheiten von der gesamten Schleimhaut ausgehen, die in späterer Zeit meist von besonders ungünstig gelegenen Stellen nur ihren Ausgang nehmen können. Übermäßiger Enthusiasmus, der sich in großer Operationsfreudigkeit stellenweise zeigt, ist der Lösung der Frage nicht dienlich. Es muß aber daran festgehalten werden, daß die gewöhnliche Tonsillotomie die Krypten uneröffnet läßt und nur Fälle zur Kritik herangezogen werden dürfen, bei denen eine vollständige Ausrottung dieser Krankheitsherde stattgefunden hat.

4. Therapeutische Indikationen.

Die Behandlung der erkrankten Tonsille erstrebt daher drei zum Teil getrennte Ziele:
1. Verringerung der Größe,
2. Entfernung der Mandelpfröpfe, soweit sie bequem zugänglich sind,
3. radikale Entfernung zwecks Beseitigung versteckter Eiterherde.

Es ergeben sich daher drei verschiedene Behandlungsmethoden,
1. Tonsillotomie; 2. Reinigung der Krypten durch Ausquetschen und Schlitzen; 3. die radikale Entfernung der Tonsille, d. h. heutzutage die Tonsillektomie.

5. Tonsillotomie. (Kappung der Tonsille.)

Die Tonsillotomie ist indiziert, wenn die Größe der Tonsillen ernsthaft lästig fällt.

Häufig rezidivierende Entzündungen sind nur unterstützende Gründe bei gleichzeitig bestehender erheblicher Hypertrophie. Nach dem 12. Lebensjahre fällt jedoch dieses Moment etwas mehr ins Gewicht, namentlich, wenn bei mittelgroßen Tonsillen während der akuten Fieberstörung wesentlich nur diese letzten erkrankt sind. Dann kann man hoffen, die definitive Ausheilung der Schleimhaut, die in diesem Lebensalter von selbst sich einleitet, zu beschleunigen. Auch bei wiederholten Tonsillarabszessen genügt beim Kinde zunächst diese einfache Operation.

Gefahren der Operation. Die Hauptgefahr sind arterielle Blutungen aus einem Aste der Pharyngea ascendens. Die Blutung erfolgt entweder aus der Tiefe der Wunde, oder in anderen Fällen (Neuking) kommt sie aus dem verletzten hinteren Gaumenbogen. Selbstverständlich sind auch Blutungen bei Hämophilie zu fürchten.

Blutungen namentlich aus dem verletzten Gaumenbogen stehen auf $\frac{1}{2}$—$1\frac{1}{2}$ stündige digitale Kompression. Die letztere Methode kann natürlich in bequemerer Weise durch das Mikuliczsche Kompressorium ersetzt werden. Vielfach hat man auch die Gaumenbögen über einen Tampon vernähen müssen, um die allzu lange dauernde Kompression angenehmer zu gestalten.

Nach der Operation bedeckt sich oft die Wunde mit einem fibrinösen Exsudat, das mit Diphtherie nicht verwechselt werden darf. Die wirkliche Wunddiphtherie hat wie nach Adenotomie die Eigenschaft, schnell auf den Larynx überzugreifen. Auch postoperativer Scharlach kommt hier ebenso vor wie dort.

Technik. Gewiß ist die Kappung der Tonsille mit dem berühmten Fahnenstockschen Instrumente kinderleicht, wenn die Tonsille schön aus dem Gaumen hervorsteht, also die Gaumenbögen bei ihrer Hyperplasie auseinander- und zurückgeschoben hat. Dann ist die einzige Kunst, den herabhängenden unteren Pol zuerst in den Ring zu bringen und dann unter starkem Druck nach außen den oberen Teil mit hineinzupressen. Aber sobald die Tonsille mehr interstitiell gelegen ist, daher die Gaumenbögen zum Teil mit in die Höhe genommen hat, und diese der Tonsille fest ankleben, ergeben sich Schwierigkeiten, die auch schon bei geringem Grade in der Hand des Ungeübten das Operationsresultat kompromittieren. Ich würde in allen solchen Fällen die Hand des speziell darin geübten Spezialisten entschieden vorziehen [1]).

Nachbehandlung. Der Patient muß in den nächsten drei Tagen sich ruhig verhalten, die Kost darf nicht zu heiß sein und muß fein geschnitten gereicht werden. Vorsichtiges Gurgeln mit Wasserstoffsuperoxyd und zweistündliches Ausspülen des Mundes dürften angezeigt sein.

6. Entfernung der Pfröpfe.

Von den Pfröpfen ausgehende leichte Reizzustände und üblen Geruch wird man durch Entfernung dieser Fremdkörper zu bessern suchen und damit auch eine gewisse Verkleinerung der Mandel erzielen. Hierfür wird von Hartmann als Mandelquetscher eine an einem Stäbchen befestigte Kugel angegeben. Vielfach wird auch Schlitzung der Tonsillen vorgenommen. Es stellt dies ein konservatives Verfahren dar, das mitunter mit der Tonsillotomie konkurrieren kann.

Die Mandelsteine am oberen Pol der Mandel lassen sich leicht durch jedes Instrument, ja auch durch den Spatel ausdrücken.

Eine Zusammenstellung der konservativen Methoden hat neuerdings Spieß gegeben. Pässler, der sie mit Mann zusammen einer Prüfung unterzogen hat, nimmt an, daß die therapeutischen Erfolge bei jeder Methode recht unsicher wären. Wo daher ernstere Fragen in Betracht kommen, als geringe Belästigung, würde eine eingreifendere Behandlung vorzuziehen sein.

7. Tonsillektomie (Ausrottung der Tonsille).

Die Tonsillektomie besteht in der Ausschälung der gesamten Tonsille aus ihrem Bette. In geschickter Hand ist es eine außerordentlich elegante Operation, deren Gefahrchancen nicht viel größer erscheinen als bei der alten Operation. Aber „zur gelegentlichen Ausführung" eignet sie sich ganz bestimmt nicht. Es bleibt trotz alledem eine eingreifendere Operation [2]). So ist zu wünschen, daß sie beschränkt bleibt auf die Fälle, in denen die alten Methoden nicht genügen. Das wäre also vor allem

1. durch Tonsillotomie nicht geheilte Neigung zu peritonsillären Abszessen,
2. bei kryptogenetischer Sepsis, chronischem oder rezidivierendem Gelenkrheumatismus und verwandten Krankheiten und chronischer hämorrhagischer Nephritis.

Da aber die Bedeutung der Tonsillenerkrankungen namentlich für den Gelenkrheumatismus durchaus nicht so sicher steht, so wäre es besser, wenn bei jedem Falle vorher bei äußerlich normal erscheinenden Tonsillen sorgfältig die Krypten durchforscht würden, wie es Gürich bei seinen grundlegenden Versuchen getan hat, bevor man bei diesen oft schwerleidenden Patienten eine eingreifende Operation vornehmen läßt (Pässler, Kofler, Bachhammer, Curschmann, Pickenbach, Schichold, Turzer, Blegvad).

C. Erkrankung der Nebenhöhlen.

1. Anatomische Vorbemerkungen.

Die Nebenhöhlenerkrankungen spielen im Kindesalter, abgesehen vom Scharlach (siehe S. 142) eine so geringe Rolle, daß wir uns mit einigen kurzen Bemerkungen begnügen dürfen.

---

[1]) Es ist immerhin beherzigenswert, daß von besonders beschäftigten Spezialisten immer wieder ungefährlichere Methoden an Stelle der üblichen Tonsillotomie gesucht werden. In der Regel ist die Veranlassung hierzu irgend ein Unglücksfall, der auch in der geübtesten Hand gelegentlich sich ereignen muß.

[2]) Auch Goerke wendet sich, unter Hervorhebung der Gefahren, die diese Operation wenn auch besonders bei nicht ganz geschickter Ausführung mit sich bringt, gegen allzu freigebige Indikationsstellung. Bei Kindern wird Neubildung von Lymphgewebe nach Radikaloperation beobachtet. (Zur Tonsillektomiefrage. Berl. klin. Wochenschr. 1913. S. 1159.)

Nach den Untersuchungen von Haike sind Siebbein- und Kieferhöhlen von der Geburt an in nicht unbeträchtlicher Größe vorhanden. Die Siebbeinhöhlen dehnen sich schon im vierten Lebensjahr bis nach dem Stirnbein zu aus. Die Stirnbeinhöhle sah Haike zum ersten Male bei einem 3½ jährigen Mädchen entwickelt. Sie ist schon zwischen dem 5.—6. Lebensjahr in 50 % der Fälle nachweisbar. Die Hauptbedeutung kommt aber im Kindesalter den Siebbeinhöhlen zu (siehe auch Onodi).

2. Unkomplizierte Erkrankung der Nebenhöhlen.

Die Nebenhöhlenschleimhaut nimmt wahrscheinlich bei jeder irgendwie erheblichen Schnupfenerkrankung an der Entzündung teil, vielleicht häufiger noch als die Schleimhaut des Warzenfortsatzes.

Solange es sich um eine einfache Höhleneiterung ohne Erkrankung des Knochens handelt, gewinnen klinisches Interesse nur diejenigen, meist chronischen Fälle, bei denen stärkerer Eiterfluß aus der Nase, Druckempfindlichkeit und Unbehagen hierauf hinweisen.

Die Röntgendurchleuchtung nach Haike und der dauernde Eiterbefund im mittleren Nasengang ermöglichen die Diagnose auch bei jungen Kindern, und so mag man immerhin in hartnäckigen Fällen dieser Art an ein Nebenhöhlenleiden denken, womit freilich nicht immer die Veranlassung zu einem energischen chirurgischen Eingriff gegeben ist. Die speziellen Untersuchungen von Haike zeigen, wie häufig dieses Leiden auch bei Kindern nachzuweisen ist.

3. Parallele mit Otidis media cachecticorum.

Eine interessante Parallele mit den häufigen Eiterbefunden im Mittelohr bei atrophischen Säuglingen und kachektischen Erwachsenen ergibt sich aber durch den Befund von Oppikofer. Dieser wies fast bei sämtlichen kachektisch zugrunde gehenden Kindern und Erwachsenen Eiter oder sonstige Sekretansammlung in diesen Hohlräumen nach.

4. Komplizierte Nebenhöhlenerkrankung.

Die einfachste Form der Komplikation ist die phlegmonöse Entzündung mit Schwellung der äußeren Weichteile. Sehen wir von der Osteomyelitis des Oberkiefers ab, die im ersten Lebensjahr beschrieben worden ist, so sind es die Erkrankungen der Siebbeinzellen, die am häufigsten nach außen Erscheinungen machen.

Schon im ersten Lebensjahre finden wir vereinzelte Fälle, bei denen die charakteristische Schwellung am inneren Augenwinkel ein wenig höher als bei der Tränensackeiterung auftritt und auch an dieser Stelle Perforationen erfolgen. Spontane Heilungen mit oder ohne Durchbruch scheinen vorzukommen, jedenfalls sah ich mitunter dort Narben, aus denen es monatelang angeblich geeitert hatte. Auch Walter Freund teilte mir drei solche Fälle, die gutartig verliefen, mit. Aber auch schon in diesem Alter kommt es zu ernsten Komplikationen.

Bei einem 18 monatlichen Kinde entstand nach Pneumonie eine beiderseitige Orbitalphlegmone, von einer Siebbeineiterung ausgehend. Inzision. Wochenlange Eiterung. Beiderseitige Radikaloperation. Unter dem Stirnbein bereits ein Epiduralabszeß, Tod an Frontalabszeß (John).

Glücklicherweise gehen beim nichtkachektischen Kinde mit oder ohne endonasale Eingriffe selbst Entzündungen zurück, die schon erhebliche Schwellung der äußeren Weichteile bewirkt haben. In anderen Fällen sind energische Eingriffe notwendig.

8 jähriges Mädchen, am achten Tage nach einer leichten „Influenza" Ödem der Umgebung des linken Auges. Starker Exophthalmus mit Beweglichkeitsbeschränkung des Bulbus. Eine Abtragung des vorderen Endes der mittleren Nasenmuschel beseitigte das Ödem, aber nicht die Protrusio. Auf dringendes Verlangen des Augenarztes wurden die mittleren Siebbeinzellen entfernt und bis zu den hinteren Siebbeinzellen vorgedrungen, die nur mit seröser Flüssigkeit gefüllt waren. Heilung (Baumgarten).

Obgleich keine eitrige Siebbeinentzündung vorgelegen hatte, war es trotzdem zu so schweren Komplikationen gekommen. Auch die Stirnbeinhöhlenerkrankung wird, wenn auch kaum vor dem sechsten Lebensjahr, beobachtet. Die Schwellung liegt hier etwas mehr oberhalb des Augenlides, als bei den Siebbeinerkrankungen, und erst im späteren Kindesalter kommt die Schwellung auf der Stirn selber hinzu. Am seltensten ist die Beteiligung der Keilbeinhöhle. Hier sehen wir aber, was bei Erkrankungen des Siebbeinlabyrinths, gleichfalls, wenn auch seltener vorkommt, das Auftreten von retrobulbärer Neuritis. Ja diese Neuritis kann sogar gelegentlich doppelseitig sein und so die Veranlassung zu falschen Diagnosen geben (siehe auch Onodi).

11jähriger Knabe. Vor drei Wochen einige Tage Fieber. Kopfschmerz und Erbrechen. Dann Schmerzen im linken Auge. Schließlich fast völlige einseitige Erblindung. Operation eines Keilbeinempyems. Beträchtliche Erleichterung und Besserung des Sehvermögens (Schmigelow).

Am häufigsten kommen allerdings komplizierte Nebenhöhlenerkrankungen bei Scharlach vor (siehe S. 142).

Die chronischen Nebenhöhlenerkrankungen, soweit es sich um unkomplizierte Höhleneiterung handelt, bedürfen im Kindesalter keiner speziellen Therapie, kaum der Diagnose. Jede durch Entzündung der Weichteile komplizierte Nebenhöhlenerkrankung gehört aber in die Hände des Spezialisten. Wohl heilen viele Fälle, vielleicht die meisten unter Umschlägen, künstlicher Abschwellung der Nasenmuschel durch Adrenalin und kleine endonasale Eingriffe, oder auch völlig spontan aus. Aber die Beobachtung durch den Spezialarzt ist auch dann wichtig. Bei den Erkrankungen im Säuglingsalter wird man daran denken müssen, daß die Progression der Knochenerkrankung abhängig vom Ernährungszustand ist, so daß gegebenenfalls geradezu die Brusternährung indiziert sein kann.

Anhang: Septumabszeß.

Vom Septum als Ausgangspunkt von Nasenblutungen ist bereits früher die Rede gewesen. Hier ist nachzutragen, daß gelegentlich bei allen Infektionskrankheiten, aber auch bei gewöhnlicher „Influenza", eitrige Knochen- und Knorpelhauterkrankung des Septums vorkommt. Häufig sind es Hämatome, die erst nachträglich in Eiterung übergehen und schließlich auch seröse subperichondrale Flüssigkeitsansammlungen, die sich aber in jeder Beziehung wie Abszesse verhalten und als solche zu behandeln sind (Trautmann).

Sehr häufig, ja wahrscheinlich meistens sind sie doppelseitig. Da sie im vorderen Teil der Nase zu liegen pflegen, so genügt ein Blick in die Nase, eventuell die Betastung mit der Sonde, um die Diagnose zu stellen.

Sehr wichtig ist die frühzeitige ausgiebige Eröffnung, die auch bei beiderseitiger Vorwölbung womöglich nur einseitig stattzufinden hat. Hierdurch läßt sich meist die schwere Entstellung vermeiden, die darin besteht, daß die knorpelige Scheidewand sich nach unten gegen die knöcherne verschiebt.

Literatur.

Adam, J.. Pathologie und Therapie der Rhinitis atrophicans Glasgow med. Journ. July 1909. S. 19. Monatsschr. f. Ohrenheilk. 45. I. 1911. S. 111. — Bachhammer, Einiges über Tonsillitis und ihre Beziehungen zu anderen Erkrankungen. Arch. f. Laryng. Bd. 23. 1910. S. 322. — Basany, Demonstration eines Patienten mit vom Ohr aus operiertem Retropharyngealabszeß. Wiener klin. Wochenschr. 1910. Nr. 10. — Baumgarten, Akute Erkrankungen des Auges infolge von akuten Nasenerkrankungen. Monatsschr f. Ohrenheilk. Bd. 40. 1906. S. 303. — Derselbe, Sehstörungen durch Affektionen der Nase bedingt. Monatsschr. f. Ohrenheilk. 45. 1911. S. 633. — Benfey, Zur Ernährung Neugeborener mit Eiweißmilch. Jahrb. f. Kinderheilk. Bd. 75. 1912. S. 280. — Bergh, Über einen Fall von nervösen Störungen nach einer Tonsillotomie. Monatsschr. f. Ohrenheilk. 38. 1904. S. 549. — Bialik, Torticollis als Komplikation nach Adenotomie. Zeitschr. f. Laryngol. 1911. S. 537. — Blegvad, Tonsillektomie. Arch. f. Laryngol. Bd. 24. Heft 1. — Blochmann, Zur Diagnose der larvierten Diphtherie im jüngeren Kindesalter. Berl. klin. Wochenschr. 1911. Nr. 38. S. 1725. — Derselbe, Diagnose der Nasendiphtherie bei Neugeborenen und Säuglingen. Berl. klin. Wochenschr. 1910. Nr. 44. S. 2008. — Blumenfeld, Adenoide Wucherungen und intrathorakale Drüsen. Zeitschr. f. Ohrenheilk. Bd. 45. S. 167. — Bresgen, Die hauptsächlichen kindlichen Erkrankungen der Nasenhöhle, der Rachenhöhle und der Ohren etc. Halle,

Verlag von Machold. — Brühl und Nawratzki, Rachenmandel und Gehörorgan der Idioten. Zeitschr. f. Ohrenheilk. Bd. 45. 1903. S. 105. — Brunk, Choanalatresie und Gaumenform. Zeitschr. f. Ohrenheilk. Bd. 53. S. 73. — Burack, Zur Kasuistik der Komplikationen nach Adeno- und Tonsillotomie. Zeitschr. f. Laryng. 3. 1911. S. 477. — Burger, Die Statistik der adenoiden Vegetationen. Arch. f. Laryng. Bd. 18. 1906. S. 258. — Buser, Sind der hohe Gaumen, Schmalheit und V-förmige Knickung des Zahnbogens, sowie Anomalien der Zahnstellung eine Folge der Mundatmung und des Wangendruckes? Archiv f. Laryngologie u. Rhinologie 15. 1904. S. 503. — Cohn, Georg, Adenoide Vegetationen und Schwerhörigkeit. Zeitschr. f. Ohrenheilk. Bd. 52. 1906. S. 246. — Curschmann, Beziehungen entzündlicher Mandelaffektionen zu Infektionskrankheiten. Münch. med. Wochenschr. 1910. S. 284. — Cuveillier, Die Behandlung der adenoiden Wucherungen während des ersten Lebensjahres (Wucherungen der Säuglinge). Arch. f. Ohrenheilk. Bd. 60. 1904. S. 121. — Czerny, Kräftige Kost. Jahrb. f. Kinderheilk. 1900. S. 715. — Derselbe, Die exsudative Diathese. Ebenda. 1905. Bd. 61. S. 199. — Derselbe, Zur Kenntnis der Exsudativen Diathese. Monatsschr. f. Kinderheilk. 4. 1905, 6. 1907, 7. 1908. S. 1. — Derselbe, Exsudationsdiathese, Skrofulose, Tuberkulose. Jahrb. f. Kinderheilk. Bd. 70. 1909. 5. S. 529. — Derselbe, Sind die adenoiden Wucherungen angeboren? Monatsschr. für Kinderheilkunde X. Originalien. 1912. S. 162. — Derselbe, Der Arzt als Erzieher. 3. Auflage. Leipzig-Wien 1911. — Derselbe und Keller, Des Kindes Ernährung, Ernährungsstörungen und Ernährungstherapie. Bd. 2. Leipzig u. Wien 1907 u. 1909. — Dölger, Ein bemerkenswerter Fall von akuter Entzündung der Rachenmandel. Monatsschr. f. Ohrenheilk. Bd. 38. 1904. S. 395. — Erdely, Sind die adenoiden Wucherungen angeboren? Monatsschr. f. Kinderheilk. Bd. 10. 1912. S. 160. — Federici, Über Mechanismus und mutmaßliche Bedeutung der Auswanderung von Leukocyten durch das Epithel der Gaumenmandel. Aus Vittorio Grazzi. Bericht über die VIII. Jahresversammlung der Società italiana di otologia etc. Arch. f. Ohrenheilk. Bd. 67. 1906. S. 80 u. 82. — Ferreri, Sur le torticollis post-opératoire des Adénoidiens. Arch. internat. d'otol. etc. Bd. 18. S. 744. Zeitschr. f. Ohrenheilk. Bd. 49. 1905. S. 391. — Finder, Eine eigentümliche Form von adenoider Nasenrachenvegetation. Arch. f. Laryng. Bd. 15. 1904. S. 366. — Finkelstein, Lehrbuch der Säuglingskrankheiten. Berlin 1905 u. 1912. — Fischer, Die durch adenoide Vegetation hervorgerufenen Symptome, Folgekrankheiten und Komplikationen. Arch. für Ohrenheilkunde 62. 3. u. 4. Heft 1904. S. 186. — Frank, Die Anwendung der Molkentherapie. Jahrb. f. Kinderheilk. Bd. 76. 1913. S. 163. — Frese, Untersuchungen über Entstehung und Wesen des Fötors bei Ozäna. Deutsches Arch. f. klin. Med. Bd. 86. S. 169. — Freund, Über Hospitalismus. Ergebnisse der inneren Medizin u. Kinderheilkunde. S. 333. Bd. VII. — Glas, Zur Histologie und Genese der sogenannten blutenden Septumpolypen. Arch. f. Laryng. etc. 17. 1905. S. 22. — Göppert, Darmveränderung bei foudroyanten Infektionskrankheiten. Festschrift für Heubner. — Derselbe, Eitrige Erkrankung der Harnwege. Ergebn. d. inn. Med. u. Kinderheilk. Bd. 2. 1908. S. 30. — Göppert, Beitrag zur Kenntnis der Nasopharyngitis im Säuglingsalter. Berl. klin. Wochenschr. 1913. — Goerke, Beiträge zur Pathologie der Rachenmandel. Arch. f. Laryng. Bd. 16. 1904. S. 144. — Greenfield-Sluder, Tonsillektomie mittelst einer Guillotine und die Eminentia alveolaris des Os mandibulare. Monatsschr. f. Ohrenheilk. 45. II. 1911. S. 903. — Griffith und Ridell, Two cases of rupture of the vessels of the neck into the pharynx in scarlat fever. Glasgow Med. Journ. Ref. Monatsschr. f. Ohrenheilk. 45. I. 1911. S. 118. — Großmann, Experimentelle Beiträge zur Lehre vom nasalen Asthma. Wiener med. Wochenschr. 1910. Nr. 3—5. — Gruber, Komplikationen der Stirnhöhlenentzündungen. 1909. — Gutzmann, Rhinolalie und Rhinologie. Arch. f. Ohrenheilk. Bd. 81. 1910. S. 105. — Haike, Die Röntgenuntersuchung der Nasennebenhöhlen des Kindes etc. Arch. f. Laryng. Bd. 23. 1910. S. 206. Desgl. Aug. Hirschwald, Berlin 1910. — Haymann, Beiträge zur Pathologie der Mandeln: Über Blutungen nach Exzision der Rachenmandel. Arch. für Laryngologie etc. 21. 1909. S. 15. — Hartmann, Siehe Mittelohrerkrankung. — Derselbe, Der Mandelquetscher. Med. Klinik. 1905. Nr. 2. Autoreferat. Zeitschr. f. Ohrenheilk. Bd. 50. 1905. S. 214. — Heller, Fieberhafte Temperaturen bei Neugeborenen. Zeitschrift für Kinderheilkunde. IV. S. 55. — Jarecky, Adenoide bei Säuglingen. New York Med. Journ. and Phil. Med. Journ. 13. August 1904. — Imhofer, Ohren- und Rachenerkrankungen bei Schwachsinnigen. (Selbstverlag.) — Derselbe, Rezidive nach Adenotomie. Monatsschr. f. Ohrenheilk. 1911. S. 1200. — Iwanoff, Über Pharyngitis granulosa. Archiv für Laryngologie. 1904. S. 307. Bd. 16. Heft 1. — Katz, Bemerkungen zur Reflexepilepsie infolge von Erkrankungen der oberen Atmungsorgane. Monatsschr. f. Ohrenheilk. 39. 1905. S. 398. — Keller, Studien zur Behandlung skrofulöser Kinder. Jahrb. f. Kinderheilkunde. LX. 1904. S. 916. — Kiaer, Klein, Gramstrap, Mygind, Schmiegelow, Narkose bei Adenotomie. Zentralblatt f. Ohrenheilkunde. 9. 1911. S. 181. — Killian, Zur Lehre von den nasalen Reflexneurosen. Deutsche med. Wochenschr. 1910. S. 1868. — Kobrack, Über Infektionen nach Exzision der Rachenmandel. Aus Bericht über die 13. Versammlung der deutschen otologischen Gesellschaft. Zeitschr. f. Ohrenheilk. Bd. 47. 1904. S. 290. — Derselbe, Traumatische Angina, akutes Exanthem und Wundscharlach. Arch. f. Laryng. 19. 1907. S. 320. — Kofler, Unsere Erfahrungen mit der Tonsillektomie. Monatsschr. f. Ohrenheilk. 45. I. 1911. S. 321. — Lange, Akute Nebenhöhlenempyeme nach Scharlach. Aus Sitzungsbericht der Berliner otologischen Gesellschaft. Monatsschr. f. Ohrenheilk. Bd. 40. 1906. S. 571. — Lange, Viktor, Altes und Neues über die Adenoidenfrage. Monatsschr. f. Ohrenheilk. 40. Jahrg. 1906. S. 614. — Lautmann, Zur Anästhesie bei der Adenotomie. Zeitschr. f. Laryng. 3. 1910. S. 357. — Lebram, Über Arrosion der Carotis bei peritonsillären Abszessen. Zeitschr. f. Ohrenheilk. Bd. 51. 1906. S. 1. — v. Lénart, Experimentelle Studie über den Zusammenhang des Lymphgefäßsystems der Nasenhöhlen und der Tonsillen. Arch. f. Laryng. Bd. 21. 1909. S. 463. — Levinstein, Histologie der Seitenstränge und Granula bei der Pharyngitis lateralis und granulosa. Arch. f. Laryng. Bd. 21. 1909. S. 249. — Derselbe, Diphtherie im Anschluß an Tonsillotomie. Arch. f. Laryng. Bd. 22. 1909. S. 353. — Derselbe, Beitrag zur nasalen Epilepsie. Ibid. S. 167. — Derselbe, Kritisches zur Frage der Funktion der Mandeln. Arch. f. Laryng. Bd. 23. 1910. S. 75. — Derselbe, Über die Angina der Seitenstränge. Arch. f. Laryng. Bd. 23. 1910. S. 344. — Lublinski, Die lokale Mentholanwendung und ihre Gefahr im frühen Kindesalter. Berl. klin. Wochenschr. 1911. S. 261, samt Mayer. Le Journ. méd. franc. 1911. Triboulet Journ. des méd. et de chir. prat. 1911. — Masini, Zu 2 in der Diskussion. Ibid. S. 69. — Mendoza, L'anesthésie générale dans l'opération des végétations adénoides, doit-elle être la règle ou l'exception? Supplément bimestriel des archives de médecine et de chirurgie spéciales. Januar bis Februar 1905. Nach Referat v. Froese, Arch. f. Ohrenheilk. Bd. 67. 1906. S. 88. — Meyer, L. F., Zur Infektionsverhütung im Säuglingsspital. Heubner Festschrift. S. 418. Verlag von Julius Springer. — Miodowski, Über die Beteiligung der Nasenschleimhaut bei septischen Zuständen, zugleich ein Beitrag zur Pathogenese des unstillbaren Nasenblutens. Arch. f. Laryng. etc. 17. 1905. S. 249. — Moro: Zur Diätetik der Skrofulose. Monatsschrift für Kinderheilkunde. Bd. XI. Originalien. S. 21. — Müller, Erich, Durstfieber bei Säuglingen. Berliner klin. Wochenschrift. 1910. S. 673. — Nadoleczny, Die oto-rhinologischen Schuluntersuchungen der Jahre 1902—1905. Internat. Zentralbl. f. Ohrenheilk. Bd. 4. 1906. S. 213. — Derselbe, Versammlung deutscher Naturforscher und Ärzte. Meran 1905. — Neuking, Blutungen nach Abtragung der Gaumenmandeln. Arch. f. Laryng. etc. 17. 1905. S. 64. — Neufeld, Torticollis als Komplikation der Adenotomie. Arch. f. Laryng. Bd. 20. 1908. S. 480. — Nikitin, Über die Bedeutung der Nasenhöhle in der Entstehung des Bronchialasthmas. Ibid. Bd. 23. 1910. S. 118. — Onodi, Über die intrakraniellen und zerebralen Komplikationen der Nasennebenhöhlenerkrankungen. Zeitschr. f. Laryng. u. Rhinol. 3. 1911. S. 23. — Oppikofer, Beiträge zur normalen und pathologischen Anatomie der Nase und ihrer Nebenhöhlen. Arch. f. Laryng. Bd. 19. 1907. S. 28. — Päßler, Wiesbadener Kongreß 1911. 327. — Derselbe, Radikale Tonsillektomie oder konservative Behandlung der chronischen Tonsillitis. Therapeut. Monatsschr. 1913. Januar. — Pfiffel, Über nasale Reflexneurose. Med. Klinik. 1910. Nr. 35. S. 1358. — Pickenbach, Mandelentzündung und Rheumatismus. Münchn. med. Wochenschr. 1910. Bd. 14. S. 748. — Ponfick, Über die allgemein-pathologischen Beziehungen d. Mittelohrerkrankungen im frühen Kindesalter. Berl. klin. Wöchenschr. 1897. Nr. 38. S. 817. — Potapow, Die dritte Mandel im Säuglingsalter. Wratschebnaja Gazeta. — Reuß: Über transitorisches Fieber bei Neugeborenen. Zeitschrift für Kinderheilkunde. IV. S. 32. — Rosenstern, Über Inanition im Säuglingsalter. Ergebnisse d. inner. Med. u. Kinderheilkunde. VII. 1911. S. 332. — Roux et Josserand, Des rélations des entérocolites avec les adénoides chez l'enfant. Revue mensuelle des maladies de l'enfance. Bd. 24. S. 351. — Saenger, Über Asthma. Münch. med. Wochenschr. 1904. Nr. 8. S. 335, — Scheier, Blutbefund bei Kindern mit Wucherungen des Nasenrachenraumes. Zeitschr. f. klin. Med. Bd. 58. S. 336. — Schichold, Die tonsillare Behandlung der sogenannten rheumatischen Erkrankungen. Münch. med. Wochenschr. 1910. S. 281. — Schmiegelow, Ein Fall von retrobulbärer Neuritis optica bei eitrigem Leiden der Cellulae ethmoidales posteriores und des Sinus sphenoidalis. Aus Verhandlung des dänischen otolaryngologischen Vereins. Monatsschr. f. Ohrenheilk. 40. 1906. S. 518. — Derselbe, Über die Beziehungen zwischen den Krankheiten der Nase und des Auges. Arch. f. Laryng. Bd. 15. 1904. S. 267. — Schönemann, Physiologie und Pathologie der Mandeln. Arch. f. Laryng. Bd. 22. 1909. S. 251. — Derselbe, Zur klinischen Pathologie der adenoiden Rachenmandelhyperplasie. Zeitschr. f. Ohrenheilk. Bd. 52. 1906. S. 185. — Scholle, Über Stirnhöhlenempyeme bei Kindern im Zusammenhang mit akuten Infektionskrankheiten. Arch. f. Ohrenheilk. Bd. 68. 1906. S. 149. Nach Referat von de Forestier-Libau. — Seligmann und Schloß, Zeitschr. f. Kinderheilk. Bd. IV. — Seyffert, Ein neues Ringmesser-Tonsillotom. Monatsschr. f. Ohrenheilk. 39. 1905. S. 549. — Sokoloff, Ein Fall von letaler Blutung bei retropharyngealem Abszeß. Monatsschr. f. Ohrenheilk. 1911.

S. 333. — v. Stein, Ein Fall von sehr verlangsamter Atmung infolge eines Nasenleidens. Zeitschrift für Laryngologie 3. 1911. Heft 6. S. 144. — Stöltzner, Über Larosan, einen einfachen Ersatz der Eiweißmilch. Münch. med. Wochenschrift 1913. S. 291. — Takabatake, Beiträge zur Kenntnis der adenoiden Kachexie. Zeitschr. f. Ohrenheilk. Bd. 44. 1903. S. 384. — Tanturri, Retropharyngealer Abszeß nach Otitis externa bei einem Kinde. Zeitschr. f. Laryng. 3. 1911. S. 70. — Trautmann, Nasendestruktionen infolge Erkrankungen des Septum mit besonderer Berücksichtigung der Hämatome und Abszesse. Arch. f. Laryng. Bd. 23. 1910. S. 360. — Treitel, In welchem Alter zeigt sich zuerst die Ozäna? Ibid. Bd. 16. S. 336. — Turzer, Über die Radikaloperation der Tonsille. Wien. med. Wochenschr. 1910. Nr. 25. — Uffenorde, Komplizierte Fälle von Nasennebenhöhlenerkrankungen. Zeitschr. f. Laryng. 3. 1911. S. 597. — Derselbe, Wissenschaftlicher rhino-laryngologischer Jahresbericht 1909—1911. Monatsschr. f. Ohrenheilk. 45. I. 1911. S. 1295.

Dritter Teil

Die Erkrankungen des Mittelohrs und ihre Folgen.

Wer bei den Erkrankungen des Mittelohrs nur an die schwere, ausgebildete Mittelohrentzündung oder an die ernsten Komplikationen und Folgeerscheinungen derartiger Entzündungen denkt, der gewöhnt sich allzusehr, in der Mittelohrentzündung ein selbständiges Leiden zu sehen, und doch sind bei weitem die meisten entzündlichen Vorgänge im Mittelohr nichts weiter als Teilerscheinungen der Nasopharyngitis. Die Schleimhaut des Mittelohrs und des Antrums ist eben ein Teil der Schleimhaut der gesamten oberen Luftwege. Erkrankt ein Teil dieser Fläche, so erkrankt der andere später oder früher mit. Je jünger das Kind, um so regelmäßiger die· Erkrankung des ganzen Systems, während später häufiger die Entzündung auf einen einzigen Teil (Nase, Nasopharynx, Pars oralis pharyngis oder Mittelohr) sich schärfer lokalisiert.

Dabei verdient natürlich die Erkrankung der Mittelohrräume eine Sonderstellung. Ihre Beziehung zum Hörorgan bedingt spezielle Aufmerksamkeit. Die anatomisch so ungünstige Form eines schlecht drainierten buchtenreichen Blindsackes (vgl. Abb. S. 108) führt zu den bekannten Komplikationen, an die jeder denkt, wenn er das Wort „Mittelohrentzündung" hört. Aber die bei weitem überwiegende Zahl, namentlich der akuten Mittelohraffektionen, erhebt sich nicht über die Bedeutung als Teilerscheinung der Nasopharyngitis. Der Unterschied dieser Auffassung von der gewöhnlichen erklärt sich sehr leicht dadurch, daß wir die Mittelohrentzündung auch da suchen, wo sie keine Symptome macht, während gewöhnlich nur diejenige Mittelohrentzündung beachtet wird, die durch ausgesprochene Symptome ärztliche Berücksichtigung erzwingt.

I. Diagnostische Vorbemerkung.

Die Technik der Untersuchung des Mittelohres ist keineswegs leichter als die des Augenhintergrundes und bedarf derselben Zeit und Übung, wenn sie zuverlässige Resultate ergeben soll. Eine oberflächliche Betrachtung des Trommelfells, bei der nur auf Rötung und Vorwölbung geachtet wird, ist stets unzureichend und sollte daher im Interesse des Patienten lieber unterbleiben.

1. Instrumentarium.

Zur Untersuchung genügt eine einfache Petroleumlampe und ein Stirnspiegel mit doppeltem Kugelgelenk. Bessere Lichtquellen sind erwünscht, doch muß man sich gewöhnen, in der Praxis mit der einfachsten „Flurlampe" auszukommen und auch auf Verdunklung des Zimmers verzichten können. Bei weitem Gehörgang genügt Tageslicht, am besten freilich Sonnenlicht, doch sind die Farben hierbei ein wenig anders. Unmöglich ist dagegen Stearinkerze und die gewöhnliche Kohlenfadenlampe.

Von sonstigen Instrumenten braucht man eine kleine Hartmannsche Kniezange, irgend eine Art von röhrenförmigen Spekula. Sehr bequem ist ein Satz von kleinen Ohrentrichtern, wie sie Gomperz[1]) angegeben hat. Ferner ein kleiner Watteträger.

Schließlich braucht man eine Silbersonde, die man sich am besten aus Silberdraht herstellt, indem man über der Gasflamme das Ende zu einem Knopf schmelzen läßt.

2. Reinigung.

Der namentlich im Säuglingsalter wichtigste Teil der Untersuchung ist die Reinigung des äußeren Gehörganges. Man kann diese oft vermeiden, indem man möglichst ohne Ohrentrichter die Untersuchung ausführt oder.beim Einführen des Trichters so vorsichtig unter Leitung des Auges vorgeht, daß man ein Vorschieben von Schüppchen vermeidet. Kleine Schuppen entfernt man mit der Hartmannschen Zange natürlich nur unter Leitung des Auges. Mitunter lassen sie sich auch durch einen zierlichen, in Vaselin getauchten Wattetupfer an die Wand andrücken, so daß sie nicht mehr stören. Durch sorgfältiges Abheben größerer Schuppen, auch mit einer derberen Sonde als die angegebene, kann man auch auf dem Trommelfell haftende Schuppen an einem Ende gleich abheben und mittelst Zange entfernen. Dies bleibt, wo ausführbar, namentlich im Säuglingsalter die sicherste und schnellste Methode.

Weiche, schmierige Beläge in der Tiefe, namentlich zwischen Hörgangrand und Trommelfell, entfernt man am schnellsten oft dadurch, daß man einen dick mit Vaselin getränkten Wattebausch bis aufs Trommelfell führt, dort das Vaselin schmelzen läßt und dann mit Vaselin getränkten, später trockenen Tupfern nachwischt. Mit hakenförmig abgebogener Silbersonde kann man ferner hinter manches störende Partikelchen gelangen und es nach vorne ziehen.

Ist der Gehörgang mit Eiter oder wässrigen Flüssigkeiten gefüllt, so tupfe man vorsichtig aus und gieße bei eingedickten und festhaftenden schmierigen Beimengungen warme Lösung von Wasserstoffsuperoxyd ein (ein Teil des käuflichen Wasserstoffsuperoxyds auf 3—4 Teile warmen Wassers) sorge durch Druck auf den Tragus, daß das Wasser sich mit dem Eiter ordentlich mischt und wiederhole die Reinigung mit Wattetupfern. Ist die Haut des Gehörganges mazeriert, so wische man lieber erst einige Male mit Vaselintupfern, wie oben beschrieben.

Voraussetzung für jedes Einführen der Instrumente in den Gehörgang ist, daß das Auge den Vorgang verfolgt und daß die Hände des Kindes unbedingt gehalten werden. Eine vollständige Fixierung des Kopfes ist aber nicht durchführbar, so daß der Untersuchende sich darauf einüben muß, daß er nicht durch plötzliche Bewegungen überrascht wird. Dadurch, daß er stets die andere Hand, womöglich aber auch den kleinen Finger der operierenden Hand am Ohre des Kindes aufgestemmt hat, wird er zeitig genug gewarnt.

Das Ausspritzen erfolgt mittelst einer möglichst großen Spritze, die vorn wie in dem Modell von Gomperz ein röhrenförmiges Ende hat, auf dem ein kleiner Gummidrain aufgezogen werden kann. Derselbe wird an der hinteren oberen Ecke des Gehörganges angehalten (nicht eingedrückt). Durch Ziehen nach hinten und oben beim älteren Kind, oder nach hinten und unten beim Säugling muß der Gehörgang klaffend gehalten werden.

Es ist selbstverständlich, daß die Lösungen körperwarm sein müssen. Das Ausspritzen ist bei nicht manuell zu entfernenden Ohrenschmalzpfröpfen jeder Art vorzuziehen.

3. Ausführung der Untersuchung und Beurteilung der Befunde.

Man bediene sich, wo es nur irgendwie geht, zunächst keines Spekulums, bringe den Gehörgang nur durch Zug nach hinten und oben beim älteren Kinde, beim Säugling, wie wir später sehen werden, durch Zug nach hinten und unten, zum Klaffen. Muß man einen Trichter einführen, so geschieht das unter Lei-

---

[1]) Der Trichtersatz ist zu beziehen von Reiner, Wien IX, Van Swietengasse. Auch von Mahrt und Hoerning, Göttingen. Spritzenansatz nach Gomperz von Reiner.

Als Watteträger die einfachen biegsamen Drahtwatteträger von Evens und Pistor, den man sich aber verkleinert.

Als Silbersonde benutze man einen Draht von 0,3 bis höchstens 0,5 mm. Letztere Stärke genügt allen Ansprüchen, die man gewöhnlich an eine Sonde stellt.

tung des Auges, indem man zugleich die Farbe und Weite des Gehörganges
sorgfältig betrachtet. Namentlich das Herabhängen der hinteren Wand des
Gehörganges unmittelbar vor dem Beginn des Trommelfells ist zu beachten.
Die leichtesten Grade markieren sich dadurch, daß der Übergang von Gehörgang und Trommelfell schwerer zu erkennen ist.

Trommelfellbefund. Das Trommelfell ist zu beurteilen nach

1. Gestalt,
2. Durchsichtigkeit.
3. Farbe.

a) Gestalt. Als Orientierungspunkt dient uns der kurze Hammerfortsatz, den
wir als weißes Knöpfchen in den verschiedenen Abbildungen am deutlichsten an der oberen
Peripherie des Trommelfells hervortreten sehen. Von diesem Knopf verfolgen wir nach
unten den in das Trommelfell verwebten Hammerstiel und gelangen so zum Nabel. Dann
können wir bequem das Trommelfell in die vier Quadranten zerlegen durch eine Mittellinie, die in der Richtung des Hammerstiels verläuft und eine auf dieser Linie im Nabel
errichtete Senkrechte.

Das Trommelfell zeigt nach zwei Richtungen hin Abweichung von der normalen
Gestalt: Einziehung und Vorbuchtung.

Die Einziehung, entstanden durch stärkeren Tonus des Tensor tympani oder passiv
durch Luftverdünnung in der Paukenhöhle, äußert sich natürlich zunächst in Tieferwerden
des Trichters. Soweit es die Straffheit des Trommelfellgewebes erlaubt, wird aber auch
die Membran angesogen, und so treten diejenigen Teile schärfer hervor, die nicht dem Luftdruck nachgeben können. Es sind dies außer dem kurzen Hammerfortsatz die Fasern
des Trommelfells, die von vorn, besonders aber von hinten her nach dem kleinen Hammerfortsatz zu verlaufen. Namentlich die hinteren sind an und für sich schon ein wenig gespannt
und bilden, wie auf Abb. 13, Bild 1 zu sehen ist, normal schon eine leichte Bucklung des
obersten Teiles des hinteren oberen Quadranten (siehe abweichende Befunde beim Säugling). So entsteht 2 jene scharfe hintere Falte, wie wir sie auf dem Bilde 2 sehen.

Da wir außerdem das Trommelfell immer ein wenig von hinten oben in schrägem
Winkel betrachten, so erscheint mit Vertiefung des Trichters der Hammergriff optisch
verkürzt und horizontal gestellt. Der Grad dieser Verkürzung und horizontalen Stellung
des Hammergriffs, verbunden mit der Schärfe der beschriebenen oberen Falte, bildet einen
Maßstab für den Grad der Retraktion.

Die Bilder 2 und 3 zeigen die hintere Falte, wie wir sie vorher erklärt haben, optisch
vergrößert durch die sehr schräge Blickrichtung in Bild 3, wie man sie beim sehr
jungen Säugling zu sehen bekommt.

Beim älteren kommt es auch am oberen Teile zu einer Anklatschung der Membran,
so daß zwei kurze Bänder vom Hammerkopf nach vorn und hinten oben kurz nach der
Gehörgangswand zu verlaufen scheinen.

Die gegenteilige Gestaltsveränderung leitet sich ein durch Schwellung der Umgebung des kleinen Fortsatzes, besonders in der Gegend der zitierten hinteren Falte. Der
kleine Fortsatz springt immer weniger hervor, schließlich ist er als kleiner, weißer Knopf
am äußersten Punkt eines breiten, von hinten nach vorn verlaufenden Hügelrückens sichtbar. Die Abb. 13, Bild 4—8 zeigt diese Verwaschenheit der Konturen am hinteren oberen
Quadranten in ansteigendem Grade. Diese Konturveränderung ist bedingt durch die starke
Quellbarkeit der Schleimhaut gerade am hinteren Rande des Trommelfellfalzes, wo wir
bei der Sektion oft dicke, mächtige Wülste finden können [1]. Auch werden wir sehen, daß
hier gerade eine reichliche Gefäßversorgung des Trommelfells die Reaktion des Gewebes
erleichtert. Der Grad, in dem der Hammerknopf in dieser diffusen Schwellung verschwindet,
ist ein guter Maßstab für den Grad der entzündlichen Reaktion in der Paukenhöhle und
daher der wichtigste Befund, wenn wir die Bedeutung einer Mittelohrentzündung beurteilen wollen.

Nimmt die Füllung der Paukenhöhle durch Sekret- und Schleimhautschwellung
zu, so kommt es zur Abflachung des Trommelfells, wie Abb. 13, Bild 5 u. 6 zeigt.

Der nächste Schritt ist die Vorbuchtung der Radiärfasern, also der Trichterwände
in der Mitte ihres Verlaufes und zwar in allen Quadranten. Das Trommelfell sieht dann
wie leicht von hinten her aufgeblasen aus, nur der Hammergriff hat nicht nachgegeben.
Einen solchen Zustand zeigt das Trommelfell Abb. 13, Bild 5. Daher ist die Form des Trommelfells, wie namentlich das letztere Beispiel zeigt, auch unabhängig von der Farbe, wohl zu
beachten. Diese Blähung ist bei schweren schmerzhaften Mittelohrentzündungen freilich
mit entsprechender Rötung der häufigste Zustand.

---

[1] Vgl. Abbildung Kind Plural, Jahrb. f. Kinderheilk. Bd. 45. S. 1.

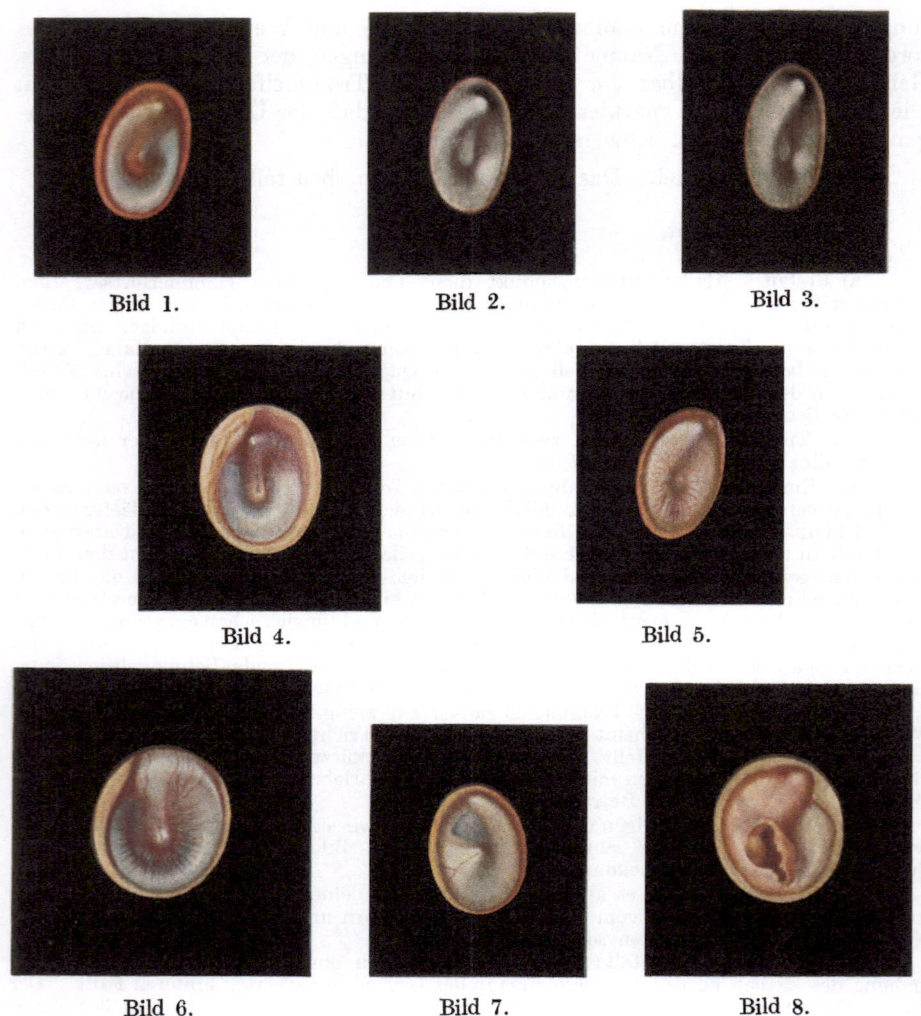

Abb. 13.

Bild 1: Normales Trommelfell des Neugeborenen, rot aufleuchtender Umbo.

Bild 2: Hintere Falte bei ganz leichter Retraktion des Trommelfells, wie sie beim Säugling erscheint.

Bild 3: Dasselbe Trommelfell bei besonders schrägem Blickwinkel. Die Falte verdeckt fast den ganzen Hammergriff und beherrscht das ganze Trommelfellbild.

Bild 4: Katarrhalische Mittelohrentzündung mit mäßiger Reaktion. Hintere Falte gerötet, verstrichener. Am Ende der Hammerknopf als zierlicher Punkt noch wahrnehmbar.

Bild 5: Füllung der Paukenhöhle mit Eiter bei geringer Reaktion der Schleimhaut. Trommelfell in allen Quadranten leicht gebläht. Radiäre Gefäße, namentlich deutlich in der Mitte der Radien. Hammerknopf noch sichtbar.

Bild 6: Mittelohrentzündung mit starker Schleimhautschwellung. Hammerknopf völlig verwaschen. Das Trommelfell im durchfallenden Lichte gezeichnet. Injizierte Gefäße von der Gehörgangswand ausgehend; vom hinteren oberen Quadranten und von den Randgefäßen des Hammers ausgehend die radiäre Injektion.

Bild 7: Reizloses Trommelfell mit einem einzelnen Radiärgefäß. Paukenhöhle mit Eiter gefüllt. Von oben Luftblase mit scharfer Grenze nach unten.

Bild 8: Typische Vorwölbung der hinteren Quadranten bei schwerer Mittelohrentzündung. Zerfall des Trommelfells am unteren vorderen Teil der Vorwölbung.

Es bedarf erst der Erkrankung und Erweichung des Trommelfellgewebes an einer bestimmten Stelle, damit es zur lokalen Vorwölbung meist der hinteren Quadranten kommt. Die Abb. 13, Bild 8 zeigt dieses Ereignis (wenige Stunden vor dem Tode ist die Membran bereits an der Kuppe zerfallen).

b) Durchsichtigkeit und Farbe. Das normale Trommelfell zeigt außer der zart blaugrauen Färbung ungefähr vom 10. Lebensmonat an den sog. dreieckigen Lichtreflex im vorderen unteren Quadranten. Vorher ist zwar an dieser Stelle ein vermehrter Glanz zu sehen, aber die scharfe Begrenzung fehlt meist. Schon bei der leichtesten Störung des Trommelfells verliert es diesen Oberflächenglanz. Die Durchsichtigkeit bleibt sehr viel länger erhalten. Die zartgraue Farbe wandelt sich in eine dunkle, bei ungenügendem Lichte fast schwarze Farbe, sobald sich die hintere Paukenwand stark rötet. Andererseits kann man, solange das Trommelfell klar bleibt, hellen, fast wasserklaren Schleim mit oder ohne Luftblasen wahrnehmen. Noch schärfer markiert sich das Bild, wenn das Sekret eitrig ist.

Bei der ersten Ansammlung von Eiter hinter gering getrübtem Trommelfelle scheint der Rand auffällig weiß durch den im Falz sich anhäufenden Eiter im Gegensatz zu dem übrigen, trübgrauen Teil der Membran. Allmählich hebt sich der Flüssigkeitsspiegel, und man sieht in scharfer Linie das Trommelfell geteilt in einen unteren schneeweißen und oberen grauen Teil.

Schließlich ist nur noch im oberen Quadranten ein bläulicher Fleck zu erkennen, wie unsere Abbildung zeigt.

Je stärker die Trübung des Gewebes des Trommelfells ist, um so weniger scharf erscheint die Grenzlinie und um so bläulicher der Luftraum. Aber auch bei stärkerer Rötung des hinteren oberen Quadranten und stärkerer Trübung der übrigen Membran zeigt die dunklere Farbe des vorderen und oberen Quadranten oft noch an, daß sich hier noch Luft befindet. Schwerer ist für den Anfänger die Beurteilung, wenn bei nicht gerötetem Trommelfell die ganze Paukenhöhle gleichmäßig mit Eiter gefüllt ist (siehe Abb. 13, Bild 5 u. 7).

Sobald ein radiär verlaufendes Gefäß scharf konturiert (Abb. 13, Bild 7), vom Umbo her verlaufend sichtbar wird, kann man sich leicht klar machen, daß nicht die Trommelfellsubstanz die weißliche Farbe bedingt, sondern dahinter etwas Weißes liegt.

So ist die Durchsichtigkeit des Trommelfells in allen den angeführten Fällen gleichfalls ein Zeichen für den höheren und geringeren Grad der Reaktion der Schleimhaut bzw. für die Intensität der Infektion. Denn bei einigermaßen heftiger Infektion nimmt nicht nur die Schleimhautbekleidung des Trommelfells intensiv an der Gesamtschwellung der Paukenschleimhaut teil, sondern es kommt vor allen Dingen zu stärkerer Durchblutung und Durchtränkung des Bindegewebes und damit zur Undurchsichtigkeit.

Der Zustand des Trommelfells ist freilich nicht immer völlig parallel dem Schwellungszustand der übrigen Paukenschleimhaut. Bei höherem Druck kann das Trommelfell auch anämisch werden, aber doch nur dann, wenn seine Reaktion unbedeutend gewesen ist. Bei stärkerer Entzündung braucht der Eiter gar nicht einen derartigen Druck auszuüben. Es kommt schon bei geringeren Graden zur Destruktion des Trommelfells an einer weniger gut ernährten Stelle und so zur Perforation.

Während bei entzündlicher Trübung das Trommelfell matt und glanzlos ist, tritt infolge häufigerer derartiger Prozesse gleichsam als Narbe die sehnige Trübung ein. Das Trommelfell reflektiert hierbei stärker als bei der Trübung durch Durchtränkung. Die Verkalkung mit ihrem schneeweißen Glanze sieht man nur ausnahmsweise im ersten Lebensdezennium nach schweren chronischen Eiterungen.

c) Gefäßverteilung und Rötung. Ein Blick auf Abb. 13, Bild 6, zeigt uns, wo zuerst die Rötung des Trommelfells einsetzen muß. Von hinten oben her treten auf dem hinteren oberen Quadranten reichlich Gefäße über. Längs der beiden Seiten des Hammergriffs laufen von oben her zwei besondere Arterien und entsprechende Venen, die sich in der Gegend des Umbos vereinigen. Von dieser Gefäßschlinge verlaufen radiär die feinsten Gefäße nach der Peripherie des Trommelfells.

Die Rötung tritt daher zuerst auf am hinteren oberen Quadranten und längs des Hammergriffs.

Namentlich kann man bei sehr jungen Kindern bei leichter Reizung durch Reinigung oder schon bei Einführung des Trichters sehen, wie hinten oben und längs des Hammergriffes die Röte aufleuchtet (vgl. Abb. 13, Bild 1 beim Neugeborenen).

Diese Gefäßverteilung bedingt, daß neben der erheblichen Schwellung auch die Rötung am hinteren oberen Quadranten zuerst erscheint. Hier wird sie am ersten diffus, während man an den drei anderen Quadranten nur unmittelbar um den Hammergriff und am äußeren Rande Rötung beobachtet. Wenn Eiter unter dem Trommelfell liegt, sieht man auch jene Radiärstreifung, wie Abb. 13, Bild 5 zeigt, oder kann sich ein Radiärgefäß durch Tupfen auf das Trommelfell in ganzer Ausdehnung sichtbar machen (s. Abb. 13, Bild 7). Nur bei erheblicher Entzündung tritt anfangs intensive diffuse Rötung auf, die sich mit zunehmender Durchtränkung des Trommelfells in Fleischwasserfarbe verwandelt (s. Abb. 13, Bild 8).

Beurteilung der Trommelfelldefekte. Die Defekte entstehen in der Regel etwa in der Mitte der Trommelfellfasern, an der schlechternährtesten Stelle. Bei gewöhnlichen Mittelohrentzündungen bleibt am Rande sowohl, wie um den Hammergriff herum, selbst bei den allergrößten Defekten, meist ein Saum stehen. Daher kommt es zu der nierenförmigen Gestalt, wo, um im Bilde zu bleiben, der Nierenhilus durch den Hammergriff und die anhaftenden Trommelfellreste gegeben ist.

In der Regel sind jedoch die Defekte kleiner. Sie befinden sich dann besonders häufig am hinteren unteren, aber auch am vorderen unteren Quadranten. An Gestalt und Lage sind folgende Unterschiede wichtig:

a) **Einteilung.** 1. Wir unterscheiden Perforationen der Pars tensa des Trommelfells, von denen der Pars flaccida, d. h. des Teiles des Trommelfells, der über dem kleinen Hammerknopf liegt und von dem man direkt in den Kuppelraum der Pauke gelangt. Diese letztere Form beweist eine Erkrankung im Kuppelraum, kommt sehr häufig bei Tuberkulose vor, doch sah sie Gomperz auch beim Säugling nach gewöhnlicher Mittelohrentzündung. Bei chronischer Form drohen besondere Folgeerscheinungen (Cholesteatome). Verwechselt werden diese Arten der Perforation mit kleinen Defekten, die ich nicht ganz selten im hinteren oberen Quadranten ganz in der Nähe des Hammerknopfes, aber noch auf der hinteren Falte gefunden habe.

Da man über diese Falte sehr schräg hinweg guckt, sieht man das Loch selber oft nicht, aber man sieht z. B. an dieser Stelle einen Schleimfaden sich immer wieder zwischen Trommelfell und vorderer Gehörgangswand ausspannen oder dort einen feuchten, glänzenden Punkt erscheinen.

2. Müssen wir noch besonders diejenigen Defekte notieren, die randständig sind, daher den Rand des Trommelfells mit zerstört haben.

Von diesen Defekten kann ebensoleicht wie von den Defekten der Pars flaccida ein Eindringen von Oberflächenepithel in die Mittelohrräume erfolgen und damit ebenso Ausheilung durch Epidermisierung oder aber Cholesteatom erzeugen.

Die Größe des Defektes erlaubt nachträglich einen Rückschluß auf den Zustand des Kindes während der Mittelohrentzündung. Abgesehen von den Fällen von schwerster nekrotisierender Pharyngitis bei Scharlach und bei Diphtherie treten derartige Defekte fast nur ein bei schweren chronischen Ernährungsstörungen bei stark kachektischen Säuglingen nach schwerer protrahierter Pneumonie (Abb. 13, Bild 8). Vielfach ist die Größe auch dadurch verursacht, daß bei geringem Grade der Reaktionsfähigkeit während einer schweren Krankheit die kaum geröteten Trommelfelle dauernd starkem Druck durch Eiter ausgesetzt sind. (Siehe S. 104.)

b) **Beurteilung kurz nach der Perforation.** Das erste Stadium des Durchbruchs ist nicht immer leicht zu beurteilen. Es ist sehr dringend davor zu warnen, daraus die erfolgte Perforation zu schließen, daß man bei schweren Mittelohrentzündungen eines Tages den Gehörgang mit serös eitriger Flüssigkeit erfüllt findet. Nur wenn Schleim dabei ist, ist die Perforation erwiesen.

Den ersten Beginn des Durchbruchs erkennt man daran, daß meist am vorderen Ende einer Vorwölbung ein pulsierender Lichtreflex auftritt, der nach Abtupfen immer wieder erscheint. Auch später klafft die Öffnung nicht, und man kann sie meist nur daran erkennen, daß an dieser Stelle immer wieder Flüssigkeit entleert wird. Der Grad des Pulsierens ist uns ein Maßstab für die entzündliche Schwellung der Schleimhaut. Der Moment, in dem wir zum ersten Male, meist nur bei tiefen Inspirationen des Kranken, den Defekt als Loch erkennen, zeigt uns den Beginn der Abschwellung der Schleimhaut an. Der nächste Schritt zur Besserung zeigt sich dadurch an, daß wir nach Abtupfen die scharfen Ränder des Defektes vor uns sehen.

c) **Späterer Befund.** Nach der Abschwellung ergeben sich bei ganz kleinen und bei sehr großen Defekten Schwierigkeiten. Wie bei jeder Diagnose eines Trommelfellbefundes ist vollständige Säuberung vorauszusetzen. Trotzdem kann man sehr große nierenförmige Defekte dadurch etwas schwerer erkennen, daß der Trommelfellrest durch Einziehung des Hammergriffs sich an der vielleicht noch feuchten Schleimhaut der Hinterwand anlegt. Dann glaubt der Ungeübte an der vorderen oder hinteren bogenförmigen Begrenzung des großen Defektes einen kleinen zu sehen. Bei einiger Aufmerksamkeit, vor allen Dingen bei sorgfältigem Trockentupfen, vermeidet man diesen Fehler.

4. Sonderbefunde im frühen Säuglingsalter.

Sehr viele Säuglinge haben schon frühzeitig einen so weiten Gehörgang, daß man ohne Trichter leicht das Trommelfell überblicken kann, worauf Gomperz mit ·Recht hinweist. Bei sehr jungen oder in der Entwicklung zurückgebliebenen Säuglingen finden wir aber erhebliche Schwierigkeiten nicht nur in technischer, sondern auch in diagnostischer Beziehung.

Der Gehörgang des Säuglings verläuft mit einem Knick nach vorn, der etwa ³/₄ bis 1 cm einwärts von der Gehörgangsöffnung liegt (siehe Abb. 14 b). Von da ab verläuft er bandförmig, von oben nach unten zusammengedrückt, nach unten und medianwärts. Dieses Band verbreitet sich dann in eine schmale Tasche, deren obere Wand das Trommelfel. bildet. Um einen Einblick zu gewinnen, muß man daher das Ohrläppchen etwas nach hinten und nun kräftig nach unten ziehen, um erst den Knick auszugleichen und dann den Kanal zum Klaffen zu bringen. Wir überblicken das Trommelfell, wie es schon aus dem Abguß ersichtlich ist, in einem außerordentlich schrägen Winkel von ca. 40 Grad, und zwar fällt unser Blick in diesem schrägen Winkel zuerst auf den hintern, oberen Quadranten, über den hinweg wir das übrige Trommelfell betrachten müssen.

Im übrigen kann ich mich unter Berufung auf Hartmann auf meine früheren Ausführungen beziehen.

Wir haben schon oben gesehen, daß der Teil des Trommelfells, der sich am kurzen Fortsatz ansetzt, etwas stärker gespannt ist, wie der übrige Teil. Der Abguß (Abb. 14 b)

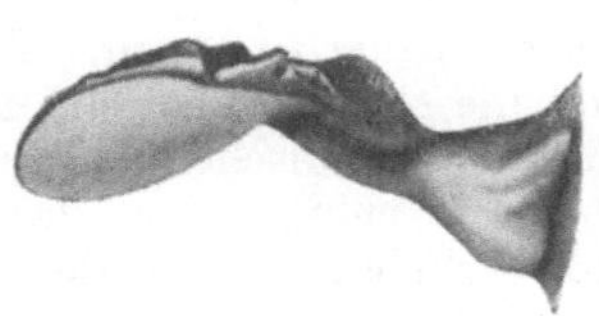

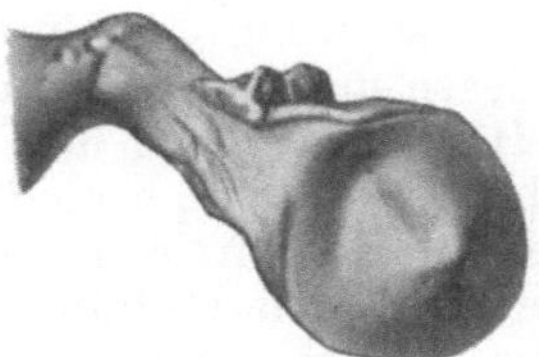

Abb. 14 a,
Ausguß des Gehörgangs des Neugeborenen von unten her.

Abb. 14 b¡
Ausguß d. Gehörgangs d. Neugeborenen.
Hintere Falte, Hammerknopf, Hammergriff u. Umbo deutlich zu erkennen.

zeigt uns das Negativ dieser Falte am Trommelfell des Neugeborenen. Nun sehen wir diese Falte im schrägsten Winkel verlaufen, zierlich, zart und weiß, als erstes Hindernis für unser Auge. Sie verdeckt dadurch den oberen Teil des Hammergriffes, ja, wenn sie ein klein wenig durch Retraktion verstärkt oder der Betrachtungswinkel sehr klein ist, sieht man vom Hammergriff überhaupt nur das Ende am Nabel. Die Bilder 2 und 3 b illustrieren diese Verhältnisse bei einem Fall von geringer Retraktion. 2 stellt das Bild in einem günstigeren Winkel, 3 etwa in dem Winkel dar, in dem ich damals den Fall im Leben sah (s. S. 88).

Bei normalem Trommelfell ist der Hammerknopf und diese hintere Falte äußerst zierlich. Vom Hammergriff ist nur der unterste Teil zu sehen. Das Trommelfell ist von zart grau-weißer Farbe, doch bei dem schrägen Betrachtungswinkel nicht ganz so durchsichtig wie beim älteren Kinde [1]).

Im ersten Lebensmonat, namentlich in der ersten Lebenswoche, leuchtet, wie in Abb. 13, Bild 1 zu sehen, der Umbo zart-rot auf. Bei günstigen Gehörgangsverhältnissen, die eine Betrachtung mehr von vorn erlauben, oder bei der Sektion zeigt sich der Hammergriff gerötet. Die Einführung des Trichters, jede Reinigungsprozedur, kann für kurze Zeit die Rötung vermehren. Hierbei kann sich auch sonst beim normalen und erkrankten Mittelohr der obere hintere Quadrant diffus röten. Man muß daher nach der Reinigung in kritischen Fällen fünf Minuten später noch einmal untersuchen.

Nicht nur beim Neugeborenen (Gomperz), sondern auch später muß man diesen Tatsachen Rechnung tragen.

---

[1]) In Übereinstimmung mit Gomperz möchte ich aber die Ansicht Alexanders bestreiten, daß etwa das Trommelfell unter normalen Verhältnissen beim Säugling dicker wäre als beim Erwachsenen. Man findet vielfach sogar Trommelfelle von einer so zarten klaren Durchsichtigkeit bei Sektionen, wie ich sie bei Erwachsenen nie gefunden habe, und auch das normale Trommelfell des Neugeborenen gibt an Zartheit oft den angegebenen Befunden nichts nach.

Sobald eine geringe Schleimhautschwellung eintritt, vollzieht sich ein Plumperwerden der hinteren Falte. Sie streicht nach hinten zu breit aus und rötet sich. Ist die Schwellung stärker, so kommt es zum Breiterwerden auch des Teiles bis zum Hammerknopf hin. So entstehen graduell ansteigend die Bilder: 1, 4, 6, 8 S. 88.

Solange der Hammerknopf aber noch fein und zierlich ist, ist die Schwellung der Schleimhaut keine übermäßige. Bei den geschilderten optischen Verhältnissen imponiert aber schon bei leichter Rötung der Beginn jeder Veränderung im oberen Quadranten dem Ungeübten als Vorwölbung. Sobald man sich bemüht, die Blickrichtung ein wenig zu verbessern und den hinteren unteren Quadranten betrachtet, so bekommt man erst den Eindruck von der wahren Form des Trommelfells. Ist wirklich eine Blähung des Trommelfells durch Eiter vorhanden, so sieht man das dann leicht, ebenso wie beim älteren Kinde beschrieben worden ist [1]).

Auf alle Arten von Durchsichtigkeit und Farbe ist ebenso wie beim älteren Kinde genau zu achten. Besonders häufig findet man das weiße, fast glänzende Trommelfell, auf dem man durch leichtes Betupfen mit Watte eventuell die Radiärfasern künstlich hervorrufen (Abb. 13, Bild 7), oder die Gefäße als feine Strichlung etwa in der Mitte der Trommelfellwände, wie in Abb. 13, Bild 5, wahrnehmen kann.

Die größte Schwierigkeit aber bleibt die sorgfältige und schonend durchzuführende Reinigung des Gehörganges. Hier muß die Hartmannsche Kniezange und die Sonde eine Rolle spielen. Die größte Geduld ist mitunter nötig. Ein vorzeitiges Wischen kann die Aufgabe stark erschweren. So ist freilich in den Fällen, in denen die Reinigung des Gehörganges mühselig und langsam auszuführen ist, in der allgemeinen Praxis aus äußeren Gründen mitunter die Durchführung der Untersuchung unmöglich, wenn aufgeregte Angehörige das schreiende Kind umstehen.

Zur Ausführung der Untersuchung empfehle ich, den Säugling auf den Tisch zu legen und gegebenenfalls ihm die Flasche reichen zu lassen. Von ungeübten Händen wird auf dem Schoße das Kind nie so gut gehalten, und die Verschiebung des Kopfes beim Strampeln wird eine viel energischere. Je weniger man sich den Kopf fixieren zu lassen braucht, desto ruhiger liegt das Kind.

Wer aber keine Geduld hat, wird bei einem erheblichen Teil der Kinder wenigstens anfangs auf die Untersuchung verzichten müssen.

5. Prüfung der Hörfähigkeit.

Von diagnostischen Hilfsmitteln kommen in der täglichen Praxis für die Prüfung der Hörfähigkeit nur die Flüstersprache und die Stimmgabel in der Form des Weberschen Versuches in Betracht.

Die Flüstersprache ist eine Sprache ohne Tongebung mit freier, ungepreßter Stimme. Man prüft, indem man das Kind einem Erwachsenen gegenübersetzt, der zugleich das dem Arzte abgewandte Ohr fest mit dem Finger zu verschließen hat.

Bei jüngeren Kindern muß man sich damit begnügen, Fragen zu stellen, die das Kind der Mutter beantwortet oder deren Verständnis es durch den Gesichtsausdruck markiert. Später bedient man sich der Zahlen, wobei man sich erinnern muß, daß 5, 9 und 100 sehr viel schwerer gehört werden. Im allgemeinen wird man beim gesunden Kind mit 8 m Flüstersprache noch nicht die Grenze der Hörfähigkeit erreicht haben. (Statt dessen 5 m Flüstersprache mit vom Kranken abgewendetem Gesicht gesprochen.)

Bei akuter Mittelohrentzündung, namentlich unmittelbar vor einer notwendig werdenden Parazentese, ist oft nur eine Flüstersprache in wenigen Zentimetern Entfernung noch hörbar.

Weberscher Versuch. Von den Stimmgabelprüfungen ist der einfache Webersche Versuch in die tägliche Praxis zu übernehmen. Die auf dem Scheitel

---

[1]) Gomperz hat zuerst auf die Möglichkeit der Irrung hingewiesen. Sie besteht aber in viel stärkerem Maße für den, der besonders in der Entwicklung zurückgebliebene Kinder zu untersuchen hat. Gerade die Verhältnisse zwischen äußerem Gehörgang und Trommelfell bleiben in auffälliger Weise beim frühzeitig atrophisch werdenden Kinde auf dem neugeborenen Standpunkt zurück, und so erklärt sich, daß die Untersucher, denen ein Material von besonders elenden Säuglingen zur Verfügung stand, wie man es glücklicherweise heute kaum noch zusammenbringen kann, die Unterschiede der Befunde am Säugling gegenüber dem Erwachsenen hervorheben (Hartmann, Göppert), während Gomperz mehr die Ähnlichkeit hervorheben mußte.

aufgesetzte Stimmgabel wird bei beiderseitig gleichem Hörvermögen in beiden Ohren gleichmäßig wahrgenommen. Ist ein Schalleitungshindernis (Verstopfung des äußeren Hörgangs, Mittelohrentzündung oder Tubenkatarrh) vorhanden, so tönt die Stimmgabel nach dem Ohre, das das stärkste Hindernis, also die stärkste Herabsetzung des Hörvermögens zeigt. Umgekehrt wird bei der Erkrankung des Labyrinths oder des Nerven die Stimmgabel auf die bessere Seite lokalisiert.

Die übrigen Prüfungen mittelst der Stimmgabel und anderer Apparate werden in der Hand des Praktikers nie die Sicherheit haben wie in der Hand des Geübten. Dies gilt noch im höheren Grade von den Untersuchungen, die uns heutzutage erlauben, über die Funktion des statischen Teiles des Labyrinthes zu urteilen. Auf die schönen Untersuchungen Baranys über den kalorischen Nystagmus sei nur kurz hingewiesen, weil bei Ausspritzung des Ohres gelegentlich einmal Nystagmus beobachtet werden könnte, wenn die Spülflüssigkeit aus Versehen zu warm oder zu kalt ist.

Anhang.
Hörfähigkeit des Säuglings.

Die Frage des Hörvermögens des Säuglings interessiert uns praktisch besonders in den Fällen, in denen wir gefragt werden, ob nicht vielleicht angeborene Taubheit vorliegt. In den ersten Stunden des Lebens sind, wie neuerdings Hutviert wieder nachgewiesen hat, sehr häufig Reaktionen noch nicht festzustellen. Dann aber sieht man bei der überwiegenden Mehrzahl der Kinder in den ersten Tagen und Wochen bei 78 % Reaktion im Wachen und im Schlafen beim Anschlagen einer Stimmgabel c' mit dem Perkussionshammer. Gerade bei Neugeborenen scheint die Prüfung im Schlafe (unruhig werden) sehr geeignet, nur nicht die erste halbe Stunde, in der der Schlaf zu tief ist.

Die Zahl der Kinder, bei denen trotz der exakten Bemühungen des genannten Autors eine Reaktion nicht nachweisbar war, ohne daß pathologische Zustände dies erklärten, ist immerhin aber so groß, daß nur aus dem positiven Befund ein Schluß gezogen werden darf. Positive Befunde können vorgetäuscht werden durch tiefe Töne, bei denen die Schwingungen als Erschütterung empfunden werden und durch jede Spur von Anhauchen, gegen die ja selbst der sterbende Säugling noch empfindlich bleibt. Zu unterscheiden von der einfachen Hörreaktion ist das Lokalisationsvermögen, zu dem ein komplizierterer geistiger Vorgang notwendig ist. J. Meyer fand, daß das Blicken nach der Schallquelle frühestens in der siebenten Woche [1]), sonst bei gesunden Säuglingen meist im 3.—4. Monat, beim kranken später beobachtet wird. Falta sah jedoch auch bei einem gesunden Kinde diese Reaktion erst im siebenten Lebensmonat eintreten. Zuzustimmen ist der Ansicht von Nadoleczny, daß das Blicken nach der Schallquelle nicht allein abhängig ist von dem Grade des Reizes, sondern auch von der Art desselben. Denn Kinder, die auf keinen akustischen Reiz zu reagieren scheinen, sich also scheinbar um nichts kümmern, was ihnen ihr Hörnerv vermittelt, drehen sich mitunter sofort nach der Richtung hin, aus der eine ihnen vertraute Stimme sich hören läßt, zeigen also sozusagen ein elektives Hören. Übrigens gibt es auch, wie im späteren Leben, schon sehr früh mehr optisch und mehr akustisch interessierte Menschen.

II. Erkrankung des äußeren Gehörganges.
1. Entzündung des äußeren Gehörganges.

Die diffuse Otitis externa ist nur in einer geringen Anzahl der Fälle im Kindesalter primär. Meist ist sie eine Teilerscheinung der Mittelohrentzündung. Wir sehen die primäre Otitis externa in milder Form außerordentlich häufig bei der Untersuchung der Ohren junger Säuglinge. Die Zersetzung der Vernix caseosa, später des Cerumens und der Hautschüppchen durch eingedrungenes Badewasser oder Nahrungsbestandteile bewirkt eine leicht entzündliche Rötung des tiefsten Drittels des äußeren Gehörganges. Selbstverständlich kann es von hier aus zur universellen Entzündung des gesamten äußeren

---

[1]) Diese Reaktion ist jedoch, wenn auch selten, schon in der 5.—6. Woche zu beobachten. Verf.

Gehörganges kommen. Meist liegen jedoch hier ernstere Ursachen vor. Die zweite Form der Gehörgangsentzündung schließt sich an Ekzeme der äußeren Ohrmuschel ganz besonders häufig an, wenn sich hier Impetigoflecke finden. Die Entzündung und Schwellung der Gehörgangswand ist in diesen Fällen oft recht erheblich. Die Drüsen vor und unter dem Gehörgang (prä- und subaurikulare Lymphdrüsen) sind geschwollen, mitunter auch recht heftige Schmerzen vorhanden, doch ist hier bei weitaus den meisten Fällen das tiefste Drittel des Gehörgangs unversehrt, so daß hier die Differentialdiagnose leicht ist.

Sekundäre Otitis externa. Bei jeder perforierten Mittelohrentzündung kann es aber zur Entzündung der Haut des Gehörgangs kommen. Bei sehr jungen Säuglingen, vor allem im ersten Lebensmonat ist dies fast regelmäßig der Fall. So muß man sehr vorsichtig mit der Diagnose sein. Die Art des Sekretes hilft nur in den Fällen, wo schleimiges Sekret vorhanden ist. Dies kann nur aus der Paukenhöhle stammen, und somit ist nachgewiesen, daß die Vorgänge im äußeren Gehörgang sekundär sind. Bei wäßrigem oder eitrigem Sekret ist über den Ursprung nichts auszusagen, bevor nicht eine sorgfältige Inspizierung des Trommelfells stattgefunden hat. Nach sorgfältiger Reinigung gelingt es dann leicht, den glänzend pulsierenden Lichtreflex an der Stelle der Perforation des Trommelfells oder das Durchtreten eines Flüssigkeitstropfens an dieser Stelle nachzuweisen. Beim sehr jungen Säugling kann das schwieriger sein. Handelt es sich um ein schwer exsudatives Kind, so verbreitet der erste Tropfen Eiter, der aus der Paukenhöhle durchtritt, die Entzündung über den ganzen äußeren Gehörgang. Bald erkranken auch Teile der Muscheln, und in kurzer Zeit ist eine ekzematöse Erkrankung in so ausgesprochener Weise vorhanden, daß man geneigt ist, die Gehörgangserkrankung als Teilerscheinung des Ekzems aufzufassen.

Zudem schließt sich die Perforation des Trommelfells immer wieder auf ein paar Tage, um dann wieder aufzubrechen (siehe Fall D. S. 128).

Wichtig ist vor allem die Unterscheidung, ob bei unperforiertem Trommelfell die Entzündung der Haut im tiefsten Drittel des Gehörgangs primär oder nur eine Reaktionserscheinung infolge schwerer, eitriger Erkrankung des Mittelohrs ist. Derartige Entzündungen finden sich namentlich bei Scharlach. Wäßriger und wäßrig-blutiger Ausfluß täuscht dann mitunter dem Unerfahrenen den Eintritt einer Perforation vor. Da die unkomplizierte Entzündung des Gehörganges im Kindesalter höchst selten erheblichere Schmerzen macht, vor allen Dingen aber auch kein Fieber erzeugt, so würde bei Fieber und Schmerzen der Verdacht einer schweren Erkrankung von vornherein gegeben sein, ebenso spräche eine sehr starke Herabsetzung der Hörschärfe nach Reinigung des Ohres gegen eine äußere Erkrankung. Aber auch der Befund ist charakteristisch genug.

Bei Otitis externa des inneren Drittels des Gehörganges finden wir selten stärkere Schwellung. Das gereinigte Trommelfell mag zwar entzündet sein, hat aber seine normale Form nicht verloren. Umgekehrt zeigt eine Schwellung der hinteren oberen Wand, ein verwaschener Übergang aufs Trommelfell, der eine Grenzenbestimmung erschwert, und eine Formveränderung des Trommelfells die sekundäre Natur der Veränderung des äußeren Gehörgangs an.

Therapie. Die Therapie besteht meist am besten nur in einer konsequenten Reinigung mit möglichster Drainierung des Gehörganges. So genügt es, den in der früher angegebenen Weise gereinigten Gehörgang mit einem sterilen Gazestreifen leicht zu füllen. Bei stärkerer Entzündung und namentlich starker Sekretion empfiehlt es sich, nach der Reinigung 1—2%ige Argentumlösung einzutropfen, dann auszutupfen und nun die Gehörgangswände einzufetten.

Eine konsequente Trockenbehandlung ist gewiß außerordentlich empfehlenswert, aber verlangt, daß der Arzt 1—2 mal tägl. das Kind selbst behandelt. Ich ziehe deswegen vor, nach der Reinigung einen in Vaselin dick getränkten Tampon in pulverisierte Borsäure einzutauchen und dann in den äußeren Gehörgang bis zum Trommelfell einzuführen. Nach zwei Stunden spätestens soll der Tampon herausgezogen und der Gehörgang mit gewöhnlicher Watte, bei äußerem Ekzem jedoch lieber gar nicht geschlossen werden. Die Wirkung ist bei sekundärer und primärer Otitis externa eine recht prompte. Feuchte Tamponade zugleich mit Umschlägen mit essigsaurer Tonerde hat man im Kindesalter wohl relativ selten nötig, doch ist sie bei starker Entzündung der Ohrmuschelhaut sehr nützlich, namentlich in Verbindung mit der eben genannten Manipulation.

2. Otitis externa circumscripta. (Furunkulose des äußeren Gehörganges.)

Die Furunkulose des äußeren Gehörganges ist im Kindesalter vom zweiten Lebensjahr an keine so seltene Erkrankung. Sie entsteht meist am hinteren, oberen Teil des Umfanges der Gehörgangswand, und zwar etwa in der Tiefe, in die der kleine Finger hineingelangen kann. Im späteren Alter sehen wir im Anschlusse an Schwimmbäder (siehe S. 122) ganz außerordentlich häufig das Leiden auftreten. Das klinisch wichtigste Symptom sind Schmerzen. Die Krankheit kündet sich durch lebhafte Schmerzen an. Sie beginnt mit einer Röte, die keineswegs scharf begrenzt erscheint und außerordentlich leicht übersehen wird, wenn man sich nicht gewöhnt, ohne Trichter zu untersuchen oder doch den Trichter unter sorgfältiger Beachtung der Wände einzuführen. Im weiteren Verlaufe kommt es bei jungen Kindern besonders zu erheblicher zirkumskripter Schwellung und Bildung von größeren Abszessen, die den Gehörgang völlig schließen. Hier kann durch Erkrankung der regionären Lymphdrüsen Schwellung um den äußeren Gehörgang herum entstehen. Sehr häufig kommt es aber zu einer phlegmonösen Entzündung hinter und ein wenig unter dem Gehörgang, so daß das Ohr der kranken Seite eher etwas höher steht, als der gesunden. (Vgl. Abb. 18 S. 109, während die Abb. 19 die gegenteilige Stellung des Ohres bei Entzündung des Warzenfortsatzes zeigt.)

Therapie. Solange keine Erweichung stattgefunden hat, ist das Eingießen warmer 5%iger Lösung von Acidum carbolicum liquefactum in Glyzerin vierstündlich und darauffolgende warme Breiumschläge [1]) geeignet, die Schmerzen, zu lindern. Sobald Erweichung eingetreten ist, führt man, wo angängig, ein leicht gekrümmtes Messer bis hinter die Vorwölbung und zieht es schneidend nach vorne (bei kleinen Kindern, bei denen die Furunkeln nicht sehr tief liegen, geht es mit jedem Sichelmesser).

3. Akute Entzündung des Trommelfells.

In der Regel nimmt das Trommelfell nur in geringem Grade an der Entzündung des äußeren Gehörganges teil, und so sind stärkere Entzündungen mehr als verdächtig auf Mittelohrentzündung, wiewohl bei einem Erysipel, das über das Ohr hinwegzieht, gelegentlich eine sehr starke Schwellung des Trommelfells beobachtet werden kann.

Die Differentialdiagnose ist hier äußerst schwer. Das Gehörvermögen ist naturgemäß herabgesetzt, vielleicht nicht so stark wie bei Otitis media, die bei der starken Rötung des Trommelfells nicht gering sein könnte. Stärkere Schmerzen, die aufs Ohr bezogen werden könnten, fehlten in meinem Falle, und so war die Differentialdiagnose immerhin möglich.

Gelegentlich sehen wir aber bei Epidemien von Grippe Blasen auf dem Trommelfell auftreten, mitunter grauglänzend, halb durchsichtig, in anderen Fällen dunkel, weil mit Blut gefüllt. Namentlich die serösen Bläschen kommen

---

[1]) Cataplasma artificiale z. B.

sehr häufig vor, ohne oder doch ohne erhebliche Mitbeteiligung des Mittelohres. Wenigstens hängen Schmerzen nur hiervon ab, und sobald man diese Blasen zum Platzen gebracht hat, sind auch die Beschwerden vorbei. Die Diagnose ist für den Ungeübten dann nicht leicht, wenn der größere Teil des Trommelfells von einer Blase eingenommen ist. Eine Betastung mit der Silbersonde zeigt die außerordentliche Nachgiebigkeit der Blasenwand. Auch ist die Farbe charakteristisch. So zart grau oder so gleichmäßig dunkel, ohne daß man irgendwelche Zeichnung an der Oberfläche wahrnehmen kann, ist eine Vorwölbung des Trommelfells nie. Durch einen Wattetampon, den man mit Glyzerin oder Karbolglyzerin getränkt hat, läßt sich meist die Blase sofort sprengen.

Die Oberfläche des Trommelfells ist nach diesem Eingriff nicht mehr völlig glatt und rein zu bekommen, weil selbstverständlich die Epidermis stark abschuppt und so Farbe und Form etwas verschleiert werden. Hinter diesem Schleier kann sich aber weiterhin eine schwere Mittelohrentzündung ausbilden, wobei aber die übrigen Erscheinungen der Entzündung und schließlich auch die Form des Trommelfells die Diagnose ermöglichen.

III. Akute Otitis media.

1. Die verschiedenen klinischen Erscheinungsformen.

Leichtester Grad des Mittelohrkatarrhs. Die häufigste der Entzündungserscheinungen im Mittelohr ist eine mit einigen Stunden, höchstens eine Nacht anhaltenden Schmerzen einsetzende Erkrankung. Am nächsten Tage sind mit und ohne Therapie die Schmerzen verschwunden. Häufig, namentlich bei Säuglingen, finden sich überhaupt keine klinischen Symptome, die aufs Ohr hinweisen. Bei der Untersuchung finden wir Injektion des hinteren oberen Quadranten und längs des Hammergriffes bei sonst klarem Trommelfell. Am nächsten Tage kann man dann öfters kleine Mengen Schleim oder weißen Eiters hinter dem Trommelfell bemerken. Der Befund ist so charakteristisch, daß man von vornherein den Zustand als harmlos ansprechen darf. Mitunter tritt ebenfalls symptomlos am nächsten Tage eine leichte Trübung des Trommelfells und etwas stärkere Schwellung des hinteren Quadranten ein, der zugleich gerötet erscheint. Beim Säugling drückt sich das durch das Plumperwerden der hinteren Falte aus, aber der Hammerknopf ist immer noch zierlich und weiß oder doch wenigstens als weißer Punkt am Ende der Falte wahrnehmbar (s. Abb. 13, Bild 4). Diese leichteste Form der Mittelohrentzündung tritt in jedem einzelnen Stadium einer akuten Nasopharyngitis vielfach auch während Infektionskrankheiten auf, ohne daß der Patient, abgesehen von den ersten Stunden, durch sein Leiden belästigt würde. Bei Säuglingen pflegt es in einer großen Reihe von Fällen zu etwas stärkerer Sekretion, schließlich zur Füllung der ganzen Mittelohrräume mit Eiter zu kommen auch ohne besonders erhebliche Reaktion.

Die Intensität des Schmerzes scheint auf den ersten Blick sehr heftig zu sein. Der Befund ist aber oft nicht erheblicher als bei anderen Kindern, die hierbei keine Schmerzen zeigen. Ich habe wiederholt bei Kindern, die mit Vertrauen auf den Arzt warteten, beobachtet, daß sie, während ich das Ohr inspizierte, den schmerzhaft gespannten Ausdruck im Gesicht verloren und selbst sagten, daß alles wieder gut wäre. Zum mindesten ist dieser Schmerz suggestiv zu steigern und zu verringern.

Zweiter Grad. Bei einer Anzahl von Fällen kommt es nach einem kurzen Schmerzzustand, der einer Behandlung zu weichen scheint, zu erneuten Beschwerden, die zur Parazentese oder zur Perforation führen. Die Kurve des Kindes B. gibt einen solchen Fall wieder. Der erste Anfall der Mittelohrentzündung verbirgt sich unter einer hochfieberhaften Nasopharyngitis. Mit dem Schwinden der Hals- und Nasenerscheinungen läßt das Fieber immer mehr nach, erst am dritten Tage steigt die Temperatur von neuem, und es muß das linke Trommelfell parazentesiert werden.

H. B., 6 Monate alt, künstlich ernährt, schwere Spasmophilie-Symptome, unter Brusternährung geschwunden.

29.—30. Mai nachts 40 Grad Fieber und große Unruhe. Steifigkeit des ganzen Körpers. Manifeste Tetanie. Untersuchung am Morgen des 30. Schnupfen, starke Pharyngitis und Rötung der Mandeln, starke Rötung des linken Trommelfells in den hinteren Partien, vorn gelblich durchscheinend. Bei starkem Schreien hebt sich der hintere Quadrant deutlich stärker hervor und scheint leicht zu pulsieren. Bei Nachlassen aller Beschwerden ruhiges Abwarten, 1. Juli fast fieberlos, Trommelfellbefund wesentlich unverändert. Am 3. Juli steigt gegen Abend das Fieber an, und die Stimmung wird schlechter. Hinterer Teil des linken Trommelfells entleert bei Parazentese reichlich Eiter. Das rechte Trommelfell nur an der hinteren Falte gerötet. Am nächsten Morgen ist die Temperatur abgefallen und das Kind munterer. Am 16. Juli Schnupfen, am 23. Juli perforiert symptomlos das rechte Trommelfell. Die Defekte des linken und rechten Trommelfells sind noch Ende Juli nicht völlig geschlossen.

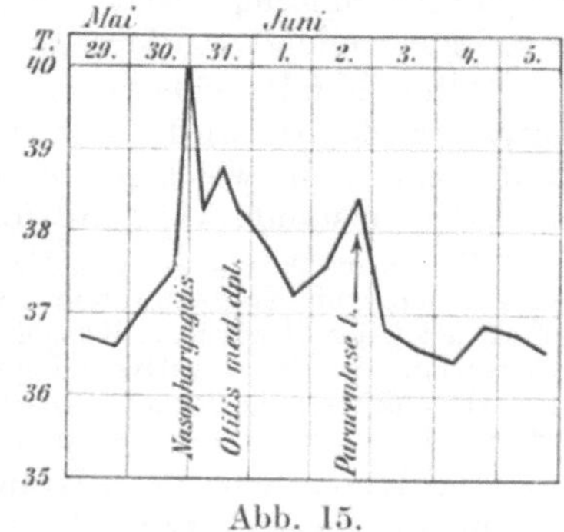

Abb. 15.

Mittelohrentzündung (Krankengesch. H. B.).

Ein ähnliches Beispiel gibt die Kurve des Kindes H.

Unter hohem Fieber flammt nach vorangegangenem fieberlosem Schnupfen die schon vorher nachgewiesene Entzündung der Mittelohrschleimhaut wieder auf. Trotz Fortbestehens der Mittelohrentzündung geht anfangs das Fieber zurück. Nur starke Unruhe ohne Fieber weist in diesem Falle auf die Zunahme des Druckes hin. Parazentese des erkrankten rechten Ohres beseitigt die Unruhe. Zwei Tage darauf bewirkt die Entzündung des linken Ohres ohne Fieberanstieg Unruhe. Durch schlechtes Trinken an der Brust nimmt das Kind nicht unerheblich an Gewicht ab.

Nicht nur bei Säuglingen sehen wir diese Remission, sondern sehr häufig lassen bei älteren Kindern die Schmerzen unter dem Einfluß von Karbolglyzerin und warmen Umschlägen nach. Die gleichzeitig erkrankten Schleimhäute des Pharynx bessern sich, das Kind wird etwas munterer, aber ein lästiges Gefühl von Druck und oft nur recht unbedeutende gelegentliche Schmerzen lassen bei dem Kinde das Gefühl der Genesung nicht aufkommen. Kleine Kinder sitzen mit finster nach unten gerichteten Augen im Bette. Bei älteren hat oft weniger der Arzt als die Mutter den Eindruck, daß „etwas nicht richtig ist", eine Beobachtung, auf die man allen Grund hat, großen Wert zu legen. Hat sich bis dahin der Ohrbefund nicht erheblich verschlechtert, so beginnt jetzt am 3.—5. Tage unter hohem Fieberanstieg der Schmerz zuzunehmen, mitunter wird auch der Knochen hinter der oberen und hinteren Begrenzung des äußeren Gehörganges etwas schmerzhaft.

Eine Parazentese kürzt das Leiden in zauberhafter Weise ab. Fast unmittelbar danach ist beim Säugling der Ausfluß schon schleimigeitrig. Beim älteren Kinde geht wenigstens in 1—2 Tagen der

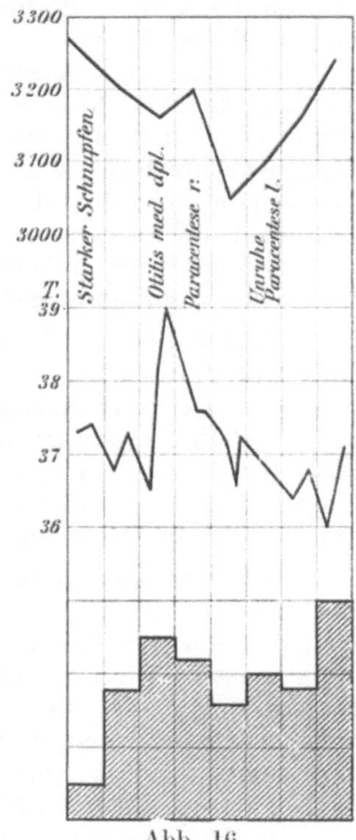

Abb. 16.

Mittelohrentzündung bei 3-wöchentl. Kinde. Die schraffierten Felder bedeuten die getrunkene Brustmenge. [1 Rechteck = 200 g.] (Kind H.)

serös-eitrige Ausfluß in den schleimig-eitrigen und schließlich in schleimigen über, und die Heilung erfolgt in wenigen Tagen oder Wochen. Säuglinge, die während der Rekonvaleszenz einer anderen Erkrankung von dieser Form der Mittelohrentzündung recht häufig betroffen werden, nehmen oft glänzend zu trotz Fieber und Retentionserscheinungen.

Ältere Kinder leiden schwer darunter, und um so mehr, je länger die Parazentese verschoben wird. Wie gutartig diese Krankheit aber selbst beim älteren Kinde sein kann, wie lange sie aber auch andererseits unbehandelt ein Kind zu quälen imstande ist, kann folgender Fall illustrieren.

Eleonore D., 12 Jahre alt. Vor 14 Tagen Halsentzündung mit etwas Ohrenschmerzen. Seitdem matt mit Kopfschmerzen, die in den letzten Tagen zunehmen, aber nicht nach dem Ohre lokalisiert werden. Konsultation wegen der zunehmenden Mattigkeit und Schlaffheit des Kindes. Bei negativem Befunde der übrigen Organe Ohrenuntersuchung. Links die beiden hinteren Quadranten bis zum vorderen unteren hin in einer fast weißen Blase vorgewölbt. Parazenthese entleert sofort reichlich Eiter. Schnelle Genesung.

Das Wesentliche dieser Krankheitsform ist daher: Es erkrankt die Mittelohrschleimhaut meist kurz nach Beginn oder gleichzeitig mit der Nasenrachenschleimhaut. Schmerzen und Beschwerden können anfangs vorhanden sein, oft aber beherrscht die Nasopharyngitis subjektiv und objektiv das Krankheitsbild. Mit dem Ablauf der Nasopharyngitis tritt aber keine Heilung des Mittelohrs ein. Es kommt zu Sekretstauung, die einige Tage später neue selbständige Beschwerden macht.

Die Krankheitserscheinungen beruhen wesentlich nur auf dieser mechanischen Ursache, und durch Parazentese des Trommelfells ist fast sofort die Genesung eingeleitet.

In dem Zwischenstadium aber weisen nur unbedeutende Symptome auf das Mittelohr hin, ja der letztzitierte Krankheitsfall illustriert in krasser Weise, daß wir gerade bei dieser relativ gutartigen Form von Mittelohrentzündung nicht nur beim Säugling, wie selbstverständlich, sondern auch beim älteren Schulkinde nicht darauf rechnen dürfen, daß die Patienten den Arzt auf das Ohrenleiden hinweisen.

Störung der Rekonvaleszenz nach akuter Nasopharyngitis sollte uns nicht nur veranlassen, den Urin, sondern auch die Ohren zu untersuchen.

Dritter Grad. Die eben geschilderten Fälle sind vergleichbar mit den Nasopharyngitiden mit 1—3 tägigen Fieberspitzen. Die Retention bildet dann nur das unter zweckmäßiger Behandlung gleichfalls harmlose Nachspiel. Wie jeder Teil des Nasenrachenraums aber, kann auch das Mittelohr von schwerer stärkerer Entzündung getroffen werden, die einen selbständigen Ablauf, unabhängig von der Sekretstauung, hat (Zaufal). Das sind die eigentlichen schweren Mittelohrentzündungen.

Otoskopischer Befund. Der Ohrenbefund zeigt von vornherein eine starke diffuse Rötung oder graurote Färbung des Trommelfells. Die Schwellung am hinteren Quadranten und nach dem oberen Hammerkopf zu hat ihren höchsten Grad erreicht, so daß der Hammerknopf nicht mehr zu differenzieren ist (s. Abb. 13,6). Schon bei flachem oder leicht geblähtem Trommelfell sind die Beschwerden intensiv. Eigentliche Vorwölbung, wie Abb. 13,8 darf man nicht abwarten. Sie führt häufig zu Entstehung größerer Defekte durch Zerfall ausgedehnter Schleimhautpartien. Stärkere oder geringere Schwellung der hinteren Gehörgangswand zeigt bald zu Anfang oder auch noch nach der Parazentese die Intensität der Entzündung an.

Bei der Parazentese bemerkt man, daß das Trommelfell eine weiche Masse darstellt. Das Sekret kann nach dem Schnitt oft sehr gering sein. Erst nach einigen Stunden setzt wäßrig-seröse bzw. serös-eitrige Sekretion ein. In manchen Fällen kann aber die Sekretion so massenhaft erfolgen, daß man vermuten möchte, den Arachnoidalraum inzidiert zu haben. Drei- bis viermal füllt sich in einer Viertelstunde der Gehörgang mit dünnem serösem Exsudat, doch sind diese Zufälle extrem selten. Meist setzt erst nach einigen Stunden der reichlichere Ausfluß ein, und es kommt langsamer als bei den Mittelohrentzündungen geringeren Grades zur schleimig-eitrigen und schließlich zur schleimigen Sekretion.

Von der abweichenden Gestaltung des Defektes unter dem Einfluß der fortlaufenden Entzündung wird weiterhin die Rede sein.

Am häufigsten sehen wir beim jungen Säugling eine relativ milde Form. Trotz Perforation oder Parazentese bleibt das Trommelfell immer leicht vorgewölbt und leicht entzündet und schließt sich immer wieder, um sich kurz darauf erneut zu öffnen oder durch stärkere Allgemeinbeschwerden die Parazentese zu erfordern. Besonders häufig im 2. und 3. Lebensjahr ist hochfieberhafte Mittelohrentzündung, bei der trotz Parazentese und Perforation das Fieber fortdauert und es sogar in den nächsten Tagen zu kollateralem Ödem über dem Warzenfortsatz kommt. Diese Schwellung hinter der Ohrmuschel pflegt zwar in etwa 50% der Fälle (Gerber) und auch wohl noch öfter zurückzugehen. Ebenso tritt in diesen Fällen eine leichte Schwellung des Teiles des Gehörgangs auf, der oben und hinten an das Trommelfell grenzt. Die Mittelohrentzündung besteht somit nicht mehr in einer einfachen Höhleneiterung, sondern die Entzündung der Schleimhaut hat in die Tiefe gegriffen und zum mindesten einen Grad erreicht, daß das Periost und die Weichteile des umliegenden Knochens mit kollateralem Ödem reagieren.

Die Selbständigkeit dieser Erkrankung zeigt sich am besten an der Wirkung der Parazentese oder der spontanen Perforation. Der Nutzen derselben ist viel geringer, nur schmerzstillend wirkt sie in vielen Fällen. Auf Fieber und allgemeines Krankheitsbefinden kann ein Einfluß mehr oder weniger ausbleiben.

Eine gewisse Selbständigkeit des Verlaufes scheint sich auch darin zu markieren, daß nach einer Anzahl von Tagen (ungefähr 7 Tagen) die Intensität der Entzündung spontan nachlassen kann.

Es sind dies die Fälle, die Zaufal Veranlassung gegeben haben. die Parazentese als überflüssige Operation zu bezeichnen, die eventuell versucht werden könne, wenn nach Ablauf dieser Zeit noch die Beschwerden bestehen bleiben.

Daß der Einfluß der Parazentese auf diese Form der Mittelohrerkrankung überschätzt wurde, muß zugegeben werden. Systematische Versuche, namentlich von Bürkner, haben aber gezeigt, daß der Wert der Parazentese als Mittel, um die Retention aufzuheben, auch bei dieser Art von allerhöchster Bedeutung ist.

Ein sonst unkomplizierter Fall mag das oben Besprochene illustrieren.

Erica H., Schwer ernährungskrankes Mehlkind in der Rekonvaleszenz nach Eiweißmilch. (Siehe S. 24.)

Nachdem vorher zwei Tage lang bei gering injiziertem durchsichtigem Trommelfell die Paukenhöhle sich mit Eiter gefüllt hatte, trat mit einem Male unter hohem Fieber starke Injektion erst der einen, dann der anderen Seite unter heftigsten Schmerzen auf. Da Vorwölbung bestand, wurde parazenthesiert. Trotz reichlichster Entleerung des Eiters Schwellung der hinteren Gehörgangswand und starke Schmerzen. Erst am dritten Tage nach der Parazentese läßt Fieber und Schwellung des Gehörgangs nach, und nach 10 Tagen erfolgt schließlich der Trommelfellschluß.

Die Schwere der Infektion drückt sich, wie Seite 24 beschrieben, in einem völligen Zusammenbruch des Stoffwechsels aus.

Die starke Schwellung der Schleimhaut manifestiert sich 1—3 Wochen lang dadurch, daß der Defekt auf einer Vorwölbung liegt. Lange dauert es, bevor man die Ränder der Perforation sehen kann, und lange noch sehen wir den Lichtreflex auf der heraustretenden Flüssigkeit synchron mit dem Herzschlag pulsieren. Am oberen Quadranten sehen wir namentlich im Spielalter häufiger einen zitzenartigen Vorsprung, an dessen Spitze der Eiter hervordringt. Er entsteht dadurch, daß die Schleimhaut der hinteren Bekleidung des Trommelfells hier außerordentlich stark geschwollen und gereizt ist und zum Teil prolabiert. Die Entlastung des Mittelohres durch diesen engen Kanal leidet immer wieder Not, aber man mag noch so oft und noch so ausgiebig das Trommelfell inzidieren, nach kurzer Zeit restiert immer wieder jene Vorwölbung. Ja es kann zu einer Art Polyp kommen, der in der Mitte durch diesen Eitergang perforiert ist.

Es sind dies die Formen der Mittelohrentzündung, die sich schon im akuten Stadium zu schweren Krankheitsprozessen an Knochen- und Weichteilen steigern können. Über diese Komplikation muß später gesprochen werden.

2. Rezidivierende Otitis media.

Bei einer ganzen Reihe von Kindern erfolgen nach der ersten Mittelohrentzündung immer wieder neue Attacken. Nur zum Teil sind diese Anfälle auf das Mittelohr beschränkt. Vielfach, wie z. B. auf der Kurve R. Abb. 9 und in den Krankengeschichten S. 26 wechselt akute Nasopharyngitis mit und ohne Otitis media miteinander ab, und so dokumentiert sich die pathologische Einheit der Schleimhaut des Mittelohrs mit der des Pharynx.

H., typisches Mehlkind, im Alter von zwei Monaten aufgenommen. Unter Brust- und Eiweißmilchernährung in guter Rekonvaleszenz begriffen. Vier Monate alt. Der erste Mittelohrkatarrh.

20. Januar auffällig blaß, unruhig. Doppelseitiger Beginn des Mittelohrkatarrhs. 24. Januar rechtsseitige Verschlimmerung, Unruhe, kein Fieber, Parazentese. 26. Februar Periode stärkeren Schnupfens, spontane Perforation des rechten Trommelfells; während bei der ersten Ohrenerkrankung das Gewicht nicht beeinflußt wurde, diesmal trotz Fieberlosigkeit Gewichtsstillstand. 30. März typische Nasopharyngitis, spontane Perforation im hinteren Quadranten. 1. März beginnt eine leichte dauernde Behinderung der Nasenatmung auch in der Zwischenzeit. 11. April wird das Kind mit ausgesprochener Schwellung der Nackendrüsen, leicht geschwollenen Tonsillen, verdickten und leicht entzündlichen Seitensträngen entlassen.

Es scheint in solchen Fällen, als ob, wenn erst einmal das Mittelohr getroffen war, sich besondere Empfindlichkeit zur Wiedererkrankung bei jedem Schnupfen zeige. So können wir annehmen, daß die erste Infektion, die vielleicht zufällig in eine Zeit einer Endemie fiel, in der fast jede akute Nasopharyngitis von Mittelohrentzündung begleitet ist (s. Nasopharyngitis S. 3 und 4), die Schutzkräfte hinweggeschafft hätte. Je sorgfältiger man aber diese Fälle beobachtet, um so deutlicher und schärfer zeigen sie sich als eine Teilerscheinung der Nasenrachenerkrankung. So ist begreiflich, daß die rezidivierenden Ohrenentzündungen sich häufig zugleich mit Vergrößerung der Rachentonsille finden oder daß wenigstens allmählich die Vergrößerung der Nasenrachentonsille einsetzt. Soweit diese Vergrößerung imstande ist, die Nasenrachenerkrankung zu unterhalten, oder die Tube zu verstopfen, wird sie beitragen zur Häufigkeit und zur Langsamkeit des Ablaufs der Mittelohrattacken. Es ist aber einseitig, nur immer an die Hyperplasie der Rachenmandel zu denken und zu vergessen, daß die primäre Entzündung des Nasenrachenraums das gleiche verschuldet. (Siehe S. 68.)

A. M. Seit dem ersten Lebensjahr Schnupfen mit stärkster geröteter Sekretion, der unbeeinflußt bis in ihr 8. Lebensjahr fortbesteht. Mit 1½ Jahren Operation der Nasenrachenmandel. Mit zwei Jahren doppelseitige akute Mittelohrentzündung, die am dritten Tage Parazentese erfordert. Sofortige Besserung. In wenigen Tagen erst auf der einen, dann auf der anderen Seite Schluß der Öffnung und Retentionsfieber. So geht das Wechselspiel zwischen Offenstehen des Defektes und Beschwerdelosigkeit einerseits und Verschluß- und Retentionsfieber andererseits durch 3—4 Monate. Anfangs ist jede Retention auch von starken Entzündungserscheinungen begleitet und da die spontane, Perforation sich verzögerte, so parazentesierte ich. Später aber werden Beschwerde und Entzündungserscheinungen geringer, schließlich kaum bemerkbar, so daß auf jeden

Eingriff verzichtet werden konnte. In diesem Zustand wechselt das Kind seinen Aufenthaltsort. Es wurde von einem sehr bekannten Operateur zweimal gründlich im Halse kürettiert. Nach Versicherung des Arztes an die Mutter wurden aber keine „Wucherungen" mehr gefunden. Dazu wurde fleißig bei jeder beginnenden Retention parazentesiert. Dadurch kam das Kind schwer herunter. Der Zustand des Ohres besserte sich aber nicht. Ich veranlaßte den Wechsel des Arztes. Der bekannte Kliniker, in dessen Hände das Kind kam, war für ruhiges Verhalten mit Vermeidung jeder Schädigung des Kindes durch Schmerz. Im Laufe der nächsten Zeit verminderte sich unter Allgemeinbehandlung (Solbad) von selbst die Häufigkeit der Perforation, doch selbst nach Jahren erfolgte noch hie und da einmal ein schmerzloser Durchbruch.

Gründlicher als in diesem Falle kann der Beweis nicht geführt werden, daß die Hyperplasie der Rachenmandel durchaus nicht allein für den ungünstigen Ablauf in Betracht kommt.

3. Reizerscheinungen bei akuter Mittelohrentzündung.

Initialkrämpfe. Es ist selbstverständlich, daß bei Mittelohrentzündung ebenso wie bei der begleitenden Nasopharyngitis die durch Fieber bedingten Initialkrämpfe auftreten. Da zu Anfang die Mittelohrentzündung meist eine geringe Rolle spielt, so überwiegt als Ursache zweifellos die Nasopharyngitis. Aber auch, wenn diese Krämpfe bei plötzlicher Retention und gleichzeitigem Fieber auftreten, wird man stets an diese „Initialkrämpfe" denken, wenn das Kind nach den Krämpfen weiterhin keine Bewußtseinsstörungen zeigt. (Über die Natur dieser Krämpfe siehe S. 20 und 45.)

Karl Trc. Drei Jahre alt, vor drei Wochen akute Mittelohrentzündung mit Spontanperforation. Seit 2—3 Tagen kein Ohrenlaufen mehr. Gestern Fieber und eklamptischer Anfall, seitdem hoch fiebernd, elend und ein wenig teilnahmslos. Ohrbefund, obgleich kein Ohrenschmerz besteht: Rechts starke Blähung des geröteten und trüben Trommelfells. Parazentese entleert Eiter. Sofortige Besserung.

Meningitische Erscheinungen. Am häufigsten täuscht die akute Otitis media durch Beugung des Kopfes nach hinten, Erbrechen und Unruhe Meningitis vor.

Hedwig Pl. Ein Jahr alt. Brustkind. Vor drei Tagen erkrankte das Kind mit Fieber und Unruhe, erbrach nach jeder Brustmahlzeit, warf sich schreiend hin und her, bohrte den Kopf in die Kissen. Keine direkten Zeichen von Ohrenschmerz. (Vater war Oberwärter in einer Ohrenklinik.)

Deutliche Nasopharyngitis, doppelseitig geblähte und entzündete Trommelfelle. Nach doppelseitiger Parazentese Erbrechen und sonstige nervösen Erscheinungen verschwunden. Vom Nachmittag an bis auf den Ohrenfluß gesund.

Wenn wir uns auch wohl erinnern müssen, daß Erbrechen das gewöhnlichste nervöse Symptom bei Nasopharyngitis ist, und sich auch über 1—2 Tage erstrecken kann, so beweist der Erfolg der Parazentese, daß hier der Druck im Mittelohr durch Rückwirkung auf das Labyrinth die Ursache des Erbrechens war. Mit Recht hebt Gomperz daher hervor, daß, wenn man nur bei rätselhaftem Erbrechen regelmäßig die Ohren untersucht, man auch gelegentlich einmal ein achttägiges Erbrechen durch Parazentese heilen kann. Der Opistotonus, soweit er durch Reflex vom Mittelohr aus bewirkt ist, schwindet gleichfalls sofort nach der Parazentese [1]).

Mehr als Reizerscheinung dürften folgende Fälle darstellen, die man als Meningismus bezeichnet.

Ernst G. Zwei Monat altes Brustkind. Erkrankt am 25. Oktober mit einem Krampfanfall. Untersuchung 26. Oktober. Leicht benommen, etwas steif, Fontanelle vorgewölbt, lebhafte Reflexe. Temperatur 38⁰.

27. Oktober derselbe Befund. Spinalpunktion verweigert.

28. Oktober. Der Zustand hält an und gleicht völlig dem bei Genickstarre (Epidemiezeit). Da das Kind mit dem Kopfe reibt, wird das Ohr untersucht. Rechts starke, links

---

[1]) Es sei hier daran erinnert, daß Nachhintenbeugen des Kopfes, gespannte und pulsierende Fontanelle nebst Erbrechen und Fieber bei akutem Schnupfen auch ohne Mittelohrentzündung beobachtet wird. (S. S. 8.)

geringe Füllung der Paukenhöhle mit Eiter. Parazentese rechts entleert sofort reichlichen Eiter. Am nächsten Tage Spannung der Fontanelle und meningitische Erscheinungen völlig verschwunden.

5. November. Das Kind wird wieder gezeigt, weil es die Augen nicht mehr recht aufmacht und im Wesen seit gestern verändert ist. Am rechten Mittelohr Eiterverhaltung. Breite Inzision. Seitdem keine meningitischen Erscheinungen mehr, trotzdem noch einmal nach 14 Tagen Eiterverhaltung auftritt.

Eine ähnliche direkte Beziehung zwischen Zustand des Mittelohrs und „Meningismus" sieht man auch mitunter bei protrahierter Mittelohrentzündung und Sekretstauung, auch wenn dieselbe bewirkt ist durch Verstopfung des äußeren Gehörganges.

Edmund L., 2 Jahre alt. Seit drei Wochen Hitze und etwas beschleunigte Atmung, aber kein Husten. (Anamnese ungenau festzustellen.) 2. Februar erste Untersuchung: Bei klarem Bewußtsein, Opistotonus, Empfindlichkeit gegen passive Bewegungen. Stark gespannte, leicht pulsierende Fontanelle.

Die Spinalpunktion ergab einen Druck von 400 mm. Wegen Blutbeimengung ist über Menge und Farbe der Spinalflüssigkeit nichts auszusagen. Keine Mikroorganismen gefunden. Linker Gehörgang durch Schuppen und Eiter verstopft. Nach sorgfältiger Reinigung zeigt sich ein großer Defekt im hinteren oberen bis hinteren unteren Quadranten. Die gegenüberliegende Wand der Paukenhöhle fühlt sich etwas rauh an. Am nächsten Tage ist das Kind munter und sitzt zum ersten Male seit drei Wochen. Opistotonus verschwunden. Das Kind ist seitdem gesund, eine Nachuntersuchung nach neun Monaten zeigt, daß der Defekt immer noch derselbe ist, wenn auch jede Sekretion fehlt.

Das Wesen dieser beiden Fälle ist, daß im Moment des Aufhörens des Druckes oder Reizes im Mittelohr auch die Gehirnsymptome schwinden. Der letztere Fall zeigt uns den Übergang zu den serösen Meningitiden, die später besprochen werden müssen.

Reiz- und Lähmungserscheinungen bei älteren Kindern. Eigentümliche Formen von nervösen Reizerscheinungen bei Mittelohrentzündung hat Urbantschitsch als typisch beschrieben. Bei gewöhnlicher Mittelohrentzündung treten starke Schmerzen im Bein auf, die auch beim Liegen die Bewegung der Beine unmöglich machen. Starker Nackenschmerz bei Drehung des Kopfes, auch leichte Nackensteifigkeit kann vorhanden sein.

Ferner beobachtete er auch Paresen in den oberen und unteren Extremitäten, Zittern und ähnliches. Es kann im einzelnen Falle fraglich erscheinen, ob es sich um psychogene Erscheinungen oder um Parallelfälle zu den eben zitierten Beispielen aus dem Säuglingsalter handelt.

Im ganzen aber stellen derartige Erscheinungen eine Seltenheit dar, und man muß sich sehr hüten, meningitische Symptome, wenn Mittelohrentzündung dabei ist, auf die Mittelohrentzündung zurückzuführen, wenn nicht ausgesprochene, stark entzündliche Otitis besteht oder gar Vorwölbung nachweisbar ist. Dann mag man auf diesen Zusammenhang hoffen und durch Parazentese den Beweis dafür zu erbringen suchen.

IV. Chronisch verlaufende, nicht perforative eitrige Mittelohrentzündungen.

Wenn man Kinder, die an chronischen Krankheiten leiden, sorgfältig auf den Ohrenbefund untersucht, so findet man in jedem Alter, und wie uns Görke gelehrt hat, auch bei Erwachsenen Eiteransammlung in der Paukenhöhle bei relativ geringen Reaktionserscheinungen am Trommelfell.

Bei der Sektion zeigt sich die Schleimhaut der Paukenhöhle — mehr noch wie das Trommelfell — in wechselnder Weise ergriffen.

So stellen die Abb. 20—21 Schnitte dar von derartigen Mittelohrentzündungen von viermonatlichen darmkranken Kindern. In der Abb. 21 sieht man die Schleimhaut ohne jede Schwellung, während in der Abb. 26 sie sich in dichter Wulstung am runden und am ovalen Fenster vorwölbt und auch das Zellgewebe der Submukosa stellenweise stark infiltriert ist. Ja die Reizerscheinungen machen am Mittelohr nicht Halt, und jenseits des runden Fensters finden wir im Liquor der Schnecke rote Blutkörperchen und einzelne Leukocyten.

In beiden Fällen aber war das Mittelohr gefüllt mit Eiter. (Siehe S. 126.)

Die Inspektion im Leben und nach dem Tode zeigt uns alle Grade der Entzündung des Trommelfells, von der ausgesprochenen Rötung des hinteren oberen Quadranten oder gar des gesamten Trommelfells bis zum schneeweißen Trommelfell (siehe S. 88), das den Eiter durchscheinen läßt. Alle unsere Bilder stammen von solchen Fällen. Je mehr man Kinder bei chronischen Leiden irgendwelcher Art untersucht, desto häufiger trifft man Fälle von eitriger, nicht zur Perforation neigender Mittelohrentzündung. Ja, ich habe bei Säuglingen, die an chronischem Schnupfen litten, aber auch bei solchen, die weniger Erscheinungen vom Nasenrachenraum aufwiesen, wochenlang entzündliche Trommelfelle mit starker Trübung, plumper hinterer Falte und Rötung des hinteren Quadranten in allen Graden nachweisen können, ohne daß die Kinder als kachektisch zu bezeichnen waren. Namentlich aber sehen wir dies bei Kindern, die viel erbrechen (z. B. Meningitis), so daß ich nach wie vor daran festhalten möchte, daß auch dieses Moment einen Teil der Schädigung darstellen kann, die zur Mittelohrentzündung chronischer Art führen kann. (Siehe Genickstarre S. 152).

Natürlich können diese Prozesse nicht in allen Fällen gleichartige sein, sind doch die Ursachen in der Tat so verschiedenwertig wie die Schnupfeninfektion z. B. bei jedem Kind eine andere Bedeutung hat. Das gemeinsame ist nur, daß der größte Teil kachektisch zugrunde gehender Säuglinge und Erwachsener auf die verschiedenen schädlichen Reize so häufig mit Entzündungen reagieren, und daß dann das Sekret aus Eiter besteht. Die Reaktion der Schleimhaut, d. h. die Intensität der Schwellung kann beim kachektischen Kinde enorm, bei kräftigerem Kinde auch sehr gering sein, so daß wenigstens für viele Fälle die Behauptung nicht zutrifft, daß die Reaktion infolge der Kachexie eine so geringe wäre.

Zum Schluß sei auf parallele Vorgänge in den Nebenhöhlen hingewiesen. (Siehe S. 80.)

Es ist in der Häufigkeit der Mittelohrentzündung als Leichenbefund Kachektischer wohl nur eine Bestätigung der Tatsache zu erblicken, daß der geschwächte Organismus besonders leicht auf Krankheitsnoxen mit Krankheit reagieren muß, statt den größten Teil seiner Feinde einfach durch die normale Funktion seiner Schleimhaut abweisen zu können.

Die Aufstellung eines klinischen Begriffes „Otitis media cachecticorum" ist nicht gestattet. Er muß durch die Bezeichnung „chronische bzw. subakute, nichtperforative eitrige Mittelohrentzündung" ersetzt werden, da sich dieselben Erscheinungen im Gefolge der verschiedensten chronischen Krankheiten und bei Ernährungsstörungen finden, bei denen man keineswegs immer von Kachexie sprechen darf[1]).

V. Der chronische Ohrenfluß.

1. Bedeutung, Größe und Art des Defektes.

Außerordentlich häufig bleibt nach Mittelohrentzündung ein dauernder Ohrenfluß zurück. Er schließt sich besonders leicht an Mittelohrentzündung mit großen Defekten an.

Die Größe des Defektes ist in den meisten Fällen von vornherein bedingt durch die Art der primären Erkrankungen. Schwere Mittelohrentzündungen

---

[1]) Die Bezeichnung Otitis media concomitans (Heermann) würde mir eher geeignet erscheinen. (Siehe auch S. 125.)

beim elenden Säugling oder herabgekommenen Kinde bewirken nicht eine
kleine Perforation, sondern einen ausgedehnteren Verfall des Trommelfells.
Trommelfelle, die unter langdauerndem Druck bei gleichzeitiger schwerer
Erkrankung des Körpers gestanden haben, so z. B. nach croupöser Pneumonie
oder typhöser Pyelitis, zeigen oft ausgedehnten Zerfall mit und ohne Parazentese.

Marie B. Ein Jahr alt, bisher gut gediehenes Kind. Mitte Dezember 1903 erkrankt. Das Fieber hält fast kontinuierlich bis 40° steigend bis zum 14. Januar an und
wird für Typhus gehalten. Erste Untersuchung 14. Januar: Totblasses, hoch fieberhaftes,
leicht benommenes Kind. Beide Trommelfelle schneeweiß, durch durchscheinenden Eiter
leicht vorgewölbt. Doppelseitige Parazentese entleert reichlich Eiter. Das Trommelfell
der einen Seite zerfällt aber danach in den ersten Tagen schon bis auf den gewöhnlichen
sichelförmigen Rest. Der weitere Verlauf und das Fieber sind von der Pyelitis abhängig.

Das gleiche Verhalten habe ich früher schon nach Parazentese bei extrem kachektischen Säuglingen beschrieben und wenigstens seitdem einige Male akuten Zerfall des Trommelfells bei Mittelohrentzündung junger Säuglinge zu sehen Gelegenheit gehabt. Wenn dieses
Vorkommen auch nach Gomperz als selten bezeichnet werden muß, die meisten aus
den ersten zwei Lebensjahren stammenden sehr großen Defekte dürften auf die erst-
beschriebene Art entstanden sein.

Bei elenden Kindern kann auch bei chronischem Fluß langsam das Trommelfell weiter zerfallen, worauf Gomperz neuerdings wieder hinweist.

Am häufigsten verdanken die großen Defekte jedoch ihre Entstehung
der nekrotisierenden Entzündung im Verlaufe von Scharlach, Diphtherie und
Masern. Es ist hier die Größe des Defektes nicht mehr so sehr von dem Allgemeinzustand des Kindes abhängig, sondern von der Schwere der Infektion.

Gewiß können selbst große Defekte zu einer Verheilung kommen. Freilich meist nur durch eine Membran, die keine fibrösen Fasern enthält und daher
gegen das Niveau des Trommelfells durch den Luftdruck eingedrückt wird.
Auch Notabschlüsse kommen zustande. Wenn z. B. der Hammergriff das Promontorium berührt, kann von hier aus eine zarte Membran, teilweise wenigstens,
den hinteren und oberen Teil der Paukenhöhle absperren. Aber bei fortbe-
stehender Eiterung bleibt hierzu wenig Zeit. Je größer der Defekt, um so größer
die Gelegenheit zur bakteriellen Verunreinigung des Mittelohrs und seiner Nebenräume. Speziell sind es die Fäulniserreger, die zunächst wenigstens in der Paukenhöhle ihren Reiz ausüben und damit auch die übrigen Räume nicht zur
Ruhe kommen lassen, wenn in denselben auch nicht so schnell die Fäulnis auf-
kommt. Ist aber auch der Rand des Trommelfells an einer Stelle zerstört,
so bei der Perforation der Pars flaccida und bei den randständigen Perforationen, so kommt es vom Rande des äußeren Gehörganges her zur Einwuche-
rung von Oberflächenepithel. Dadurch kann eine Heilung erzielt werden,
indem die Mittelohrräume epidermisiert werden. Ebenso aber kann es zur
Bildung eines Cholesteatoms kommen:

Die eingewucherte Epidermis gerät in lebhafte Proliferation. Sie führt
zur Bildung von Kugeln, die zum größten Teil aus abgestoßenen Epithelien,
Cholesterin, im Innern auch aus amorphen Massen bestehen, während zugleich
die Eiterung in den Räumen fortdauert. Die Verhinderung des Eiterabflusses
und der Druck dieser Epithelkugel auf den Knochen bewirkt Usurierung, wenn
nicht eine Mischinfektion noch zu schwereren Komplikationen führt.

2. Bedeutung der Konstitution.

So hat zwar Größe und Form des Defektes eine wichtige Bedeutung,
aber trotz ungünstiger Trommelfellverhältnisse kann es in dem einen Fall
leicht zum Trockenwerden des Mittelohres kommen, während im anderen
die Heilung ausbleibt. So muß auch die Art der Erkrankung des Warzenfortsatzes ihre besondere Bedeutung haben oder die Widerstandskraft der
Schleimhaut konstitutionell gegen Eitererreger herabgesetzt sein. So werden

kleine nekrotische Knochenpartien bei Scharlach und Diphtherie die Heilung auf lange Zeit hin unmöglich machen. So kann die herabgesetzte Heilungstendenz der Schleimhaut nach Masern, namentlich bei schwer exsudativen Kindern die Ursache sein, daß der Eiterfluß so lange fortbesteht. Es ist kein Zweifel, daß ein großer Teil der Kinder, die chronisch eiternde Ohren haben, auch sonst zu chronischen Entzündungen der Schleimhaut neigen. Die Ursache zum Fortbestehen der Eiterung kann schließlich auch noch außerhalb der Mittelohrräume im Nasenrachenraum liegen. Wir denken zunächst an die Kinder mit Neigung zu akuten Nasopharyngitiden, bei denen jeder einzelne Nachschub auch eine Entzündung der Mittelohrschleimhaut hervorruft. Dann aber kann auch der Tubenverschluß durch vergrößerte Nasenrachenmandel mit dazu beitragen, den Katarrh der Tube nicht zur Ruhe kommen zu lassen[1]). Nach diesen Ausführungen erscheint es verständlich, wenn wir folgende Formen aus praktischen Gründen unterscheiden, obwohl man sich stets bewußt sein muß, daß ein Schematisieren immer etwas Gewaltsames an sich hat.

3. Verschiedene Formen.

a) Erste Form, nur durch mangelnde Reinigung bedingt. In der überwiegenden Mehrzahl der Fälle besteht die Krankheit aus weiter nichts als einem großen Defekt im Trommelfell und einem protrahierten Katarrh der Schleimhäute sämtlicher Nebenräume des Mittelohrs. Die durch Krankheit geschwächte, sowie die von Natur zu chronischen Schleimhautkatarrhen neigende Konstitution ermöglicht den hingezogenen Verlauf. Die dauernde Neuinfektion vom äußeren Gehörgang aus, namentlich soweit sie faulige Zersetzung des Sekretes bewirkt, ist aber der eigentlich krank machende Reiz. Akute Nasenracheninfektionen lassen die Erkrankung aufflammen und können zu akuten Warzenfortsatzentzündungen ebenso führen wie bei jeder akuten Otitis media.

Dieser chronische Eiterfluß aber ist oft außerordentlich leicht heilbar, wenn man nur ein Glied in der Kette der schädigenden Momente ausschalten kann, d. h. den Reiz durch das sich zersetzende Sekret in der Paukenhöhle und dem äußeren Gehörgang.

b) Zweite Form, durch dauernde Schleimhauterkrankung bedingt. In einem Teil der Fälle sind tiefergehende Erkrankungen des Knochens, Nekrosen, Entblößung von Knochen oder gar eine Fistel nach dem Labyrinth zurückgeblieben. Derartige Zustände sind namentlich nach Scharlach denkbar, kommen aber auch bei gewöhnlicher Mittelohrentzündung vor. Oder es sind durch weiteres Eintreten der Fäulniserreger in die Nebenräume schwere Entzündungen der Schleimhaut bereits eingetreten, die schließlich zur Karies des Knochens geführt haben. Auch in diesen Fällen kann es bei Ausschaltung des Reizes, d. h. der Fäulnis, zur Heilung kommen. Von dieser Möglichkeit hängt die Heilungsfähigkeit des Prozesses ab. Das Weiterschreiten der Entzündung und die Zerstörung des Knochens wird mehr durch faule Zersetzung des Eiters als durch Retention bedingt (Scheibe).

c) Dritte Form. Cholesteatom. Bei wandständigem Defekt des Trommelfells kann es zum Cholesteatom kommen. Damit ist eine Ausheilung mechanisch sehr erschwert, wenn auch nicht unmöglich (v. Ruppert).

Nekrose und Usur des Knochens, begünstigt durch schwere faulige Zersetzung, kann jederzeit die schwersten Komplikationen durch Eröffnung des

---

[1]) Eine besondere Ursache für Fortbestehen der Mittelohrentzündung lernen wir bei Wolfsrachen-Kindern kennen. Hier kann man häufig im äußeren Gehörgang bei Trommelfelldefekten Milch oder Arzneistoffe, so z. B. Urotropin, letzteres in Konzentration, wie es dort nicht ausgeschieden wird, nachweisen, wenn das Kind gebrochen hat (mit Ausschluß der selbstverständlichen Fehlerquelle).

Labyrinthes oder des Schädelinneren oder durch allgemeine Sepsis herbeiführen.

Welche Form dieser Ohrentzündung vorliegt, zeigt zunächst die Therapie an. Bei der ersten Form gelingt es uns leicht, bei sorgfältiger systematischer Reinigung von Gehörgang und Paukenhöhle den üblen Geruch zu beseitigen, und der Ohrenfluß sistiert schnell. Bei der zweiten Form ist dieses Ziel nur im bedingten Grade zu erreichen. Der Ohrenfluß bleibt noch lange reichlich. Die dritte Form ist im Kindesalter selten ·schon deutlich ausgebildet. Sie entwickelt sich erst in dieser Zeit. Ist hier einmal Fötor aufgetreten, so beseitigt man ihn so leicht nicht wieder, und das Leben des Patienten ist dauernd von der Gefahr der fauligen Zersetzung bedroht.

VI. Komplikation der Otitis media.
1. Erscheinungen am Sehnerv.

Leichte Veränderungen am Sehnerv, die sich durch Rötung, leichte Schwellung markieren, finden wir außerordentlich häufig bei jeder Art intracranieller Komplikation von Mittelohrentzündung, aber auch ohne nachweisliche Komplikationen (Takabatake) und bei einfacher Mastoiditis (Leimer). Ausgesprochene Stauungspapille dürfte wohl kaum hier vorkommen. Tenzer fand in drei Fällen, Espenscheid „sehr häufig" bei einfacher Otitis media diffuse Rötung der Sehnervenscheibe. Leimer sah gleichfalls Sehnervenveränderungen bei einfacher Mastoiditis. Nach Tenzer findet man bei extra-duralen Abszessen in etwa einem Viertel der Fälle meist geringe Sehnervenveränderungen. Bei Meningitis zeigte sich in einem Drittel, bei Großhirnabszeß in der Hälfte, bei Kleinhirnabszeß in drei Viertel der Fälle Stauungspapille[1]). Nach Takabatake soll Stauungspapille bei diffuser eiteriger Meningitis fehlen. Andererseits sah z. B. Uffenorde die ausgesprochensten Erscheinungen der Stauungspapille bei labyrinthogener Meningitis. Die Zunahme der Stauungspapille nach der Operation besagt zunächst keine Verschlimmerung. Bei einer Operationsmethode, bei der eine wirklich vollständige Druckentlastung längere Zeit durchführbar ist (Freilegung des inneren Gehörganges), verschwindet dieselbe jedoch sofort.

2. Lähmungen.

Facialislähmung. Die Facialislähmung· tritt mitunter bei gewöhnlicher Mittelohrentzündung auf, angeblich häufiger im Kindesalter. Sehen wir doch bei fast jedem Präparat den Facialiskanal nicht völlig knöchern geschlossen. Jm Gegensatz zu der rheumatischen Facialislähmung tritt die periphere otogene Lähmung langsam auf und ist meist unvollständig. Solange dies der Fall ist und namentlich die faradische Erregbarkeit nicht schwindet, weist dies nicht auf einen schwereren Knochenprozeß hin.

Befunde von Preysing machen es wahrscheinlich, daß bei der Mittelohrentzündung sehr häufig kollaterales Ödem oder Infektion des Gewebes im Facialiskanal vorkommt, so daß harmlose vorübergehende Ursachen denkbar sind. Bei schwereren Lähmungen, namentlich wenn sie im späteren Verlaufe der Erkrankung auftreten, sind ernstere Komplikationen zu fürchten. Das gilt aber besonders, wenn diese Lähmung auch nur andeutungsweise während einer chronischen Mittelohrentzündung auftritt.

---

[1]) Papillitis und Stauungspapille sind in den vorliegenden Arbeiten nicht auseinander gehalten. Die Fälle von Uffenorde sind jedoch im Sinne von Hippel und Schieck echte Stauungspapillen. Daher verschwanden sie auch sofort, wenn die Druckentlastung gelang.

Hier ist die Erklärung durch eine akute kollaterale Schwellung unmöglich. Es liegt vielmehr nahe, an einen Einbruch des Knochenleidens in den Facialiskanal zu denken. Die Zuziehung eines Otochirurgen ist damit schleunigst zu fordern.

Im Säuglingsalter ist trotz der angeblichen Disposition durch den unvollständigen Verschluß des Facialiskanals eine Facialislähmung im akuten Stadium nach meiner persönlichen Erfahrung etwas sehr Seltenes. Wenn aber bei längerer Dauer des Ohrenflusses Facialislähmung eintritt, so muß dies als ein sehr bedenkliches Symptom betrachtet werden, dem die Meningitis auf dem Fuße folgen kann.

Abduzenslähmung. Die Abduzenslähmung entsteht relativ häufig infolge von Mittelohrentzündung, und zwar nach Alt in folgenden Formen:

1. Bei Reizung des Vestibularapparats, die jedoch nicht zu tief zu gehen braucht, so z. B. auch bei einfacher Mittelohrentzündung, wenn auch der Verdacht eines beginnenden Einbruchs in das innere Ohr der näherliegende ist.

2. Bei lokalisierter Meningitis an der Felsenbeinspitze, fortgeleitet von einem Knochenprozeß.

3. Die Entzündung kann auch fortgeleitet sein längs des Venenplexus im karotischen Kanal nach dem Sinus cavernosus. Hierbei oft Neuritis optica.

4. Während diese letzten beiden Formen also bedingt sind durch schwere Knochenprozesse, hat Gradenigo eine typische Form lokalisierter Meningitis ohne nachweisbare Knochenerkrankung beschrieben. 1—2 Monate nach einer akuten Ohrenerkrankung treten starke Schmerzen in Scheitel- und Schläfengegend zugleich mit Abduzenslähmung auf. Die Krankheit kann in einigen Tagen bei allgemeiner Ruhe abheilen, aber auch zu universeller Meningitis führen.

5. Die Abduzenslähmung kommt selbstverständlich bei jeder Form von Meningitis, oft als erstes sinnfälliges Symptom vor.

6. Bei Kleinhirnabszessen und zwar der gleichnamigen Seite.

Im allgemeinen also ist die Abduzenslähmung ein ernstes, wenn auch nicht immer ein absolut funestes Zeichen, in allen Fällen aber die Veranlassung zu sachverständiger Beratung und Behandlung.

Daß durch Zerstörung der Chorda tympani ein Ausfall des Geschmacks der vorderen Zungenhälfte denkbar ist, liegt wohl auf der Hand (Kander). Ein weiteres Symptom von Nervenzerstörung im Mittelohr, der Zerstörung des Plexus, ist das Ausbleiben der Rhodanreaktion im Parotisspeichel (Jürgens). Es besteht ein gewisser Parallelismus zwischen Schwere der Ohrenerkrankung und dem Ausbleiben dieser Reaktion.

3. Nystagmus.

Nystagmus kann infolge von Mittelohrentzündung auch ohne tiefergreifende Erkrankung mitunter auftreten. Sein Auftreten bei offenem Trommelfell, also bei chronischem Eiterfluß, muß als Alarmsignal betrachtet werden. Auf die verschiedenen Verhältnisse des Nystagmus bei Kleinhirn- und Labyrintherkrankung und die Ausnutzung dieses Symptomes zur Prüfung des Vestibularapparates mit verschiedenen Methoden einzugehen, bin ich nicht berufen.

4. Polypenbildung bei Mittelohrentzündung.

Bei jeder Form von dauernder Reizung der Mittelohrschleimhaut, nicht nur nach Bildung kleiner Sequester, kommt es zur Bildung von eigentümlichen Granulationsgeschwülsten, den sogenannten Mittelohrpolypen. Sie können vom Rande kleiner Perforationen oder sonst von einem Punkte der Schleimhaut ausgehen, treten durch die Perforationsstelle nach außen und können sich zu langgestielten Geschwülsten auswachsen. Die Stiele sind meist außerordentlich zart, leicht abreißbar, können auch durch Krankheitsprozesse zerstört werden, und so kann der Polyp auch spontan heilen. Gerade bei sehr jungen Kindern findet man bei protrahierter akuter Mittelohrentzündung nach einigen Wochen und Monaten zartgestielte Polypen, die aus enger Trommelfellöffnung am hinteren oberen oder unteren Quadranten hervortreten. Schon bei einem vier Monat alten Kinde kann man gelegentlich die Entstehung eines solchen Polypen beobachten. So z. B. bei einem Kinde mit Wolfsrachen, bei dem der Reiz der Schleimhaut durch das Eindringen von Nahrungsbestandteilen beim Brechakt immer wieder bemerkt wurde. Gewiß ist der Ursprungsort dieser Polypen hier oft relativ harmlos, nämlich die Schleimhaut des Trommelfells in der Nähe des Defektes, aber ebensogut können die Polypen vom Rande des runden Fensters ausgehen. In diesen oder ähnlich gelegenen Fällen kann es bei nicht sehr sachgemäß ausgeführter Entfernung des Polypen, aber auch unter unglücklichen Umständen zur Eröffnung des Labyrinthes und zur konsekutiven Meningitis kommen.

Der Zusammenhang zwischen Fremdkörperoperation und Meningitis könnte aber auch ein anderer sein. Ein mit Ohrenfluß behaftetes Kind, im vorliegenden Falle ein Säugling, zeigte etwas verändertes Benehmen, nämlich nach vorübergehender Unruhe, Schlafsucht und Appetitlosigkeit. Das erst bewog die Eltern, ärztliche Hilfe aufzusuchen. Es zeigte sich noch keine stärkere Spannung der Fontanelle, aber eine leichte Lähmung im Facialisgebiete und in der Ruhe die ersten Spuren von Absenzen. Das Kind konnte daher dem Ohrenarzte mit der ausdrücklichen Bemerkung zur Polypenoperation überwiesen werden, daß der Ausbruch einer Meningitis erwartet würde.

5. Knochenerkrankung.

Anatomische Vorbemerkungen. Im ersten Lebenshalbjahr ist das Antrum mastoideum die einzige Nebenhöhle des Mittelohrs. Sie steht durch eine ziemlich weite Öffnung an ihrem oberen Rande durch die Kuppel des Paukenraumes hindurch mit dem Mittelohr in Verbindung. Später entwickelt sich von ihr aus durch Sprossung ein System von luftführenden Räumen der mannigfaltigsten Gestalt (s. Abb. 17), die nicht nur den Warzenfortsatz ausfüllen, sondern auch in wechselnder Ausdehnung andere Knochenteile des Felsenbeines pneu-

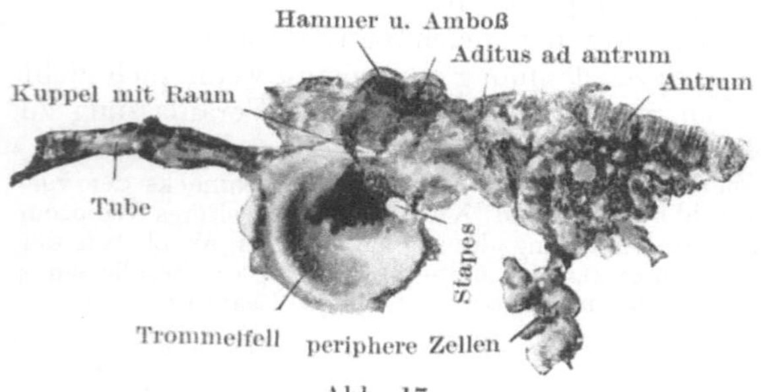

Abb. 17.

Metallausguß der Mittelohrräume — Terpentinweichteilpräparat[1]).

matisieren können. Ein schlechter drainiertes System von Hohlräumen ist daher nicht denkbar. Es ist nun zum mindesten für die Haupthöhle nachzuweisen, daß ihre Schleimhaut bei jeder eitrigen Erkrankung des Mittelohrs sich wie ein Teil desselben verhält. So ist nicht anzunehmen, daß ein direkter Ausfluß des Eiters nach Mittelohr und Tube stattfinden muß. Vielmehr wird der größte Teil des Eiters an Ort und Stelle resorbiert, und die Kommunikation mit dem Mittelohr dient nur dazu, einen Überdruck zu verhindern und später Luft nachströmen zu lassen.

Eine Füllung dieser Räume mit Eiter ist aber noch keine Mastoiditis. Erst durch Zuschwellung der Verbindungsgänge, besonders des Hauptzuganges,

---

[1]) Aus Panse: Pathologische Anatomie des Ohres.

d. h. des Additus ad antrum, kommt es zur Knochenentzündung. Der Knochen wird durch Granulationsgewebe eingeschmolzen und nach der Richtung des geringsten Druckes schließlich durchbrochen (Scheibe).

Das kann die Fläche des Mastoids hinter dem Ohr, etwa in der Höhe des Gehörganges und etwas oberhalb desselben sein. Dann steht das Ohr ab und wird etwas nach unten gedrängt (siehe Abb. 19).

In anderen Fällen bricht der Eiter an der Medianfläche des Mastoides durch. Dann kann es zu Senkungsabszessen am Halse und auch zum retropharyngealen Abszeß kommen. Noch seltener sind Durchbrüche in der Insertionsstelle des Kopfnickers, die zu mächtigen Abszessen in der Hinterhauptgegend führen.

Den Locus minoris resistentiae aber kann gelegentlich auch die hintere Schädelgrube darstellen, und dann kommt es zum extraduralen Abszeß. Nur bei spezifischer Infektion, z. B. Scharlach oder bei kachektischem Kinde kommt es schon bei gewöhnlicher akuter

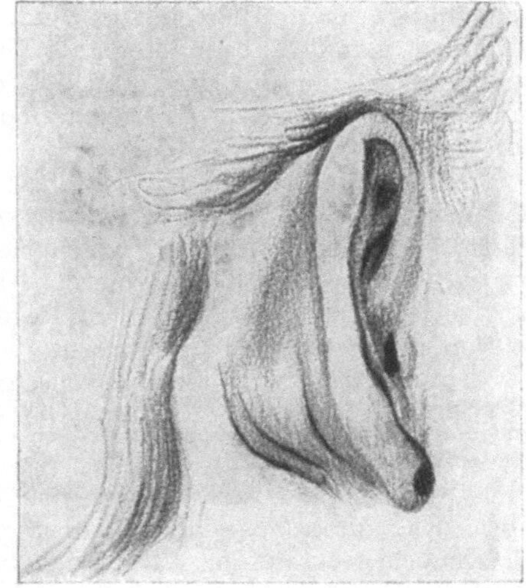

Abb. 18[1]).
Stellung des Ohres bei Furunkulose.

Mittelohrentzündung, statt zum Knochenschwund, zur Nekrose. Seltener ist dieser Vorgang auch bei gewöhnlicher akuter Mittelohrentzündung.

Dreijähriges Kind, vor ca. acht Wochen eine akute Mittelohrentzündung. Seitdem Schmerzen. Bei der ersten Untersuchung ragt aus einer Fistel an der oberen hinteren Gehörgangswand ein großer Sequester heraus. Nach Extraktion völlige Ausheilung.

Symptomatologie der akuten Mastoiditis. Das erste Zeichen einer tiefergehenden Entzündung des Warzenfortsatzes ist die Schwellung der hinteren oberen Gehörgangswand, das sog. Herabhängen. Ferner tritt ein Ödem stärkerer oder geringerer Art unmittelbar hinter dem Ohre an der vorher bezeichneten Stelle auf, oder diese Gegend ist wenigstens beim Klopfen schmerzhaft. Mitunter ist auch schon die Spitze des Warzenfortsatzes druckempfindlich. Namentlich in den drei ersten Lebensjahren ist ein stärkeres Ödem hinter dem Ohre in den ersten anderthalb Wochen ein ziemlich häufiges Ereignis, wie wir vorher schon besprochen haben.

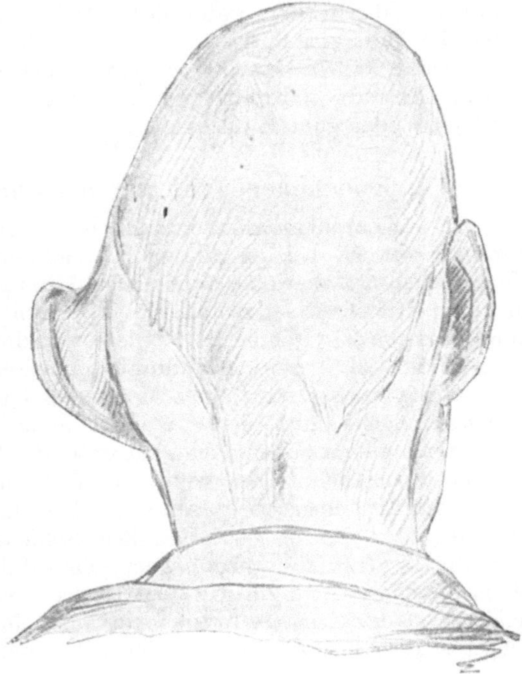

Abb. 19[1]).
Stellung des Ohres bei Mastoiditis.

[1]) Aus Panse: Pathologische Anatomie des Ohres.

Die ernsteren Formen entwickeln sich etwas später. Nach der akuten Mittelohrentzündung bleibt der Ohrenfluß stärker. Das Herabhängen der hinteren Wand bleibt mehr oder weniger ausgeprägt, das Fieber fehlt nicht vollständig. Das Kind bleibt verdrießlich und reizbarer, bis schließlich, scheinbar plötzlich, beim jüngeren Kinde meist unter hohem Fieber, die ausgebildete Entzündung noch nach Wochen die Eltern überrascht. Oft hat unmittelbar vorher die Eitersekretion gestockt, um plötzlich wieder stärker aufzutreten.

Das Zwischenstadium zwischen der akuten Mittelohrentzündung und der Mastoiditis kann aber fast völlig symptomfrei verlaufen. So hat Henrici Fälle beschrieben, wo diese Knochenerkrankung eintrat, Wochen nach einer unbedeutenden Mittelohrentzündung, bei mehr oder weniger intaktem Mittelohr. Als geradezu typisch wird folgender Verlauf beschrieben bei einer Infektion mit Streptococcus mucosus.

Die erste Attacke ist vollständig geschwunden. Der Patient fühlt sich jedoch matt und verdrießlich. Bei tiefem Druck zwischen Gehörgangswand und Mastoid empfindet er einen dumpfen Schmerz. Nach einigen Wochen tritt die ausgebildete schwere Mastoiditis in Erscheinung.

Andersartige Verlaufsform der Knochenerkrankung. Die geschilderte Form der akuten Mastoiditis ist aber immer noch ein relativ gutartiger Prozeß. Die Knochenerkrankung kann auch in anderer Art sich entwickeln. In der Regel weist stärkeres Herabhängen der hinteren oberen Wand auf schwerere Entzündung hin. Der Gehörgang ist oft schlitzförmig verengt. Die Schmerzhaftigkeit über den Hohlräumen des Warzenfortsatzes kann fortbestehen, aber auch sehr gering sein oder ganz fehlen. Das Andauern des Fiebers und des Krankheitsgefühls macht darauf aufmerksam, daß ein ernster Prozeß sieh entwickeln könnte. Es kann in diesen Fällen unter eitriger Einschmelzung des Knochens oder durch präformierte Dehiszenzen die eitrige Erkrankung bis unter die Dura der mittleren oder auch der hinteren Schädelgrube gelangen. In anderen Fällen erreicht die Knochenerkrankung den Sinus. So kommt es zum Extraduralabszeß, zur eitrigen Thrombose des Sinus, zur otogenen Meningitis oder zum Hirnabszeß.

6. Knochenerkrankung bei chronischem Ohrenfluß.

Die Komplikationen treten bei chronischen Mittelohrentzündungen mitunter auf wie bei der akuten Mittelohrentzündung. So kann eine frische Nasenracheninfektion eine akute Mastoiditis herbeiführen. Meist aber beginnt sie nicht stürmisch. Sie äußert sich durch Mattigkeit, Verdrießlichkeit, ev. durch dumpfe Kopfschmerzen. Dies kann den Beginn des Durchbruchs in die Schädelhöhle, d. h. eines extraduralen Abszesses andeuten, ja sogar den Beginn eines Hirnabszesses oder einer Meningitis markieren. Langsamer Verlust des Gehörvermögens muß den Verdacht einer Labyrintherkrankung erwecken, die sich in anderen Fällen auch akut unter der Erscheinung von starkem Schwindel und Erbrechen zeigen kann. Freilich sind alle diese Komplikationen in den ersten 10 Lebensjahren seltener. Erst nach dem 14. Lebensjahre werden sie häufiger. Aber fast alle Krankengeschichten von schweren intrakraniellen Komplikationen nach chronischem Ohrenfluß geben an, daß der Ohrenfluß bis in die früheste Kindheit zurückdatiert. So braucht die Krankheit meistenteils sehr lange Zeit, um aus einem unscheinbaren, vom Patienten kaum beachteten Leiden die schwerste lebensbedrohende Affektion zu werden. Für eine prophylaktische Behandlung ist also in den meisten Fällen Zeit genug übrig, und es ist nicht zu entschuldigen, wenn diese Zeit versäumt wird.

Bei ausgesprochener Komplikation ist meist nur auf operativem Wege

Hilfe zu bringen. Scheinbar glücklich verlaufende Ausnahmen ändern an dieser Regel nichts.

Neunjähriges Mädchen, das seit Jahren an chronischem Ohrenfluß leidet. Seit einigen Wochen starke nächtliche Schmerzen. Befund: Herabhängen der hinteren Wand, Schmerzhaftigkeit des Warzenfortsatzes. Im Laufe des nächsten Jahres bestand zeitweise schlitzförmige Verengung des Gehörganges und deutliche schmerzhafte Schwellung über dem Warzenfortsatze. Das Kind war monatelang von heftigsten Schmerzen gepeinigt, schlief die Nacht kaum, besuchte aber verhältnismäßig regelmäßig die Schule. Spontan langsame Besserung. Im 12. Lebensjahr restiert nur ein gewöhnlicher, ziemlich starker Ohrenfluß von mäßigem Geruche bei weitem Gehörgang. Ärztliche Behandlung stets verweigert.

Der günstige Verlauf dürfte in solchen Fällen wohl als Ausnahmeereignis gelten. Für die Zukunft freilich dürfte auch dieses Kind vor einem schweren, vielleicht tödlichen Rezidiv nicht gesichert sein.

Eine etwas gleichgültigere Komplikation ist die konzentrische Verengung des äußeren Gehörganges durch chronische Periostitis. Der Trichter kann dann an seinem Ende so eng sein, daß er kaum 1½ mm im Durchmesser mißt. Ist die Eiterung völlig ausgeheilt, dann schadet dies weiter nichts. Anders freilich, wenn dieselbe fortdauert.

VII. Intrakranielle Erkrankungen.

1. Extraduralabszeß.

Ein Eingehen auf die intrakraniellen Erkrankungen liegt nicht im Rahmen dieser Abhandlung. Nur ganz kurz sollen die möglichen Komplikationen angedeutet werden.

Ebenso wie der Eiter seinen Weg bei der akuten Mastoiditis nach außen, oder in sehr günstigen Fällen spontan nach Mittelohr oder Gehörgang erzwingen kann, so ist doch auch die Perforation in die hintere Schädelgrube und bei Retention im Kuppelraum in die mittlere Schädelgrube denkbar. Auch hier folgt auf den Durchbruch mitunter ein Fieberabfall, aber das Befinden des Kindes bessert sich nicht. Oft zeigt sich dann Wechsel von geringem Eiterfluß und profusester Eiterung. Jede Unregelmäßigkeit des Fiebers, jedes Mißverhältnis desselben zum Allgemeinbefinden muß Verdacht erregen, daß eine solche Komplikation eingetreten sein könnte. Je nach Lage und Druckverhältnisse des Abszesses können Gehirnsymptome eintreten, ebenso auch die Erscheinung der serösen Meningitis ausgelöst werden.

In einem großen Teile der Fälle sind aber keine Symptome vorhanden. Die schwere Knochenerkrankung verdeckt das Krankheitsbild. Die Diagnose wird dann bei der Operation gestellt.

Bleibt der Extraduralabszeß unbehandelt, so kommt es meist zur Meningitis, zur Sinusthrombose oder aber in günstigen Fällen zu einem Durchbruch nach außen, d. h. in die Nebenhöhlen des Mittelohres, und so kann wohl gelegentlich einmal eine spontane Heilung unter ganz besonders glücklichen Umständen erfolgen.

Ein anderer Durchbruch ist möglich bei sehr jugendlichen Individuen durch die Sutura mastoideo-occipitalis.

Bei einem dreivierteljährigen Kinde fand sich ein Abszeß, der oberhalb und hinter dem Gehörgang lag. Bei Inzision zeigte sich eine Knochenfistel, die die Sonde mehrere Zentimeter tief eindringen ließ. Tod an Meningitis, die wahrscheinlich schon bei der Inzision bestanden hatte, nach 36 Stunden.

Es zeigte sich ein großer, älterer Extraduralabszeß.

2. Otogene Pyämie und Sepsis.

Die otogene Pyämie ist meistenteils die Folge einer septischen Thrombose des Sinus. Diese ist ihrerseits die Folge von meist schwer destruktiven Knochenprozessen, die die Wand des Blutleiters erreicht haben. Auch nach Operation mit Freilegung des gesunden Sinus ist gleichfalls öfters eitrige Thrombose beobachtet worden. Die Sinusthrombose kann sich an akute Mittelohrentzündung sogar nach Abheilung derselben (Voß), ebenso aber auch an chronischen Ohrenfluß anschließen. Ein Schüttelfrost macht meist auf dieses Ereignis aufmerksam. Im späteren Verlaufe sehen wir stark remittierendes oder intermitierendes Fieber, doch können Schüttelfröste fehlen. Das Auftreten der Metastasen lenkt oft den Blick des Arztes von der Quelle der Krankheit ab. Namentlich ist dies Verkennen sehr leicht denkbar bei dem chronischen Ohrenfluß, der sowieso nicht genügend beachtet wird. Schmerzhaftigkeiten hinter dem Warzenfortsatz, gelegentlich auch Schwellung am vorderen Halsdreieck bei der Thrombose der Jugularis können die Diagnose erleichtern. Ebensogut wie zur Pyämie kann aber Zerstörung des Knochens des Warzenfortsatzes zur Sepsis führen, namentlich bei der fauligen Zersetzung eines Cholesteatoms. Selten tritt Pyämie oder Sepsis auf bei einfacher, unkomplizierter akuter Mittelohrentzündung.

Luise B. Sechsjähriges Mädchen, seit dem 28. Oktober Fieber, Hals- und Ohrenschmerzen. Am 1. November rechtes Trommelfell blaß-rosa, untere Partie vorgebuchtet, leichte Angina. Parazentese. 2. November trotz reichlicher Sekretion des rechten Ohres und Abschwellung der Schleimhaut (die Schnittränder sind bequem zu sehen), hohes Fieber mit Schüttelfrost. Druckempfindlichkeit des Warzenfortsatzes sehr gering. Das Kind wird der Universitäts-Ohrenklinik überwiesen. Trotz Abheilung des Trommelfellbefundes kontinuierliches Fieber um 40°. Tod am 6. November ohne weitere Ohrenerscheinungen.

3. Otogener Hirnabszeß.

Es sei kurz daran erinnert, daß die häufigste Quelle von Hirnabszessen Mittelohrerkrankungen sind, und zwar sowohl akute wie chronische. Die Initialerscheinungen bei Entstehung eines Hirnabszesses sind so unbestimmter Natur, daß sie sich aus dem Bilde der Mittelohrerkrankung nicht abheben. An dieses Initialstadium schließt sich das Stadium der Latenz, das Wochen, ja Monate dauern kann. Auch in diesem finden wir nur so allgemeine Erscheinungen, daß ein Verdacht kaum gefaßt werden kann. Erst das Eintreten von erneuten Reizerscheinungen, Druck auf den Trochlearis bei Schläfenabszeß, auf den Abduzens bei Kleinhirnabszeß können schon bestimmtere Anhaltspunkte ergeben. Dann erst folgt das bekannte schwere Krankheitsbild mit Übergang in diffuse eitrige Meningitis im Endstadium. Die Spinalpunktion ergibt auch, bevor es zur Meningitis gekommen ist, ein eiterhaltiges Punktat, das freilich steril ist.

Bei Erkrankungen in der mittleren Schädelgrube kommt es zum Schläfenlappenabszeß. Hierbei ist Stauungspapille relativ selten. Bei Erkrankung der hinteren Schädelgrube, namentlich auch bei Labyrintherkrankungen ist der Kleinhirnabszeß zu finden. Auf ihn weisen besonders Lähmungen im Gebiete des Abduzens, ferner Nystagmus hin. Auch ist hierbei Veränderung am Sehnerven häufiger zu finden.

Die Diagnose des Abszesses im Latenzstadium erfolgt daher meistenteils nur durch die sachgemäß ausgeführte, auch sonst indizierte Operation des erkrankten Knochens. Die Verfolgung der erkrankten Knochenpartien führt den Operateur bis zur Dura, und der Zustand dieser Dura veranlaßt dann die diagnostische Punktion.

4. Otitis interna als Folgeerscheinung der Mittelohrentzündung.

Der Zusammenhang zwischen Otitis interna, d. h. der Labyrinthentzündung mit der Otitis media, kann ein mannigfaltiger sein. Beide können unabhängig von einander entstehen als Folgeerscheinung der gleichen Krankheit. So bei Genickstarre, so in einzelnen Fällen von Scharlach. In anderen Fällen kann die von dem Mittelohr ausgehende Meningitis sich auf den Gehörnerv und von da aus auch in das innere Ohr fortsetzen. Ein Beispiel aus dem ersten Lebenshalbjahr findet sich bei Preysing. Hier hatte eine Mittelohrentzündung die Veranlassung zu einer Meningitis gegeben und diese Meningitis zur eitrigen Labyrinthentzündung der mittelohrgesunden Seite geführt. Die wichtigste Form stellt die direkte Infektion des Labyrinthes vom Mittelohr aus dar.

Das innere Ohr ist räumlich so wenig vom Mittelohr entfernt, daß die Möglichkeit einer Beteiligung durch kollaterale Reizung nicht allzufern liegt. Der gefäßarme Knochen, der das Labyrinth umgibt, ist freilich dieser Reaktion nicht günstig. An dem runden Fenster aber ist das Mittelohr nur durch eine dünne, wenn auch derbe Membran von den Labyrinthräumen getrennt, und hier kommt es wahrscheinlich häufiger auch bei gewöhnlicher Mittelohrentzündung zu Reaktionserscheinungen, wie sie Preysing und Görke gefunden haben, und wie sie auch die Abb. 20 zeigt. Ein paar rote Blutkörperchen und eine Anzahl Leukocyten schwimmen hier in der Perilymphe (s. S. 126).

Untersuchungen, die Wanner gemacht hat, weisen darauf hin, daß bei gewöhnlicher Mittelohrentzündung, häufiger als bisher angenommen, Hörstörungen zurückbleiben oder zeitweise wenigstens nachweisbar sind, die eine Teilnahme des inneren Ohres beweisen.

Uffenorde zeigte dann, daß bei einem allerdings sehr kachektischen Knaben von 4 Jahren (schwerste cerebrale Diplegie mit extremen Spasmen und atetotischen Bewegungen) bei einer Mittelohrentzündung die runde Fenstermembran von Exsudatstreifen belegt war. In der Fenstermembran waren Bakterien nachweisbar (s. auch Mayer). Von dieser Labyrintherkrankung ist wahrscheinlich eine Meningitis ausgegangen.

Noch häufiger kommt es bei akuter Mittelohrentzündung zum direkten Durchbruch ins Labyrinth durch rundes und ovales Fenster [1]).

Bei akuter Mittelohrentzündung kommt es nur auf diesen genannten Wegen zum Durchbruch ins Labyrinth. Höchstens gesellt sich hierzu die seltenere, nekrotisierende Erkrankung des ganzen knöchernen Labyrinths, wie wir sie bei Scharlach sehen können. Bei chronischer Mittelohrentzündung, namentlich bei Tuberkulose und Cholesteatom, erfolgt der Durchbruch oft durch den Knochen, an dem Promontorium oder in den horizontalen Bogengang. Erfolgt der Einbruch langsam, so ist das innere Ohr imstande, sich durch Abkapselung zu schützen, so daß nur einzelne Teile der Vernichtung zunächst anheimfallen. Bei einer Fistel am Bogengang braucht es überhaupt nicht zum Fortschreiten des Prozesses zu kommen, hier kann meist nach Entfernung des erkrankten Warzenfortsatzes Spontanheilung erfolgen, ohne daß selbst der Vorhofapparat zu leiden braucht.

Erfolgt ein plötzlicher Durchbruch durch die Fenster oder auf dem Knochenwege, so treten schwerste Schwindelerscheinungen auf. Mitunter weisen leichte Schwindelerscheinungen bei chronischen Mittelohrentzündungen auf dieses Ereignis hin und sind daher als Warnungszeichen sehr zu beachten. Bei den langsam schleichend verlaufenden Fällen kann jedoch ein vollständiges Zugrundegehen des gesamten Labyrinths ohne jede Erscheinung auftreten.

Die akut eitrige Entzündung des Labyrinths als Folge einer akuten Mittelohrentzündung ist, wenn sie ohne Schädelkomplikation verläuft, meist gutartig. Namentlich gilt das für die Panotitis bei Scharlach (s. S. 145). Häufiger kommt es zu Komplikationen, wenn sich der akute Einbruch bei chronischer Mittelohrentzündung einstellt. Ebenso ist die eitrige Labyrintherkrankung, auch wenn sie sich schleichend entwickelt hat, besonders dann gefährlich, wenn ausgiebige Zerstörung des Knochens durch multiple Fisteln nachzuweisen ist. Aber auch die schleichend entstandene eitrige Mittelohrentzündung, mag sie vollständig sein oder nicht, wird namentlich nach Warzenfortsatzoperationen den Patienten verhängnisvoll. Begreiflicherweise droht bei eitriger Erkrankung des Labyrinthes eine Fortsetzung durch die Aquädukte und namentlich durch den Porus acusticus internus. Längs der Scheiden der Nervenfibrillen rückt die Krankheit gehirnwärts, und es kommt zur Meningitis zuerst der hinteren Schädelgrube oder auch zum Kleinhirnabszeß. Diese eminente Gefahr gibt Veranlassung zur Erwägung, wie weit eine Labyrinthoperation diesem Eindringen in den Schädel vorbeugen kann und soll.

Hierüber siehe Therapie der intrakraniellen Erkrankungen nach Mittelohrentzündungen. (S. 123.)

5. Otogene Meningitis.

Seröse Meningitis. Wir haben schon bei der Betrachtung der Reizsymptome der akuten Mittelohrentzündung vermehrten Hirndruck auftreten sehen, doch verschwand fast im Moment der Inzision des Trommelfells oder der Be-

---

[1]) Über die Otitis interna bei Panotitis siehe bei Scharlach. (S. 145.)

seitigung der Eiterstauung diese Übersekretion (s. S. 101). Aber auch bei einfachen Mittelohrentzündungen können die Druckerscheinungen von seiten des Gehirns die Mittelohrentzündung um einige Tage überdauern, ohne daß es zur eigentlichen Meningitis kommt. So hat Schwartze in seiner letzten Arbeit noch einen solchen Fall beschrieben, bei dem einige Tage lang der Hirndruck stark erhöht blieb, ja durch die Punktionsstelle noch dauernd Liquor abfloß. Verständlich ist, daß bei allerhand schwereren Komplikationen Erkrankung des Knochens, Extraduralabszeß, ja selbst abgesackter Meningitis ein kollaterales Ödem der Meningen, d. h. eine seröse Meningitis auftreten kann.

Wir definieren die seröse Meningitis, wie es Blühdorn aus meiner Klinik in letzter Zeit getan hat, als eine Gehirnhauterkrankung mit selbständig klinischem Ablauf, bei der es zur Sekretion eines serösen Exsudates kommt. Dieses Exsudat enthält keine vermehrten Eiweißmengen, keine Globuline. Zucker ist meist vorhanden, Zellbeimengung und Bakterien fehlen. Sehr häufig findet sich mehr oder weniger ausgeprägte Neuritis optica. Wir verstehen also unter seröser Meningitis nicht, wie Birminghaus, die Anfangsstadien schwerer eitriger Meningitiden.

Der Verlauf der serösen Meningitis kann sich ähnlich dem einer schwer eitrigen Meningitis mit Delirien, Bewußtseinsstörung usw. verhalten. Er kann völlig gleich dem Verhalten bei Genickstarre sein, dann ist das Bewußtsein klar, nur Nackensteifigkeit und Kernigsches Symptom ist stark ausgeprägt. Ein andermal gleicht die Meningitis serosa völlig einer schleichend verlaufenden tuberkulösen Hirnhautentzündung.

Die Diagnose ist daher kaum sicher zu stellen, bevor nicht die Spinalpunktion den Tatbestand aufgeklärt hat. Man muß sich hüten, bei gleichzeitig bestehender seröser Meningitis und Mittelohrentzündung in der letzteren immer die Ursache zu erblicken.

So sah ich bei einem neunjährigen Knaben die Mittelohrentzündung der einen Seite zur Perforation kommen und die andere Seite trotz erheblicher Entzündungserscheinungen spontan ausheilen, ohne daß die gleichzeitig bestehende Meningitis serosa irgendwie hierdurch beeinflußt wurde. Häufig ist die Meningitis serosa Folgeerscheinung der Pneumonie, bei der so oft Mittelohrentzündung vorhanden ist. Hierbei darf hervorgehoben werden, daß merkwürdigerweise bei Eintritt einer Meningitis serosa selbst ausgebreitete pneumonische Prozesse nicht die gewohnten Erscheinungen der beschleunigten und erschwerten Atmung hervorrufen und daher die Lungenentzündung nicht beim Anblick des Patienten vermutet werden kann.

Eitrige Meningitis. Die eitrige Meningitis kann in verschiedener Beziehung zu der Mittelohrerkrankung stehen.

1. Sie kann dem gleichen Krankheitsgifte ihren Ursprung verdanken, ohne daß der Krankheitserreger den Weg durch das Mittelohr genommen hat. Wir sehen dies namentlich bei Pneumokokken und natürlich auch bei Meningokokken.

2. Die Mittelohrentzündung bildet den Ausgangspunkt der Erkrankung. Von hier kommt es zur Infektion des Blutes und zur Metastase in den Meningen. Dieses ist am häufigsten im Säuglingsalter der Fall. Kürzlich erst ist von (Bonhoff und Esch) eine otogene Meningitis durch Kolibazillus beim 40-tägigen Säugling beschrieben worden. Wir werden freilich sehen, daß hier auch ein anderer Weg denkbar ist.

3. Bei manchen Fällen, bei denen man den hämatogenen Weg bisher angenommen hätte, hat die genaue Untersuchung des Labyrinthes ergeben, daß eine Fortleitung durch das Labyrinth auch bei intakten Fenstern denkbar gewesen ist. Freilich läßt sich gegen alle Fälle, z. B. gegen den von Preysing, der Einwand erheben, daß von der Meningitis aus rückläufig das innere Ohr infiziert worden ist. Doch scheinen mir Fälle von Uffenorde und Mayer die Gangbarkeit des Weges mehr als wahrscheinlich zu machen (s. S. 113). Sicher ist, daß vielfach auch bei ganz frischen akuten Mittelohrentzündungen

ein akuter Einbruch durch ein Fenster mit nachfolgender Meningitis erfolgt. Bei chronischer Otitis media kann es durch den früher geschilderten Einbruch ins Labyrinth, ob er schleichend oder plötzlich erfolgt, gleichfalls zür eitrigen Meningitis kommen.

4. Auch jede andersartige chronische oder akute Destruktion des Knochens kann auf den früher geschilderten Wegen zur Meningitis führen. Namentlich ist die Meningitis bei Extraduralabszeß, bei Sinusthrombose und Hirnabszeß oft die letzte Todesursache.

5. Die otogene Meningitis kann sich einem Trauma anschließen. Begreiflicherweise erfolgt dies bei Schädelbasisbruch, der auch das Trommelfell zerrissen hat, oder nach Erschütterung des Kopfes ev. z. B. bei einer Ohrfeige, wenn schon eine eitrige Labyrinthitis besteht. Ferner ist nach Extraktion von Polypen mitunter Meningitis beobachtet worden. (Siehe S. 107.)

Beherzigenswert ist aber namentlich, daß es nach mißlungenen unzweckmäßigen Fremdkörperextraktionen zur Meningitis kommen kann.

Eine Art von traumatischer Meningitis ist die postoperative Meningitis nach Aufmeißlung des Warzenfortsatzes oder der Radikaloperation. Sie wurde früher auf Verhämmerung zurückgeführt, entsteht aber wahrscheinlich nur durch Mobilisierung einer abgesackten eitrigen Labyrinthitis.

Die otogene Meningitis zeigt alle jene verschiedenartigen Verlaufsarten, die wir eben bei der serösen Meningitis hervorgehoben haben. Ihr erster Beginn ist keineswegs scharf markiert. Ein gering verändertes Benehmen beim Säugling, das der Arzt in der Sprechstunde, falls er das Kind im Schreien untersucht, garnicht merken kann, beim älteren Kinde Kopfschmerzen, Verdrießlichkeit und nächtliche Delirien ohne erhebliche Fiebererscheinungen können mitunter schon einer ziemlichen Ausbreitung der Meningitis entsprechen. Im späteren Verlaufe zeichnen sich die Fälle, die in der hinteren Schädelgrube, meist vom Labyrinth aus beginnen, durch das Vorwiegen der Nackensteifigkeit und relativ freies Sensorium aus.

Diagnose. Die Diagnose zwischen seröser und eitriger Form wird meist nur durch Nachweis von Eiter und Bakterien in der Zerebrospinalflüssigkeit zu stellen sein. Auf die Differentialdiagnose zwischen Meningitis und den intrakraniellen Komplikationen anderer Art oder gar Meningitis mit und Meningitis ohne solche Komplikationen gehe ich hier um so weniger ein, als dieselbe oft erst durch den Operateur gestellt wird. Eine Hauptaufgabe des Arztes bleibt aber, festzustellen, wie weit es sich um eine Mittelohrentzündung mit Meningitis oder um eine Meningitis und Mittelohrentzündung handelt.

Er muß daher sorgfältig den Grad der Mittelohrentzündung abschätzen, sich nicht scheuen, auch einmal eine Parazentese zu oft zu machen. Die Spinalpunktion und der Nachweis von spezifischen Krankheitserregern erleichtert die Differenzierung.

Therapie der Meningitis. Der wichtigste Teil der Therapie der otogenen Meningitis besteht in der rechtzeitigen Ausführung der durch die eitrige Erkrankung des Knochens indizierten Operationen. Hiervon wird kurz bei der Therapie der Mittelohrentzündung die Rede sein. Die ausgesprochene Meningitis galt bis vor wenigen Jahren als eine nicht heilbare Erkrankung. Heilte früher eine solche Meningitis, so blieb bei Fehlen der Spinalpunktion stets die Möglichkeit übrig, daß es sich nur um eine seröse Erkrankung der Hirnhäute gehandelt hätte. Die Beobachtungen der letzten Jahre haben gelehrt, daß selbst die ausgesprochene Meningitis, bei der Eiter und virulente Bakterien in der Zerebrospinalflüssigkeit gefunden werden, der Heilung zugängig sind.

Es scheint, daß der Arachnoidalraum eine große Widerstandskraft gegen langsam, sozusagen schrittweise eindringende Krankheitskeime besitzt, daß er imstande ist, sie abzuschwächen und so mit ihnen fertig zu werden, wenn nur nicht immer wieder ein neuer Nachschub erfolgt. Läßt sich dieser Nachschub abschneiden, so ist in manchen Fällen, die sonst verloren wären, eine Heilung denkbar. Daraus ergibt sich als Indikation Fortschaffung des kranken Knochenherdes oder des eitrig erkrankten Labyrinths bis zu der Stelle, wo die Dura den kranken Knochenteil berührt bzw. also Entfernung des Labyrinths bis zum Eintritt des Gehörnerven in den Knochen. Die zweite Indikation besteht in der Herabsetzung des Druckes. Hierzu ist früher die Inzision der Dura empfohlen worden, ein Verfahren, das nach der Ansicht vieler zur Herbeiführung einer Drainage des Arachnoidalraums sich nicht bewährt hat. Bei vom Labyrinth ausgehender Meningitis bietet aber der Gehörnerv eine ideale Drainage durch die Arachnoidalscheiden. Er wirkt geradezu wie ein Docht. Hierbei ist es erstaunlich zu sehen, wie die dauernde Herabsetzung des Druckes durch den ausfließenden Liquor einen großen Teil der Symptome der Hirnerkrankung verschwinden läßt (Uffenorde). In anderen Fällen ziehen viele die Spinalpunktion, die in 4—5tägigen Pausen wiederholt werden muß, der Durainzision vor.

Die Prognose ist um so besser, je mehr der erkrankte Knochen den Operateur bis zu der erkrankten Durastelle führt. Namentlich scheint nicht zu sehr fortgeschrittene labyrinthogene Hirnhautentzündung einer erfolgreichen Therapie zugänglich zu sein. Weniger bedeutsam ist die Therapie bei Meningitiden, die auf hämatogenem Wege entstanden sind (Alexander, Brieger, Uffenorde, Urbantschitsch u. a.).

Meningitische Erscheinungen, ja selbst ausgesprochene Meningitis, sind also heutzutage kein Grund mehr, die Hände in den Schoß zu legen, namentlich nicht, wenn eine schwere eitrige Erkrankung der Mittelohrräume oder des Labyrinthes besteht. Wie weit im Einzelfalle operiert werden soll, ob nur der Knochenherd entfernt oder das Labyrinth aufgedeckt, die Dura inzidiert oder nach Entfernung des Knochenherdes abgewartet werden soll, das zu entscheiden ist um so weniger unsere Sache, da über wichtige Punkte noch unter den kompetentesten Führern der modernen Otiatrie verschiedene Ansichten existieren.

Der Erfolg der chirurgischen Therapie soll unterstützt werden können durch Verabfolgung von Urotropin. Versuche am Hunde und Meerschweinchen, die Crowes und ausführlicher Caneghem angestellt haben, zeigen, daß man diese Tiere noch 1—3 Tage nach der Infektion mit Streptokokken vor Meningitis schützen kann. Doch nimmt die Schutzwirkung mit jedem Tage, die seit der Infektion verstrichen ist, ab. So wird dieses Mittel als Prophylaktikum empfohlen und von ihm wenigstens eine Unterstützung nach der Operation erwartet.

Bei Untersuchung von Liquor fand Leibecke bei Einhaltung der günstigsten zeitlichen Bedingungen einer labyrinthogenen Meningitis eines 15jährigen Knaben Höchstkonzentration von 1:50 000. Die Dose betrug hier 0,5. Der Liquor floß aus dem Porus acusticus internus ab und wurde beim Verbandwechsel so gewonnen.

Die wirksame Dose beim Hunde soll nach Caneghem 0,1 pro kg Körpergewicht betragen. Es ist aber überhaupt falsch, bei Aufstellung der Dose des Urotropins allzu sehr das Körpergewicht in Rechnung zu stellen. Wenn man die Untersuchungen an älteren Menschen und Säuglingen nach den Arbeiten von Crowes, Hald und anderseits Weinrich und Leibecke (Göttinger Kinderklinik) vergleicht, findet sich bei 0,5—1 g Urotropin beim Säugling wie beim Erwachsenen eine Höchstkonzentration zwischen 1:10 000—15 000 ($^3/_4$ Std. p. d.). Daß eine derartige Konzentration wirken könnte, ist wenig plausibel. Für Staphylokokken wirkt Formaldehyd 1:5000 selbst in Kulturen nicht mehr hemmend (Blühdorn), wenn auch Leischner und Denk Hemmungen bei 3:100 000 gefunden zu haben glauben.

Wer trotzdem Urotropin geben will, tut daher gut, in sechsstündigen Pausen Dosen von $^1/_2$—$^3/_4$ g zu geben unter sorgfältiger Zuführung reichlicher Flüssigkeitsmengen. Auf das Alter kommt es hierbei weniger an. (Achtung vor Nephritis.)

VIII. Therapeutische Aufgaben des Nicht-Ohrenspezialisten bei der Behandlung der Otitis media und die Grenzen seiner Tätigkeit.

1. Akute Mittelohrentzündung.

Die akute Mittelohrentzündung selbst erheblicheren Grades tendiert zur Spontanheilung, und zwar um so mehr, je jünger das Kind ist. So verlaufen bei weitem die meisten Fälle ohne jede oder wenigstens ohne jede zweckentsprechende Behandlung, und dieser Verlauf ist oft ein ebenso günstiger und manchmal sogar ein angenehmerer als bei der Behandlung. Relativ wenige, wenn man freilich die absolute Zahl beachtet, doch noch recht viele führen zu ernsten Folgen. Von diesen können wir nur bei einem Teil durch rechtzeitigen Eingriff die Entstehung schwerer Komplikationen vermeiden. Dieses Verhalten erklärt, entschuldigt aber nicht die Gleichgültigkeit gegenüber diesem Leiden. **Unsere Haupttätigkeit bei Mittelohrentzündung besteht darin, bei sorgfältiger Beobachtung sich abwartend zu verhalten, rechtzeitig die Eiterretention zu beseitigen, nach der Perforation oder Inzision des Trommelfells durch Sauberhaltung des äußeren Gehörganges die Heilung zu beschleunigen und rechtzeitig drohende Komplikationen zu erkennen.**

Im Stadium des Abwartens haben wir vor allen Dingen die Pflicht, Schmerzen zu lindern. Es steht uns hierzu als ausgezeichnetes Mittel Karbol-Glyzerin zur Verfügung und zwar in Konzentrationen von 5 bis höchstens 10%.

Die Empfehlung anderer Mittel wird in der Regel begründet durch die Angabe, daß 5 %iges Karbol-Glyzerin reizt. Wenn das überhaupt der Fall ist, so ist diese Reizung eine so unbedeutende, daß ich keine Veranlassung sehe, teuerere Mittel zu empfehlen. Sicher ist, daß auch Glyzerin und zwar um so stärker schmerzstillend wirkt, je wasserfreier es ist (Nadoleczny und Obermüller). Obermüller empfiehlt eine Lösung von Opiumextrakt und Antipyrin in wasserfreiem Glyzerin, das unter dem Namen Otalgan in der Schwanenapotheke in Mainz hergestellt wird. Hübener empfiehlt

Anästhesin 1,0
Alkoh. abs. 10,0
Liqu. aluminii acet. 2,0
Glyzerin 30.

Er führt einen hiermit getränkten Gazestreifen in den Gehörgang ein und läßt denselben mittelst erwärmter Lösung mehrfach am Tage anfeuchten.

Man träufelt das Glyzerin 3—4 mal täglich erwärmt in den Gehörgang ein, während der Patient auf der gesunden Seite liegt, steckt ein Stückchen vaselinierter Watte hinein und macht mit Watte einen warmen Verband um das Ohr. Bei stärker ausgesprochener Entzündung und Entzündungsschmerz legt man einen warmen, essigsauren Tonerdeumschlag über das Ohr, in das man vorher Karbol-Glyzerin eingeträufelt und Watte gesteckt hat. Über das Guttaperchapapier des Umschlags legt man ein Cataplasma artificiale[1]), darüber wieder eine Schicht Watte. Ein solcher Verband bleibt vielleicht 6—8 Stunden warm. Sind Blasen auf dem Trommelfell vorhanden, so zerstört man sie vorher durch Aufdrücken eines mit Karbol-Glyzerin getränkten Wattetupfers.

Die übrige Behandlung der Mittelohrentzündung während des Fiebers und ein wenig darüber hinaus besteht in absoluter Bettruhe, die selbst bei den leichtesten Formen dringend anzuraten ist. Ein frühzeitiges Aufstehen scheint sehr leicht Rückfälle herbeizuführen.

Aspirin erleichtert die Beschwerden bedeutend im Anfangsstadium und gibt zugleich, ebenso wie bei der Pharyngitis einen Anhaltepunkt für die Schwere der Infektion (s. S. 30 und 49). Bei schweren Fällen nützt es nichts oder wirkt nur kurze Zeit auf Temperatur und Befinden.

Wenn Entzündung und Entzündungsbeschwerden nicht weichen, kommt die Entleerung des Eiters durch Parazentese in Betracht.

Wir haben in dem Abschnitte III (Akute Mittelohrentzündung) und V (Bedeutung der Parazentese für die Größe des Defektes) den Wirkungsbereich der Parazentese geschildert, so daß wir hier darauf nicht mehr genauer einzugehen brauchen.

Die Wirkung der Parazentese ist nicht allein die einer Inzision eines Abszesses, sondern auch die einer Gegenöffnung. Namentlich sobald die Tube etwas durchgängig ist, verhält sich das Mittelohr wie eine umgekehrte Flasche mit engem Halse, an der man

---

[1]) Käuflich in jeder Apotheke.

an der Seite ein Loch gemacht hat. Erst dann kann sich die Flüssigkeit schnell entleeren (Preysing).

Indikation der Parazentese. Die Parazentese ist indiziert:

1. Bei bestehender Vorwölbung, auch schon bei geringen Beschwerden, wenn ein Rückgang der Allgemeinerscheinung nicht deutlich ist und die Vorwölbung über einige Tage anhält.

2. Bei gering geblähtem Trommelfell, verwaschenen Konturen des Hammerknopfes, wie Abb. 13,6, wenn unter der konservativen Behandlung die Schmerzen nicht schwinden, das Fieber über vier Tage anhält oder das Benehmen des Kindes trotz Schwinden des Schmerzes die unter III geschilderten Beschwerden anzeigt (s. S. 97).

3. Wenn cerebrale Erscheinungen, Schmerzen hinter dem Ohre, verdächtiges Fieber nach anfänglicher Besserung mit Wahrscheinlichkeit auf den Zustand des Mittelohres bezogen werden können.

4. Bei schon laufendem Ohre, wenn Fieber, Ohrschmerzen oder Schmerzen am Warzenfortsatze auftreten, während trotz des Defektes das Trommelfell gebläht bleibt.

Die erste Indikation ist insofern keine so dringende, als hier meist der Eiter seinen Weg selber rechtzeitig findet, aber auch dann kürzt man doch wenigstens das Leiden ab. Selbst bei Trommelfellbildern, bei denen man glauben dürfte, daß die Perforation in den nächsten Stunden erfolgen müßte, kann es noch eine schmerzensreiche Nacht dauern, bis die Perforation wirklich erfolgt. Wenn freilich die Vorwölbung ohne erhebliche Entzündungsreaktion besteht und das Kind keine Beschwerden erkennen läßt, so kann man von der Parazentese absehen unter der Bedingung, daß es sich um einen rezidivierenden Zustand handelt, bei dem alle paar Wochen das Trommelfell wieder durchbricht (siehe rezidivierende Mittelohrentzündung S. 100). Sonst ist bei stark vorgewölbtem weißem Trommelfell die Parazentese besonders dringend. Hier glaube ich auf Grund eigener Beobachtungen an eine trommelfellrettende Wirkung durch eine rechtzeitige Inzision (siehe chronische Mittelohrentzündung, Defekt S. 104).

Die zweite Indikation kann dazu führen, daß wir mitunter zu früh oder auch einmal überflüssig parazentesieren. Ich verweise namentlich auf die Zustände, die S. 97 geschildert sind.

Zur dritten Indikation ist nur zu bemerken, daß wir auch hierbei eine überflüssige Inzision nicht immer vermeiden werden. Bei der ernsten Bedeutung dieser Fälle muß dies in Kauf genommen werden, da gerade hier am meisten auf dem Spiele steht.

Die vierte Indikation ist vielleicht die wichtigste. Es handelt sich hier oft schon nicht mehr um eine bakteriell reine Form der Infektion, sondern um eine Mischinfektion, gegen die der Körper durch den Krankheitsverlauf noch nicht mobilisiert worden ist, wie gegen den primären Erreger. Das teilweise Laufen des Ohres verhindert allzu stürmische Druckerscheinungen in vielen Fällen, damit aber auch die Möglichkeit zum kräftigen Durchbruch. So kommt es zu relativ geringen Retentionssymptomen (Fieberbewegung, gelegentlich Schmerzen, Appetitlosigkeit, auch wohl Brechen). Unter diesen schleichend einsetzenden Beschwerden können sich langsam tiefergehende Knochenprozesse entwickeln.

Gefahren der Parazentese. Die Parazentese ist eine außerordentlich ungefährliche Operation. Bei leidlicher Sauberkeit ist sie, selbst wenn sie beim leicht katarrhalisch gereizten Mittelohr fehlerhafterweise vorgenommen wird, von keinen schweren Folgen begleitet. Bei leichten Mittelohrentzündungen mit eitergefüllter Pauke sehen wir die kleine Wunde oft schon am nächsten Tage verklebt. Ja es kommt, während in der Paukenhöhle noch schleimiger Eiter vorhanden ist, wie ich mich überzeugen konnte, beim Säugling trotz Fortbestehen der Mittelohrsekretion gelegentlich auch zu schöner, fester Narbe.

Nur in sehr vereinzelten Fällen sah ich beim Säugling unter besonderen Bedingungen, die ich schon früher erwähnte, Einschmelzung des Trommelfells. Bei den blasenförmig vorgetriebenen anämischen Trommelfellen kommt die mitunter hiernach folgende Einschmelzung größerer Partien auf Rechnung des allzu lange unbehandelten Druckes, dem das Trommelfell ausgesetzt war. (Siehe chronische Mittelohrentzündung, Defekt S. 104).

Im allgemeinen gibt es nur eine einzige Gefahr, und zwar in den Fällen, in denen der Bulbus venae jugularis von der Paukenhöhle nicht durch eine Knochenwand getrennt ist, sondern sich in die Pauke hinein vorwölbt. Sieht man ein solches Trommelfell außerhalb einer katarrhalischen Veränderung, so zeigt sich unten, namentlich nach hinten zu, eine bläulich durchscheinende Färbung. In dem Einzelfall, den ich zu sehen bekam, war wegen leichter Trübung des Trommelfells auch dies nur mit Schwierigkeit zu erkennen. (Poliklinik von Trautmann.) In Fällen von Entzündung ist es völlig unmöglich, vorher die Diagnose zu stellen. So ist auch der zitierte Fall nur gelegentlich einer Parazentese entdeckt worden. Das Unglück ist also, wenn eine Mittelohrentzündung besteht, nicht zu vermeiden, aber, wenn man sich durch den Blutstrom nicht beirren läßt, sondern sofort sorgfältig und ausgiebig tamponiert, so ist die Blutstillung erfolgreich. Bisher sind alle Fälle, die so behandelt wurden, ohne Schaden geheilt (Trautmann nach mündlicher Angabe, ferner Max usw.).

Die Anspießung des runden Fensters dürfte technisch wohl nur sehr schwer möglich sein. Doch muß immerhin zugestanden werden, daß eine Labyrinthanspießung durch eine Hutnadel schon passiert ist.

Technik der Parazentese. Zur Ausführung der Parazentese ist nur der berechtigt, der sich gut über das Trommelfellbild zu orientieren vermag. Wer das kann, kann von selber parazentesieren. Wer es aber nicht kann, soll seine Finger davon lassen.

Der Gehörgang muß noch möglichst gereinigt werden. Man kann hierzu Karbol-Glyzerin einträufeln, dasselbe ein paar Minuten darin lassen, dann abtupfen. Wahrscheinlich ist eine Desinfektion überhaupt nicht nötig. Wichtiger ist, daß man mit der Parazentesennadel nicht grobe Schuppen in das Mittelohr hineinbringt. Daß die Parazentesennadel selbst steril sein soll, ebenso wie der benutzte Trichter, versteht sich von selber.

Eine Vorbereitung zum Zweck der Anästhesierung lohnt sich meist nicht. Warmes Karbol-Glyzerin, ferner die oben genannte Anästhesinmischung (s. S. 117) und Einträufelung von 5 %iger Alypinlösung (Bürkner) setzen die Schmerzen für vernünftige Kinder ein wenig herab. Sonst ist die beste Schmerzstillung schnelles Handeln.

Der Kopf des Patienten muß fest fixiert sein. Beim Säugling gelingt es am besten in liegender Stellung.

Die Parazentese ist keine Punktion, sondern ein kleiner Schnitt. Man sticht etwa in der Mitte der Trommelfellfasern zwischen Nabel und Trommelfellrand an der Grenze zwischen oberem und unterem Quadranten ein und macht nun dem hinteren Rande parallel einen 3 mm langen Schnitt. Womöglich stellt man dabei den kleinen Finger der operierenden Hand hinter oder vor dem Ohr des Patienten auf und macht die Bewegung nur mit Zeigefinger und Daumen. So ist man auch vor plötzlichen Bewegungen des Patienten geschützt.

Nach der Parazentese führt man schnell einen bereit gehaltenen Gazestreifen oder Wattetampon ein. Blutet es stark, so kann man den Tampon nach 10 Minuten wechseln. Erfolgt nicht gleich eine Sekretion, so darf man sich nicht beunruhigen. Oft setzt dieselbe erst nach einigen Stunden ein. Man kann dann eventuell noch am ersten Tage 1—2 mal Karbol-Glyzerin einträufeln oder feuchtwarme essigsaure Tonerde-Umschläge zweistündlich wechseln lassen. Sonst ist Trockenbehandlung am besten.

Behandlung nach der Parazentese oder spontanen Perforation. Die Nachbehandlung des laufenden Ohres gestaltet sich meist einfacher, als man denkt. Wir sehen oft das Kind zum letztenmal bei der Operation und hören dann nur noch, daß es ihm gut geht. Man kann in solchen Fällen einfach verordnen, häufig gewechselte Wattetampons ins Ohr zu stecken. Vom 2. oder 3. Tage an läßt man 1—2 mal täglich eine warme Lösung von einem Eßlöffel des käuflichen Wasserstoffsuperoxyds (offizinelle Lösung) auf 4—5 Teile Wasser warm in das Ohr eingießen, während das Kind auf der gesunden Seite liegt. Durch leichten Druck auf den Tragus und Anziehen der Ohrmuscheln wird dafür gesorgt, daß die Flüssigkeit auch wirklich hineinfließt, und dieses wird so oft wiederholt, bis kein Schaum mehr auftritt. Darauf legt man das Kind kurze Zeit auf das kranke Ohr und tupft es so gut wie möglich aus. Nachher ist die nun wirklich von Eiter gereinigte Ohrmuschel dick mit Vaselin einzustreichen und wieder mit häufig zu wechselnden Wattepfröpfen das Ohr zu verschließen. Diese Verordnung muß aus äußeren Gründen meistenteils genügen.

Können wir dagegen, wie wünschenswert, das Kind täglich sehen, so nehmen wir selber die Reinigung auf die uns am bequemsten erscheinende Weise vor, tupfen jedenfalls den Gehörgang vollständig sauber und trocken und legen einen trockenen Gazestreifen ein, der bei starkem Fluß, sobald er vollgesogen ist, von den Eltern entfernt und durch Wattetampons ersetzt werden kann. Bei länger dauerndem Eiterfluß ist das Einblasen von Borsäure oder das Einführen eines in Borsäure gewälzten Gazestreifens ganz außerordentlich nützlich. Sekundäre faulige Zersetzung wird so vermieden. In Bezug auf die Behandlung der Reizung des äußeren Gehörgangs mittelst Vaselin und Borsäure bzw. Argentumlösung ist schon das Notwendige mitgeteilt worden (Otitis externa s. S. 94).

Das kritiklose Einblasen von Borsäure hat zur Verstopfung des äußeren Ohres und namentlich bei chronischem Mittelohrfluß (Dallmann und Isemer) zu schweren Retentionserscheinungen geführt. Dem Laien ist also das Einblasen nicht anzuvertrauen.

Mit der Übernahme der Überwachung einer Mittelohrentzündung trifft uns zugleich die Verantwortung für die rechtzeitige Vermeidung oder wenigstens rechtzeitige Erkennung drohender Komplikationen. So ist es wünschenswert, daß, wenn wir den Patienten nicht täglich sehen können, wir doch durch zuverlässige Temperaturmessung eine gewisse Kontrolle ausüben lassen. Als solche kann aber nur die Analmessung gelten.

Alarmsymptome. Jede Störung von Temperatur und Befinden muß Veranlassung zu sorgfältiger Untersuchung geben. Schmerzen hinter dem Ohre, Vorwölbung und Blähung des Trommelfells an der Stelle des Defektes oder gar Herabhängen der hinteren Gehörgangswand sind Grund zu täglicher sorgfältiger Behandlung und Beobachtung. Kommt es in den ersten 10 Tagen beim jungen Kinde zu Ödem auf dem Warzenfortsatze, so ist gegebenenfalls die Parazentesenöffnung zu erweitern, sonst aber unter größter Schonung das Ohr sanft zu reinigen und eine Eisblase auf den Warzenfortsatz zu legen, mit der selbstverständlichen Vorsicht, daß der Eisbeutel nicht direkt die Haut, namentlich aber nicht die Ohrmuschel berührt.

Statt eines Eisbeutels nimmt man praktischer kleingeschlagene Eisstückchen, in mindestens gleiche Menge Sägemehl verteilt, in ein Stück Billrothbattist eingeschlagen.

Sobald nach 1—2 Tagen die genannten Zustände nicht ganz zweifellos zur Besserung neigen und nicht zugleich auch das Allgemeinbefinden Fortschritte macht, hört die Kompetenz des Praktikers auf und ist zum mindesten eine Konsultation zu verlangen, nicht etwa, weil sofort ein operativer Eingriff immer nötig wäre. Aber da hier ein Eingriff ernsterer Natur notwendig sein könnte, ist es im Interesse des Patienten erwünscht, daß der Otochirurge schon vorher die Beobachtung übernimmt und nicht erst als Nothelfer hinzugezogen wird. Zudem ist die Verantwortung für die Beibehaltung konservativer Therapie mindestens ebenso schwerwiegend wie für die Vornahme einer Operation.

2. Behandlung des chronischen Ohrenflusses.

Primär von der Behandlung auszuschließende Fälle. Jeder irgendwie komplizierte oder der Komplikation verdächtige Fall von chronischem Ohrenflusse gehört von vornherein in die Behandlung des Ohrenarztes. Daß auch hier manchmal Komplikationen vorläufig spontan ausheilen können, haben wir zwar gesehen, aber selbst in diesen extrem günstigen Fällen droht noch später ein ernster, vielleicht tödlicher Rückfall. Starke Schmerzen jeder Art, die vom Ohre ausgehen, dumpfe Schmerzen, die im Kopfe empfunden werden, Nachweis von rauhen Knochen oder Fisteln, Aufhebung des Gehörvermögens[1] muß uns die Veranlassung geben, für spezialistische Behandlung und Beurteilung zu sorgen.

---

[1] Wird die Flüstersprache nur noch direkt ins Ohr gehört, so ist häufig schon vollständige Taubheit auf diesem Ohre vorhanden. Die Feststellung einseitiger völliger Taubheit ist daher nicht ganz leicht. Sie gelingt z. B. durch Ausschließen des gesunden Ohres mittelst des Baranyschen Lärmapparates oder indem man den Finger in das gesunde Ohr stecken und heftige Bewegungen mit der Hand ausführen läßt.

Alarmsymptom muß ferner jede Form von Schwindel, Facialis- oder Abduzenslähmung sein. Schlitzförmige Verengung des Gehörganges mit herabhängender hinterer Wand ist ebenso zu beurteilen wie bei akuter Mittelohrentzündung.

Konservative Behandlung. Die Behandlung in anderen Fällen besteht in sorgfältigster Sauberhaltung des äußeren Gehörgangs und der Paukenhöhle, soweit sie zugänglich ist.

Jede vom Patienten oder seinen Angehörigen ausgeführte Reinigung ist ein unzulänglicher Notbehelf. Man tupft Gehörgang und Pauke sauber trocken. Durch ein Bad mit Wasserstoffsuperoxyd oder durch vorübergehende Tamponade mit einem hiermit getränkten Tampon lassen sich alle am Gehörgang anklebenden Eiterreste entfernen. Im Notfall ist gelegentlich auch einmal Ausspritzen notwendig.

In die völlig getrocknete Paukenhöhle bläst man soviel Borsäure ein, daß die Trommelfellkonturen doch so ziemlich sichtbar sind. Hat man einmal etwas zuviel eingepudert, so schadet das nichts, vorausgesetzt freilich, daß man nicht etwa täglich auf restierende Mengen des Pulvers neue Mengen aufbläst. Die Fähigkeit einer sorgfältigen Ohrenuntersuchung muß auch bei dieser Behandlung seitens des Arztes vorausgesetzt werden. Dem Ohrenarzte stehen speziell noch besondere Behandlungsmethoden durch die Anwendung des Paukenröhrchens, durch die eventuell auch der Kuppelraum gereinigt werden kann, zur Verfügung. Aber auch die einfache, eben skizzierte Behandlungsmethode gibt bei einer großen Reihe von Fällen, die den ersten beiden Gruppen der beschriebenen chronischen Mittelohrentzündungen angehören, gute, ja oft überraschend schnelle Erfolge. Oft schwindet der Geruch, dessen Beseitigung unser erstes Ziel sein muß, in 8—14 Tagen vollständig, und in wenigen Wochen, ja oft schon früher, sistiert auch der Eiterfluß. Namentlich Ruppert hat sich um die Ausbildung dieser Therapie verdient gemacht.

Die Resultate sind aber, wie man sich jederzeit überzeugen kann, und wie z. B. aus dem Vergleich der Resultate der verschiedenen Autoren hervorgeht (Ruppert und Kümmel), abhängig von der Gewissenhaftigkeit, mit der der Patient sich dieser Behandlung unterzieht. Hieran scheitert eben oft alles.

Als Schularzt hat man am ersten noch Gelegenheit, stillschweigend eventuell unter Überschreitung seiner Kompetenzen diese Behandlung zu erzwingen oder selber vorzunehmen. Man kann so viel Segen stiften. Ohrenpolikliniken für Schulkinder könnten hier eine Lücke in der sozialen Fürsorge ausfüllen, wobei die Schule dafür zu sorgen hätte, daß das Kind auch regelmäßig die Ohrensprechstunde besucht.

Bleibt der Fötor trotz sorgfältiger Behandlung fortbestehen, oder bleibt auch ohne Fötor die Eiterung reichlich, so ist ohrenärztlicher Rat einzuholen.

Es ist zur Bekämpfung des Geruchs des Ohreneiters neuerdings von zwei Seiten die Anwendung von Urotropin empfohlen worden (Dintenfaß, Barton). Untersuchungen, die Leibecke in der Göttinger Kinderklinik angestellt hat, zeigen, daß beim Säugling Konzentration von Urotropin im Ohreneiter bis zu 1:5—6000, beim älteren Kinde 1:8000 bis 1:9000 im Höchstfalle zu erzielen sind, und daß diese Höchstkonzentration meist nach 4 Stunden erreicht wird. Die Dosis des Urotropins ist innerhalb der Grenzen von $\frac{1}{2}$ und 1 g von keinem so erheblichen Einfluß auf die Konzentration. Danach empfiehlt sich, 6stündlich $\frac{1}{2}$ g mit reichlicher Flüssigkeitsmenge zu geben. Die nachgewiesene Konzentration genügt eben unter günstigen Versuchsbedingungen zu leichter Hemmung von Fäulnis in vitro. Viel ist daher von dieser Medikation nicht zu erwarten. Ohne gleichzeitige sorgfältige Reinigung ist sie überhaupt nicht anzuwenden.

3. Behandlung des Nasenrachenraums.

Stellen sich bei akuter Mittelohrentzündung häufige Rezidive ein, erfolgt die Heilung des Ohrenflusses nicht innerhalb der ersten drei Wochen, oder tritt bei chronischem Ohrenfluß immer wieder ein neues Aufflammen des Prozesses ein, so muß auch bei nicht übermäßig großer Hyperplasie der Nasenrachenmandel dieselbe entfernt werden. Stets aber ist diese Entfernung, auch ohne daß besondere Umstände uns mahnen, vorzunehmen, wenn auch sonst eine Indikation hierfür vorhanden ist (s. S. 68).

4. Allgemeinbehandlung.

Ferner müssen wir daran denken, daß wir durch eine Allgemeinbehandlung die Empfindlichkeit der Schleimhäute für Katarrhe herabsetzen müssen. Bei schweren chronischen Ohrenleiden kommt auch die Hebung des gesamten Körperzustandes wesentlich in Betracht. Wie diese Behandlung ausgeführt wird, ist auf S. 51 zu ersehen. Bemerkt muß werden, daß ein Seeaufenthalt nicht kontraindiziert ist, wenn auch ein mechanischer Schutz für die Ohren gegen den Wind verlangt werden muß.

Bei dem chronischen Ohrenfluß bei schlechtverwahrten Kindern ist jede Milieuänderung von allergrößter Bedeutung, wobei es im einzelnen gleichgültig sein mag, welcher der in Betracht kommenden Faktoren hierbei der wichtigste ist. Ohne gleichzeitiges systematisches Reinhalten des Ohres habe ich aber diese Art Kinder aus See- und Solbädern mit dem gleichen Ohrenfluß heimkehren sehen, mit dem sie dorthin gingen. Mit der Allgemeinbehandlang muß auch die örtliche Hand in Hand gehen.

Vor kalten Schwimmbädern jeder Art ist bei chronischem Ohrenfluß bis zu einem gewissen Grade zu warnen.

Shin-Sza-Ziba sah bei 40 Fällen mit chronischem Trommelfelldefekt 11 mal Rezidive der Eiterung. Nach seiner Ansicht nimmt das Wasser nicht nur durch den äußeren Gehörgang, sondern auch durch die Tube den Weg, so daß der festeste Verschluß des äußeren Gehörgangs hierbei nichts nützen würde.

IX. Chirurgische Behandlung von Komplikationen.

1. Ohrenpolypen.

Ich habe auseinandergesetzt, warum die in vielen Fällen so einfache Entfernung des Ohrpolypen mittelst kalter Schlinge in die Hände des Ohrenarztes gehört. Keinesfalls darf sich die Sitte, derartige Granulationen durch Chromsäure zu behandeln, in ärztlichen Kreisen weiter einbürgern. Kleine beginnende Granulationen an engen Defekten kann man ev. durch Eingießen von kleinen Mengen 96%igen Alkohols zum Schrumpfen zu bringen versuchen.

2. Erkranknng des Felsenbeins.

Von den Erkrankungsformen des Felsenbeins wird vielfach die akute Mastoiditis, wenn sich über dem Warzenfortsatz ein Abszeß gebildet hat, von Nichtohrenärzten behandelt.

Es wird dann der einfache sog. Wildesche Schnitt gemacht, neuerdings auch Stauung bei gleichzeitiger Inzision oder ohne dieselbe angewendet. Es ist kein Zweifel, daß eine Anzahl Fälle hierbei ausheilen können. Neuerdings ist auch von ohrenärztlicher Seite betont worden, daß dieses Verfahren zu Recht besteht, wenn andere Operationen abgelehnt werden, so daß der Patient oder seine Angehörigen die Verantwortung für das Mißlingen tragen[1]). (Spira, Papanicolaon.) Aber eine Normalmethode darf es nicht genannt werden, und die Mißerfolge, die nicht ausbleiben, schädigen berechtigterweise den Ruf des Arztes, der diese unvollkommene Operation vorgenommen hat. Auf eine unangenehme Wirkung der Stauung sei hingewiesen. Die Schmerzstillung, die sonst so dringend zu wünschen ist, täuscht den Arzt über das Fortschreiten des Prozesses in die Tiefe. Wenn sich daher in diesem oder jenem Fall die Stauung auch bewähren mag, so ist doch ganz zweifellos zur sachgemäßen vollständigen Beobachtung des Falles noch mehr Erfahrung nötig, als wenn der Schmerz uns als Wächter dient (Stimmel, Isemer, Fleischmann).

Die Behandlung ist daher dem Otochirurgen zu überlassen. Wenn auch der nicht otiatrisch Gebildete eine Warzenfortsatzaufmeißelung ohne Schwierig-

---

[1]) Vgl. jedoch die Erfahrungen von Manasse und Sörensen, s. unter Scharlach S. 147.

keit ausführen kann, die sorgfältige systematische Aufdeckung der Mittelohrräume unter Schonung der das Felsenbein durchziehenden, funktionell wichtigen Apparate, Carotis, Sinus, Facialiskanal, Labyrinth, kann nur derjenige ausführen, der sich spezielle Erfahrung und Geschicklichkeit angeeignet hat. Von ihm verlangen wir auch, daß er sorgfältig der erkrankten Knochenpartie nachgeht, denn nur so gelingt es, die entferntesten vorgeschobenen Vorposten der Krankheit bis zum Sinus oder zur Dura zu verfolgen.

3. Extraduralabszeß.

Durch diese peinlichst individualisierende Operationsmethode gelingt dann auch die Aufdeckung, ja mitunter die erste Diagnose des Extraduralabszesses. Auf diesem Wege muß oft die Differentialdiagnose zwischen den verschiedenen Gehirnkomplikationen gestellt werden, indem zugleich die Therapie derselben den weiteren Verlauf der Operation bestimmen kann.

4. Sinusthrombose.

Spezielle Indikation zur operativen Maßnahme bieten die Sinusthrombosen. Der Sinus wird hier inzidiert, ev. ausgeräumt, wobei die Kürette gelegentlich auch bis zum Torkular vorgeschoben worden ist. Das Weiterentstehen von Metastasen gibt Veranlassung zur Abbindung der Vena jugularis und zum Freilegen des Bulbus dieses Blutgefäßes.

5. Gehirnabszeß.

Bei der Operation von Gehirnabszessen wird meistenteils der erkrankte Knochen bis zur harten Hirnhaut entfernt. Der charakteristische Befund an der hier bloßgelegten Dura gibt Gelegenheit zur Punktion, die den Abszeß näher nachweisen soll.

6. Labyrintherkrankungen.

Die Labyrintherkrankungen geben meistenteils zur Operation Veranlassung dadurch, daß intrakranielle Komplikationen bestehen. Die Aufdeckung des Labyrinths erfolgt hier unter sorgfältiger Schonung des Facialis, eine Methode, die die weitgehendsten Ansprüche an technische Fertigkeit stellt. Über die Verwendung dieser Operation bei labyrinthogener Meningitis ist an dieser Stelle schon gesprochen worden (s. S. 115). Die eminente Gefahr, in der ein Kranker mit eitriger Labyrinthitis schwebt, hat einzelnen Ärzten Veranlassung gegeben, auch bei Fehlen anderer Komplikationen das Labyrinth aufzudecken. Die näheren Indikationen für dieses Vorgehen sind heutzutage noch strittig.

X. Tubenkatarrh und chronische nicht exsudative Mittelohrkatarrhe.

1. Ätiologie.

Bei Zuschwellung der Tube kommt es zur Resorption der Luft im Mittelohr und so zur Ansaugung des Trommelfelles. Durch die Fortleitung dieses Druckes auf das innere Ohr vermittelst der Hörkette zum ovalen Fenster entsteht Schwerhörigkeit. Wir finden diese Störung, wie bekannt, ganz außerordentlich häufig während und nach akuten Schnupfenanfällen. Bei Neigung zu chronischen Nasenrachenkatarrhen hält diese Verstopfung immer länger an, ja, es scheint fast, als wenn es spontan nicht mehr zur durchgängigen Tube in der nächsten Zeit kommen könne. Vielfach ist hieran die Vergrößerung der Nasenrachenmandel schuld, und ihre Bedeutung ist bereits früher besprochen worden. (Siehe S. 68 u. 100). Gleichzeitig mit dem Tubenkatarrh wird das Mittelohr mitunter von leichten oder schwereren Katarrhen heimgesucht, und wenigstens beim Beginn einer neuen Verschlimmerung sind entzündliche Erscheinungen am Trommelfell begreiflicherweise häufig.

2. Verlauf.

Spontan geht die Schwerhörigkeit in den leichteren Fällen immer wieder zurück. Es stellen sich wieder normale Verhältnisse ein. Bei manchen dauert es aber 1—3 Wochen lang, bis dieser Zustand erreicht ist. Bei anderen bedarf es eines kleinen Eingriffes, wenn in absehbarer Zeit wesentliche Besserung erfolgen soll. Bei ihnen kommt es wohl im Laufe der Jahre mit der Abheilung des ursächlichen Nasenrachenleidens zur dauernden freien Kommunikation des Mittelohres mit dem Rachenraum. Freilich leidet die Schärfe des Hörvermögens doch öfters auf die Dauer, und zwar um so mehr, als chronische Mittelohrkatarrhe zur Schädigung des Trommelfells geführt haben.

3. Befund.

Wie früher ausgeführt (s. S. 87), ist die Einziehung des Trommelfells besonders dadurch kenntlich, daß der Hammergriff horizontaler zu stehen und verkürzt zu sein scheint. Ist die Einziehung eine stärkere, so kommt es zu schärferem Vorspringen von Hammerknopf und Hammerfalten.

Ist das Trommelfell klar, so sehen wir den dreieckigen Lichtreflex besonders schmal und besonders glänzend. Sehr häufig ist aber das Trommelfell am hinteren oberen Quadranten leicht entzündlich gerötet. Späterhin, wenn häufige Störungen das Mittelohr betroffen haben, ist das Trommelfell sehnig getrübt. Vielfach sind auch Reste ernsterer Erkrankung, so Narben, zu sehen.

4. Wirkung auf das Hörvermögen.

Das Hörvermögen kann bis zu 2 m Flüstersprache, ja sogar noch weiterhin herabgesetzt sein. Gewöhnlich ist bei den chronischen Fällen die Herabsetzung eine geringere. Wohl die meisten der Schulkinder, die nicht völlig normal hören, erleiden die Herabsetzung ihres Hörvermögens durch diese Tubenkatarrhe.

5. Häufigkeit des Vorkommens.

Schwerhörigkeit ist nach Ostmann, Denker und König ungefähr bei 50% aller Gemeindeschulkinder vorhanden, und es ist vielleicht berechtigt, die Hälfte dieser Fälle auf die geschilderten Krankheitszustände zurückzuführen.

Bei Untersuchungen von Schulkindern fand ich in jeder Klasse, vorzüglich bei Kindern unter 12 Jahren, mindestens 3—5 Kinder, deren Hörfähigkeit in einer beim Unterricht störenden Weise durch Tubenkatarrhe herabgesetzt war. Das würde bei grober Schätzung 4—7% erhebliche Herabsetzung des Hörvermögens durch Tubenverschluß bedingen.

6. Therapie.

Solange alte entzündliche Erscheinungen im Rachenraum oder Mittelohr nachweisbar sind, ist ein Abwarten anzuraten. Dann aber empfiehlt sich die Einblasung von Luft mit dem bekannten Politzerschen Ballon.

Man bläst bei offener Nase zunächst einmal beide Nasenlöcher durch, um sie von Schleim zu reinigen, läßt dann das eine Nasenloch zuhalten. Das Kind muß dann entweder laut ein Wort aussprechen, bei dem der Nasenrachenraum geschlossen wird (k-Laute, Klapperstorch etc.), oder einen Schluck Wasser herunterschlucken. Im Moment der Intonation oder des Schluckes bläst man kräftig Luft ein. Ein eigentümlich schnarrendes

Geräusch, das dadurch entsteht, daß die Luft das gespannte Gaumensegel doch beiseite drückt und entweicht, zeigt an, daß der wünschenswerte Druck im Nasenrachenraum erreicht ist.

Diese einfache Manipulation führt in fast zauberhafter Weise zur Herstellung des normalen Hörvermögens. Wo dieser einfache Weg nicht zum Ziele führt, ist eventuell die direkte Lufteinblasung in die Tube durch Katheter notwendig. Doch ist der Erfolg beim Kinde fast stets ohne dies zu erreichen.

Kehrt das Leiden immer wieder, so ist die Behandlung des Nasenrachenraums durch geeignete klimatische Therapie in Erwägung zu ziehen und auch bei geringeren Graden von Hyperplasie der Nasenrachenmandel versuchsweise dieselbe zu entfernen.

Daß nicht in allen Fällen diese Operation den erwarteten Erfolg herbeiführt, ist bereits früher hervorgehoben und begründet worden (s. S. 68).

XI. Besondere Eigentümlichkeiten der Mittelohrentzündung im Säuglingsalter.

Schon dadurch, daß wir für die meisten Mittelohrerkrankungen Beispiele aus dem Säuglingsalter wählten, ist die Ansicht ausgesprochen, daß im allgemeinen eine Sonderstellung und Sonderbedeutung der Mittelohrentzündung der Säuglinge nicht zukommt, ja, daß eigentlich dieser ganze Begriff garnicht diskutierbar ist. Mit der Häufigkeit des Schnupfens, die uns schon im ersten Abschnitt beschäftigt hat, ist die Häufigkeit der Mittelohrentzündung naturgemäß bedingt, und mehr als im späteren Alter bildet das Mittelohr einen Teil der Pharynxschleimhaut.

Sehr charakteristisch für den Säugling sind die relativ harmlosen Mittelohrentzündungen, bei denen nur die Retentionserscheinungen die Aufmerksamkeit auf sich lenken, und bei denen es zur Parazentese oder spontanen Perforation zu kommen pflegt (s. S. 97).

Freilich beruht der Unterschied gegen die gleichen Erscheinungen beim älteren Kinde darauf, daß man eine Auskunft über den Sitz des Schmerzes natürlich von dem Kinde direkt nicht bekommt. Fassen nach dem Ohr, Reiben des Kopfes in den Kissen, Zusammenzucken bei Druck auf den Tragus können auf den Sitz des Schmerzes hinweisen, und doch sind alle diese Erscheinungen unzuverlässig. Man muß eben, wenn ein Kind, namentlich nach einer Schnupfenattacke unruhig wird, sich gewöhnen, auch das Mittelohr zu untersuchen, und zwar auch dann, wenn kein Fieber vorhanden ist.

Die sog. Otitis media concomitans. Die nicht perforierende, chronisch verlaufende, eitrige Mittelohrentzündung ist freilich die häufigste Form von Ohrenerkrankung im Säuglingsalter. (Vergl. auch S. 102.)

Einen Begriff von der Häufigkeit der Mittelohrentzündung und von dem Alter, in dem die genannte Form der Mittelohrentzündung gefunden wird, mag folgende Tabelle ergeben. Hervorgehoben muß aber werden, daß es sich um besonders elende Kinder handelt. Von den 73 Untersuchten zeigten nur 10 ein etwa normales Körpergewicht.

	Patienten	Ohren	Zahl der Mittelohrentzündungen
Im 1. Monat	19	38	25 = 66 %
2.—4. Monat	30	60	54 = 90 %
5.—7. Monat	15	30	23 = 77 %
8.—12. Monat	9	18	8 = 45 %

(Göppert.)

Es handelt sich allerdings bei dieser Statistik um ein außerordentlich ungünstiges Material, wie es sich früher in der Charité zusammenfand.

Daß das Vorkommen dieser Form von Mittelohrentzündung nicht auf dies Alter beschränkt ist, ist früher schon dargetan. Wir sehen sie als Begleiterscheinung chronischer Pharyngitiden, z. B. im Falle Kr. S. 12, der ein sonst gesundes Brustkind betrifft, ebenso wie in den unzähligen Fällen von an chronischen Ernährungsstörungen leidenden Kindern (Hartmann, Rietschel, Gomperz, Göppert). Die Abbildungen der Trommelfelle sind solchen Fällen aus meiner Sammlung entnommen und demonstrieren sämtliche vorkommenden Bilder.

Hat man ausnahmsweise Gelegenheit, die Krankheit im Entstehen zu beobachten, so sieht man am ersten Tage eine ganz geringe entzündliche Rötung an der hinteren Falte und am Hammergriff. In den nächsten Tagen füllt sich langsam das Ohr mit Eiter. Zurückbleibende Luftblasen oder eine deutliche Flüssigkeitsgrenze zeigen, wie verhältnis-

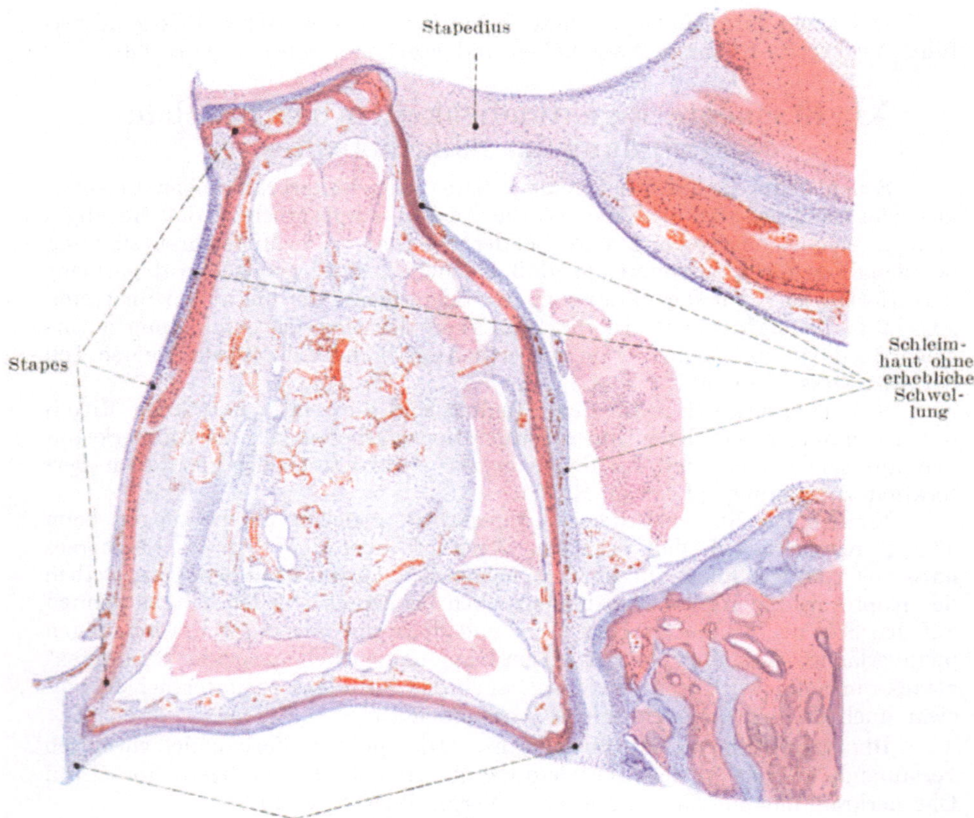

Abb. 20.
Mittelohrentzündung beim Säugling mit starker Schleimhautreaktion und eitrigem Sekret.

mäßig gering die Reaktion ist. In anderen Fällen ist das Trommelfell stark getrübt und undurchsichtig, und deutliche Rötung im hinteren Quadranten zeigt die Reaktion des Körpers auf das Krankheitsgift an. Kommt es aber zu einer ordentlichen Infektion, so entsteht auch bei einem so kachektischen Kinde wie dem, von dem Abb. 13,8 stammt, eine schwere perforierende Mittelohrentzündung. (Siehe S. 80.)

Daß diese Erkrankung gerade so häufig im Säuglingsalter zu finden ist, liegt daran, daß zwei Ursachen der Mittelohrentzündung sich besonders häufig hier einstellen, nämlich die Nasopharyngitiden und die Möglichkeit, daß erbrochener Mageninhalt in den Nasopharynx gerät und hier entzündlichen Reiz ausübt oder direkt in die Tube gelangen kann. Welche Rolle hierbei die Kachexie spielt, ist im obigen Abschnitt bereits auseinandergesetzt worden (s. S. 102).

Preysing hat dargetan, daß ein großer Teil der Entzündungen bei Säuglingen wenigstens in seinen Fällen auf Pneumokokkeninfektion beruht. Da dieselben Kinder sehr vielfach bronchopneumonische Herde zeigen, so faßt er wohl mit Recht Lungen- und Ohrenerkrankungen als Folge der primären Nasenracheninfektion auf.

Trotzdem sehr erhebliche Reaktionen der Schleimhaut vorkommen können, wie z. B. in der beigegebenen Abb. 20 und in den zahlreichen Bildern des Preysingschen Atlasses, so führt diese Krankheit ebenso selten zur Perforation des Trommelfells als zu tiefer gehenden Erkrankungen. Die spärlichen Fälle von Beteiligung des inneren Ohres sind selbstverständlicher Natur. Wir finden nämlich, wahrscheinlich öfter, als man denkt, daß die dünne Membran des runden Fensters keine absolute Scheidewand zwischen dem Entzündungs-

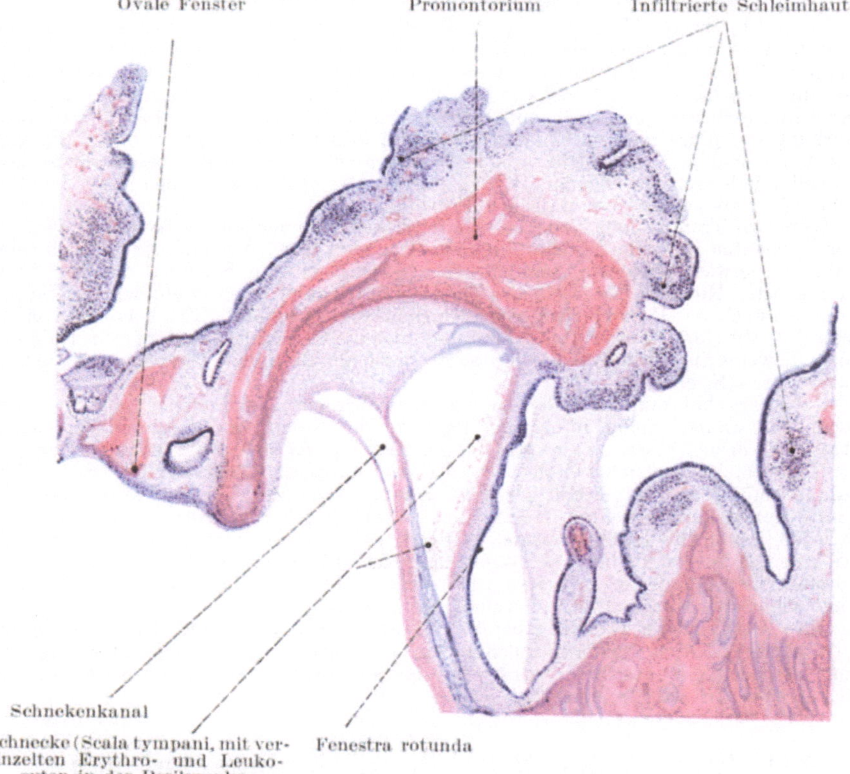

Abb. 21.

Mittelohrentzündung beim Säugling ohne Schleimhautreaktion mit eitrigem Sekret.

reiz im Mittelohr und den Räumen des inneren Ohres darstellt. Ein paar rote Blutkörperchen und vermehrte Leukocyten dürften bei konsequenten Untersuchungen andersartiger Mittelohrentzündungen gleichfalls keine Seltenheit sein, wie auch unsere Abbildung zeigt.

Sehr selten sind die Fälle erheblicher Erkrankung des Labyrinths, bei der freilich die Möglichkeit immer offen gehalten werden muß, daß diese rückläufig von einer Meningitis entstanden ist. (Preysingscher Fall.) Gleichwertig sind überhaupt, wie noch einmal betont werden muß, die Fälle dieser Gruppe in keiner Weise, und gleichgültig ist ein Eiterreservoir im Körper nie. So darf es uns nicht wundern, daß wochenlang bestehende symptomlose Mittelohrentzündung mit einem Male schwere Symptome macht oder daß von einer solchen, scheinbar harmlosen Mittelohrentzündung eine allgemeine Meningitis ausgeht. (Siehe Bonhoff u. Esch.)

Im allgemeinen darf von einer lokalen Behandlung der chronischen Otitis media non perforativa des Säuglingsalters nicht die Rede sein. Parazentese ist überflüssig und beschleunigt die Heilung in keiner Weise. (Göppert.) Die jeweils beste Ernährung ist auch zugleich die beste Behandlung des Mittelohrleidens. Nur wo Druckerscheinungen auftreten, ist die Parazentese am Platze.

Anhang.
Die Mittelohrentzündung der Neugeborenen.

Es ist durch die Untersuchung Aschoffs bekannt, daß bei Neugeborenen oder kurz nach der Geburt verstorbenen Kindern sich Fruchtwasser und im Fruchtwasser suspendierte Teilchen in der Pauke finden. Und zwar erfolgt der Eintritt von Fruchtwasser durchaus nicht etwa unter der Geburt. Man findet schon unmittelbar nach der Geburt schwere Reizerscheinungen und Eiterung im Mittelohr. Dieser Befund wird durch Reizwirkung des eingetretenen Fruchtwassers und seiner Bestandteile erklärt. Es gäbe daher eine angeborene Otitis media, wenn ich auch glaube, daß sie sich besonders bei konstitutionell minderwertigen Kindern finden dürfte. So erklärt sich auch wohl das Vorkommen bei totgeborenen syphilitischen Früchten.

Wenn wir Trommelfelle Neugeborener im Leben untersuchen, so bemerken wir, daß bei der leichtesten Reizung, bei Einführen des Trichters usw., das Trommelfell sich rötet. Daß aber bei etwas Abwarten, Nachuntersuchen nach einigen Stunden, die Röte verschwunden ist. Nur aus der Tiefe des Trommelfelltrichters leuchtet ein hellroter Schein. Mitunter ist auch der Hammerstiel, wenn er sichtbar ist, gerötet. Einen Begriff von der Farbe ergibt Abb. 13,1. Dieser Teil der Rötung, also die Gefäßinjektion längs des Hammergriffes und, wenn auch weniger, am hinteren oberen Quadranten, ist nach dem Tode noch wahrnehmbar. (S. 88.)

Gomperz hat nun große Serien von Neugeborenen systematisch untersucht und gefunden, daß wahrscheinlich infolge des kurz vor der Geburt oder während der Geburt eingetretenen Fruchtwassers eine Mittelohrentzündung entsteht, die zwischen dem 5. und 6. Tage am häufigsten zu finden ist. Er fand an diesem Tage nur 23 Trommelfelle normal, 15 gerötet und 10 gerötet, geschwollen und vorgewölbt. Es war also mindestens der fünfte Teil der untersuchten Trommelfelle erheblich erkrankt, nur bei neun Kindern waren beide Trommelfelle völlig normal. Ob hierfür die Aschoffsche Erklärung zutrifft, mag trotzdem dahingestellt bleiben. Wir sehen ganz außerordentlich häufig leichte Nasenracheninfektionen gerade in der ersten Lebenswoche auftreten, die häufig genug bis zum 10. Tage schon zur Nackendrüsenschwellung geführt haben.

Diese Otitis media der Neugeborenen ist aber nicht der Grund der im Säuglingsalter so häufigen Otitis media purulenta non perforativa. Denn diese ist häufiger im zweiten bis vierten Monat bzw. im zweiten bis siebenten Monat als im ersten Lebensmonat, wie aus der Tabelle ersichtlich ist (S. 125).

XII. Einfluß der Mittelohrentzündung auf den Gesamtorganismus.
1. Im Säuglingsalter.

Es ist selbstverständlich, daß die Mittelohrentzündung dieselben Erscheinungen und Störungen im Gesamtorganismus hervorrufen muß wie die akuten Nasopharyngitiden überhaupt. So wird beim Säugling die Erscheinung der Appetitlosigkeit und ihre Folge für die Brusternährung, initiales Erbrechen und ebenso auch die parenteral bedingten Durchfälle beobachtet. Die Kurve 16 S. 97 sowie folgende Krankengeschichte mögen dies für das jüngste Säuglingsalter demonstrieren.

Annie D., fünfwöchentliches Brustkind. Seit 24. Juni unruhig, trinkt die Brust schlecht. Schreit fast ununterbrochen, 6—7 mal dünner, grünlicher Stuhl. Am 25. Juni: Das Kind hat sich das ganze Gesicht zerkratzt. Oberhalb des linken Gaumenbogens der typische rote Strich. Sonst Pharynx normal. Keine erhebliche Nasenmuschelschwellung und Sekretion, aber Rötung der Nasenschleimhaut. Linkes Trommelfell außer leichter

Röte der hinteren Falte normal. Rechtes Trommelfell im hinteren oberen Quadranten stark gerötet, von normaler Form. 26. Juni leidlich munter. 27. Juni: Kind wird wieder gezeigt. Die ganze Gesichtshaut, wo Kratzstellen waren, ekzematös gereizt. Linker Gehörgang gleichfalls ekzematös. Aus dem vorderen Quadranten des ziemlich vorgewölbten Trommelfells quillt dünner Eiter. Rechter Gehörgang gleichfalls ekzematös. Hinterer Quadrant gerötet und geschwollen, Trommelfell abgeflacht. Parazentese entleert sehr dünnen wässrigen Eiter. Seitdem schläft das Kind ruhig, Ekzeme heilen ab. Es trinkt nur noch etwas launisch, was die Mutter veranlaßt, zu glauben, daß sie weniger Milch habe. Da das Kind in den nächsten beiden Tagen nicht mehr als ½ Liter, statt früher ¾ Liter Milch trinkt, ist ein Zurückgehen der Brust zu fürchten. Mit Mühe und Not wird die Mutter vom Absetzen abgehalten und die Brust durch Abspritzen in Gang gebracht.

Häufiger aber und intensiver als die doch meist in ihrem Verlauf sekundäre Mittelohrentzündung führt die initiale Nasopharyngitis zu diesen Erscheinungen. Eine Verstärkung ihrer Rückwirkung auf das Allgemeinbefinden durch gleichzeitige Mittelohrentzündung findet nicht notwendig statt. So zeigt z. B. Abb. 9 S. 26 eine viel stärkere Krümmung nach unten bei Nasopharyngitis ohne, als mit Mittelohrentzündung.

Namentlich die geringgradige Mittelohrentzündung, die nur durch die Retention des Eiters Fieber und Beschwerden macht und zur Perforation bzw. Parazentese Veranlassung gibt, hat keinen tiefgreifenden Einfluß. Das zeigt sich am krassesten bei Kindern, die in Rekonvaleszenz einer chronischen oder akuten Ernährungsstörung von dieser Krankheit betroffen werden. Hier sehen wir wie in einem früher von mir veröffentlichten Falle und in einer ganzen Reihe von Fällen, die Rietschel beobachtet hat, daß wenigstens ein Einfluß auf die Gestaltung der Gewichtskurve ausbleibt, so daß man geradezu von einem besonderen Typus nach Rietschel sprechen muß. Die Schädigung durch die Mittelohraffektion wird durch die Rekonvaleszenz überkompensiert. Ebensogut aber wie eine schwere Nasopharyngitis kann auch eine schwere Mittelohrentzündung beim labilen Kinde einen ernsten Zusammenbruch hervorrufen (s. S. 24). Wie loco citato ausgeführt ist, wird ein Kind, das bereits ein erhebliches Quantum Nahrung wieder vertrug, durch eine schwere Mittelohrentzündung so weit geschädigt, daß es in den Zustand leichter alimentärer Intoxikation mit Ausscheidung von Zucker und Eiweiß im Urin zurückgleitet.

Die chronische, nicht perforative eitrige Entzündung macht keine greifbaren Störungen, hindert auch das Gedeihen des Kindes nicht wesentlich. Nur bei gelegentlicher Steigerung derselben kommt es, wie selbstverständlich, zu Unruhe und allen übrigen Störungen, die wir soeben beschrieben haben.

Die Vorstellung, daß Durchfälle durch Mittelohrentzündung erzeugt werden, spielt in der otiatrischen Literatur eine allzu große Rolle. Veranlassung hierzu haben die Untersuchungen Kossels und ferner die lebenswahren Beobachtungen Ponficks gegeben. Ponfick sah bei vorher gut gedeihenden, blühenden Kindern schwere Ernährungsstörungen auftreten, bei akuter Racheninfektion mit Mittelohrentzündung. Nach einer derartigen Infektion wurden die Kinder nicht mehr „die alten", gediehen nicht mehr so gut und litten an wiederholten Beschwerden von seiten des Nasenrachenraums und der Ohren.

Wir haben schon früher hervorgehoben, daß hiermit Ponfick als erster erkannt hat, wie tief die Nasenracheninfektionen und die begleitende Mittelohrentzündung in das Gedeihen des Kindes eingreifen können, und wie namentlich nach einer einmaligen Infektion die schlummernde Neigung zu diesen Erkrankungen geweckt wird.

Eine Verallgemeinerung dieser Beobachtung auf die Otitis media purulenta chronica non perforativa ist nicht gestattet (s. S. 25).

2. Im Kindesalter.

Schädigung durch Schmerz. Ebenso wie beim Säugling sind die rezidivierenden Mittelohrkatarrhe zu einem gewissen Teile in ihren Wirkungen auf die Konstitution nichts weiter als Teilerscheinungen der allgemeinen Nasopharyngitis. Aber je älter das Kind wird, um so bedeutsamer tritt der schädigende Einfluß wiederholter Schmerzen auf das nervöse Verhalten dieser Kinder zutage. Zu den spontanen Schmerzen kommt das lästige und mitunter auch schmerzhafte Untersuchen, Reinigen und schließlich auch die kleinen oder größeren operativen Eingriffe. Je nach der nervösen Widerstandskraft und je nach der Art der Erziehung wird dieser Einfluß ein größerer oder geringerer sein.

Unter ungünstigen Verhältnissen, wie sie leider sehr häufig sind, gestaltet sich dann auch selbst die harmloseste Reinigung oder Untersuchung zu einer schweren seelischen Erregung. Dies erklärt uns leicht, daß alles, was wir als Schädigung durch öfteres Kranksein bei Nasopharyngitis im ersten Abschnitt geschildert haben, in potenzierter Weise sich bei häufig rezidivierendem oder chronischem Ohrenleiden finden kann. Ein geschicktes Vorgehen von seiten des Arztes und eine konsequente Erziehung des Kindes zur vernünftigen Selbstbeherrschung kann in dieser Richtung dem Kinde vieles ersparen.

Schädigung durch chronischen Eiterfluß. Es tritt dann noch die Frage hinzu, wie weit die chronische Eitersekretion den Organismus schädigt. Es scheint, als ob ein Schaden in vielen Fällen überhaupt nicht existierte. Die Kinder sind trotz des Ohrenflusses völlig normal und frisch. Aber vielfach zeigen sie eine ausgesprochene Mattigkeit und Blässe. Freilich mag es dabei dahingestellt bleiben, ob die Konstitution des Kindes nicht etwa umgekehrt den Ohrenfluß bedingt. Ferner sind die vorher angedeuteten Störungen garnicht selten an dem schlechten Gedeihen des Kindes mit schuld.

Schädigung durch Schwerhörigkeit. Auch die Schwerhörigkeit bedingt besondere Schädigungen des Kindes. Je begabter und reger ein Kind ist, um so weniger leidet es unter Schwerhörigkeit, ja selbst unter Taubheit. Aber je unbegabter das Kind, oder je mehr es andererseits von Natur fahrig und zerstreut ist, um so höhere Bedeutung gewinnt die Störung dieses wichtigen Sinnesorgans. Es ist daher nicht statthaft, zu sagen, daß von dem oder jenem Grade von Schwerhörigkeit an, das Kind z. B. im Fortkommen in der Schule gestört werde. Ein reges, aufmerksames Kind kann auch noch bei einer Hörschärfe von 2 m Flüstersprache bei geringer Berücksichtigung erfolgreich dem allgemeinen Unterricht folgen. Ein schlaffes, fahriges Kind ist schon bei 4 m Flüstersprache stark gehemmt. Die scharfe Konzentration der Aufmerksamkeit, die hier nötig ist, kann das Kind eben nicht leisten, und so kommt es zu der ausgesprochenen Aprosexie, d. h. jener schlaffen Unaufmerksamkeit, die vielfach auf große Entfernung hin auch ohne jede Untersuchung den Schwerhörigen erkennen lassen. So mag ein guter Teil der sog. Aprosexie bei Nasenrachenmandel-Hyperplasie auf der begleitenden Schwerhörigkeit beruhen (s. S. 66).

Die große Zahl der Schwerhörigen in den Hilfsschulklassen erklärt sich hoffentlich nicht daraus, daß Schwerhörige, die absolut dem Schulunterricht nicht folgen konnten, in die Hilfsschulen abgeschoben wurden, sondern wohl dadurch, daß degenerierte Astheniker und andere Unbegabte bei Schwerhörigkeit dem Klassenziel nicht mehr folgen konnten, während sie bei normalem Hörvermögen ihr Ziel vielleicht noch eben erreicht hätten.

Die Zahl der ernstlich Schwerhörigen unter diesen Kindern beträgt nach Hartmann 51 %, nach Imhofer etwa 18 %.

Daß auch geringere Grade der Störung des Hörvermögens Einfluß auf die Klassenleistung haben können, scheint aus den Untersuchungen von Ostmann hervorzugehen. Wenn man die Schüler nach ihren Klassenleistungen in drei gleiche Teile teilt, so hört das erste Drittel der Klasse $4\frac{1}{2}$ mal so gut wie das letzte.

XIII. Berücksichtigung der Schwerhörigkeit bei der Erziehung in Haus und Schule.

Es ist dringend nötig, daß die Eltern sich mit Kindern, die von früher Kindheit an schwerhörig sind, energischer beschäftigen. Es gibt Gruppen von Kindern, die schon bei geringer Schwerhörigkeit, ja in seltenen Fällen selbst ohne solchen Fehler akustische Reize wenig beachten. Abgesehen von diesen pathologischen Kindern werden stark schwerhörige, intelligente Kinder durch Schärfung ihrer anderen Sinne und nicht durch Übung der Hörreste den Defekt auszugleichen sich bemühen. Es ist daher das Kind zur akustischen Aufmerksamkeit direkt zu erziehen. Kleine Musikinstrumente, ja mitunter das Grammophon, ebenso Erziehung zum Singen sind notwendig, damit das Kind seine Aufmerksamkeit auf Hörreize konzentrieren lernt. Unaufmerksamkeit ist gerade bei Schwerhörigen noch mehr zu bekämpfen als bei Gesunden. In der Schule ist schon von 4 m Flüstersprache an ein besonderer Platz nötig. Bei einseitiger Herabsetzung des Hörvermögens ist auch beim normalen anderen Ohre das Kind so zu setzen, daß das gesunde Ohr dem Lehrer zugewandt ist. Für stärker Schwerhörige hat Hartmann mit Recht besondere Klassen verlangt. Von 2 m Flüstersprache an ist eine derartige besondere Berücksichtigung wohl für alle obligatorisch. Denn selbst für das strebsamste Kind ist die Notwendigkeit einer extremen Anspannung der Aufmerksamkeit, wie es die normale Schulklasse erfordert, eine schwere Aufgabe.

Es ist dringend notwendig, daß sämtliche Kinder bei der Aufnahme in die Schule auf ihre Hörfähigkeit untersucht werden, und daß bei Herabsetzung derselben für eine präzise Diagnose gesorgt wird. Es genügt nicht die Mitteilung an die Eltern: Ihr Kind ist schwerhörig und muß zum Arzte. Diese wird nicht befolgt, wenn nicht zugleich die Angabe hinzugefügt wird, daß dieses Leiden auch heilbar ist. Aber selbst wenn die Eltern diese Mahnung beherzigen und ihren Arzt aufsuchen, so ist nichts geholfen, wenn bei einem chronischen Ohrenfluß dieser eine Ohrenspritze und ein Ohrenwasser aufschreibt. Es muß auch ausgesprochen werden, daß bei der großen Zahl von ohrenleidenden Kindern der Kassenarzt eine Wochen dauernde, täglich längere Zeit in Anspruch nehmende Behandlung aus zeitlichen Rücksichten oft gar nicht übernehmen kann. Bei den ärmeren, nicht in einer Kasse befindlichen Patienten ist die notwendige häufige Inanspruchnahme des Arztes, z. B. bei chronischem Ohrenflusse, auch aus pekuniären Gründen nicht durchführbar. Im übrigen scheitert gerade in solchen Fällen alles an der Indolenz weiterer Kreise gegen Ohrenleiden. Unter diesen Umständen ist ebenso eine Bevormundung gerechtfertigt, wie dies für die Zahnleiden bereits in den Schulzahnpolikliniken besteht. In kleineren Verhältnissen kann der Schularzt ruhig auch einmal seine Kompetenz überschreiten und aus dem Diagnostiker auch ein Behandler werden. Sonst ist aber dafür zu sorgen, daß ein Schulohrenarzt zugleich als Leiter einer Schulohrenpoliklinik angestellt wird. Ein gewisser sanfter Druck auf die Kinder, den ein taktvoller Lehrer ausüben wird, sichert dann die oft so notwendige Konstanz der ärztlichen Behandlung. Aber auch für andere Kinder sollte dadurch gesorgt sein, daß das Interesse der Ärzte für die Ohrenleiden ein regeres würde. Je nach dem einzelnen Können und Wissen soll der Arzt diese Fälle selber behandeln oder dem Ohrenarzt überweisen, sich aber nie zum Mitschuldigen an der üblichen Geringschätzung der Ohrenleiden machen.

XIV. Anhang.

Fremdkörper im äußeren Gehörgang.

1. Harte, den Gehörgang zum Teil ausfüllende Fremdkörper.

Man findet im Gehörgang der Kinder alle nur denkbaren Gegenstände gelegentlich als Fremdkörper. Betrachten wir zunächst die harten, den Gehörgang zum größten Teil ausfüllenden Fremdkörper. Für den Praktiker ist zunächst zu unterscheiden, wie tief der Fremdkörper im Ohre liegt. Solange keine Extraktionsversuche gemacht sind, liegen alle etwas größeren Fremdkörper, die an und für sich schon den Gehörgang zum großen Teile ausfüllen, noch im knorpligen Teile. Erst, wenn versucht worden ist, denselben herauszuziehen, wird er in den knöchernen Anteil hinabgetrieben, ja unter Verletzung des Trommelfells in das Mittelohr eingekeilt. Vor diesem Ereignis ist der Fremdkörper für das Kind ungefährlich, höchstens, daß eine durch Wassereingießung quellende Erbse und Bohne Beschwerden macht. Erst, wenn eine Verletzung entstanden ist, droht dem Kinde Gefahr. Durch das verletzte Trommelfell dringen Eitererreger ins Mittelohr. Der ins Mittelohr eingekeilte Fremdkörper führt durch Druck auf das Fenster zur Labyrinthitis und Meningitis (Schwartze).

Trautmann pflegte als Warnung in seiner Vorlesung von zwei Kindern zu berichten, die beide am selben Tage sich einen Johannisbrotkern in den äußeren Gehörgang gesteckt hatten. Das eine Kind wurde gewaltsamen Extraktionsversuchen ausgesetzt und bekam eine schwere eitrige Infektion der Mittelohrräume.

Bei dem anderen Kinde wurde Jahre später gelegentlich einer Ohrenuntersuchung der Ohrenpfropf, der sich um den Johannisbrotkern gebildet hatte, zufällig entfernt. Aus Angst vor Strafe hatte das Kind bis dahin geschwiegen und es schließlich ganz vergessen.

Therapie. Die Entfernung eines Fremdkörpers aus dem äußeren Gehörgang dieser Art hat, solange keine Extraktionsversuche gemacht wurden, keine Eile. Sobald der Fremdkörper nicht sehr groß ist, ist es möglich, ihn durch kunstgerechtes Ausspritzen zu entfernen. Sehr bequem aber ist es, einen kleinen Haken hinter den Fremdkörper zu führen und ihn so von rückwärts her herauszuziehen. Am besten benutzt man ein kleines, zierliches Instrument, das am Ende rechtwinklig knapp 1½ mm lang abgebogen ist und das sich, falls der Fremdkörper nicht künstlich eingekeilt ist, fast stets neben dem Fremdkörper hinten obenhin durchführen läßt. Vorbedingung aber ist eine absolut sichere Fixierung des Kopfes. Nicht gestattet ist bei diesen Fällen die Benutzung einer Zange oder Pinzette, durch die der Fremdkörper stets nur tiefer getrieben wird. Sobald aber schon vorher eine Verletzung durch blutigen Ausfluß oder durch Einkeilung eines Fremdkörpers in die Tiefe des Gehörganges nachgewiesen ist, ist der Fall dem Otochirurgen zu überweisen, da hier oft eine Entfernung auf operativem Wege angezeigt ist.

2. Andersartige Fremdkörper.

Weiche Fremdkörper, Papier u. a., sind entweder auszuspritzen oder ebenso, wie kleine Schuppen mit der Hartmannschen Ohrenpinzette zu entfernen, unter der auch hierbei selbstverständlichen Vorsicht. Kleine, harte Fremdkörper müssen stets ausgespült werden oder lassen sich mitunter mit einem Klebstoff an einem kleinen Watteträger ankleben (Mastix). In das Trommelfell eingespießte Streichhölzer oder Nadeln lassen sich durch die Zange relativ leicht entfernen.

Gelegentlich findet man Wanzen oder Flöhe im Ohr, beide meist tot. Die Kinder haben in der Regel in der Nacht über Ohrgeräusche und oft enorme Schmerzen geklagt. In einem Falle sah ich auf dem Trommelfell drei große Blasen, daneben lag eine tote Wanze. Die Einträufelung von etwas Karbol-Glyzerin beseitigt die augenblicklichen Beschwerden. Bei chronischer Mittelohreiterung findet man Fliegenmaden, deren Entfernung nach Abtötung durch Öleingüsse meist leicht gelingt.

Literatur.

Alexander, Gustav, Zur Kenntnis der akuten Labyrinthitis. Monatsschr. f. Ohrenheilk. 45. I. 1911. S. 482. — Derselbe, Klinische Studien zur Chirurgie der otogenen Meningitis. Arch. f. Ohrenheilk. 1908. Bd. 75. S. 222 und Bd. 76. S. 1. — Derselbe, Beiträge zur Labyrinthchirurgie. Arch. f. Ohrenheilk. Bd. 81. 1910. S. 208. — Derselbe, Behandlung, Verlauf und Prognose der eiterigen Erkrankungen des Ohrlabyrinths. Arch. f. Ohrenheilk. Bd. 82. 1910. S. 1. — Alt, Ferdinand, Über otogene Abduzenslähmung. Monatsschr. f. Ohrenheilk. 40. Jahrg. Heft 2. 1906. S. 88. — Barany,

Über den vom Ohre auslösbaren Nystagmus. 77. Versammlung deutscher Naturforscher und Ärzte in Meran. Abt. f. Ohrenheilk. in Meran. Zeitschr. f. Ohrenheilk. Bd. 51. 1906. S. 114. — Barton, W. M., The Elimination of Hexamethylenamin by the Mucous Membran of the Middl. Ear. Journ. A. M. 1910. März. — Baurowicz, Eine otogene Abduzenslähmung. Monatsschr. f. Ohrenheilk. 40. Jahrg. 1906. S. 535. — Blühdorn, Meningitis serosa und verwandte Zustände im Kindesalter. Berl. klin. Wochenschr. 1912. Nr. 38. — Derselbe, Versuche mit Chinosol und Formaldehyd bei Tuberkulose. Veröffentlichung der Robert Koch-Stiftung. Heft 3. 1911. — Bonhoff und Esch, Über einen Fall von Meningitis purulenta beim Neugeborenen. — Braun, Isidor, Beitrag zur Kenntnis der akuten Nekrose des Warzenfortsatzes bei akuter Otitis. Monatsschr. f. Ohrenheilk. 45. I. 1911. S. 30. — Brieger, Die Heilbarkeit der otogenen Meningitis. Bericht über die 21. Versammlung der deutschen otologischen Gesellschaft. Hannover 1912. Jena 1912. S. 77. — Derselbe, Über den Begriff der Labyrintheiterung aus Szenes Bericht über den VII. internationalen Otologenkongreß in Bordeaux. Arch. f. Ohrenheilk. Bd. 62. Heft 3 u. 4. — Bürkner, Zur Parazentesenfrage. Arch. f. Ohrenheilk. Bd. 62. 1904. S. 177. — Derselbe, Erfahrungen über die Verwendbarkeit des Alypins. Berl. klin. Wochenschr. 1907. Heft 14. S. 389. — Bürkner und Uffenorde, Bericht über die in den beiden Etatsjahren 1907/08 in der Universitäts-Poliklinik für Ohren-, Nasen- und Halskrankheiten zu Göttingen beobachteten Krankheitsfälle. Arch. f. Ohrenheilk. Bd. 80. 1909. S. 222. — van Caneghem, Demonstration eines Falles von Mittelohrtuberkulose mit tuberkulöser Infiltration des Bulbus der Vena jugularis. Bericht über die 21. Versammlung der deutschen otologischen Gesellschaft. — Dallmann und Isemer, Jahresbericht über die Tätigkeit der Kgl. Universitätsklinik zu Halle. Arch. f. Ohrenheilk. 59. Bd. S. 44. — Dintenfaß, Nachweis von intern verabreichtem Urotropin im Ohreiter. Monatsschr. f. Ohrenheilk. 1911. S. 458. — Espenscheid, Ein Beitrag zur Frage der Beziehungen zwischen Karies des Felsenbeines und Neuritis optica. Arch. f. Ohrenheilk. Bd. 63. 1904. 51. — Fleischmann, Über die Behandlung eitriger Mittelohrerkrankungen mit Bierscher Stauungshyperämie. Monatsschr. f. Ohrenheilk. 40. 1906. S. 319. — Forestier, Referat. Arch. f. Ohrenheilk. Bd. 62. Heft 3 u. 4. — Göppert, Über das Mittelohr im gesunden und kranken Zustande. Jahrb. f. Kinderheilk. Bd. 45. S. 1. — Görke, Die pathologische Bedeutung autoptisch nachweisbarer Mittelohrexsudate. S. A. aus Verhandlungen der deutschen otologischen Gesellschaft. Mai 1904. S. 101. — Derselbe, Die exsudativen und plastischen Vorgänge im Mittelohr. Arch. f. Ohrenheilk. Bd. 65. 1905. S. 226. — Derselbe, Die entzündlichen Erkrankungen des Labyrinths. Arch. f. Ohrenheilk. Bd. 80. 1909. S. 1. — Derselbe, Labyrinthveränderungen bei Genickstarre. Verhandlungen der deutschen otologischen Gesellschaft auf der 15. Versammluug in Wien. 1906. S. 227. — Gomperz, Pathologie und Therapie der Mittelohrentzündungen im Säuglingsalter. Wien, Verlag von Josef Sefar. — Derselbe, Über die Ursachen des Offenbleibens und Vernarbens von Trommelfellücken im Kindesalter. Zeitschr. f. Kinderheilk. Bd. V. S. 54. — Gradenigo, Über zirkumskripte Leptomeningitis mit spinalen Symptomen und über Paralyse des N. abducens otitischen Ursprungs. Arch. f. Ohrenheilk. Bd. 62. 1904. S. 255. — Gradenigo und Penzo, Bakteriologische Beobachtungen über den Inhalt der Trommelfellhöhle in Kadavern von Neugeborenen. Zeitschr. f. Ohrenheilk. Bd. 21. 1891. S. 298. Nach Virchow-Hirsch. — Haike, Beiträge zur Pathologie des Mittelohres im Säuglingsalter. (Sitzungsbericht.) Arch. f. Ohrenheilk. Bd. 66. 1905. S. 292. — Hartmann, Deutsche med. Wochenschr. Nr. 26. — Derselbe, Die Einwirkung der Otitis media auf den Verdauungsapparat. Zeitschrift für Ohrenheilkunde. 34. 1899. S. 1. — Heermann, Otitis media concomitans im frühen Kindesalter. Sammlung zwangloser Abhandlungen aus dem Gebiete der Nasen- usw. Erkrankungen. Bd. 3. 1898. Heft 4. — Henrici, Die Tuberkulose des Warzenfortsatzes im Kindesalter. Arch. f. Ohrenheilk. Bd. 48. Ergänzungsheft. — Hübener, Notizen über die Anwendung des Anästhesins. Therap. Monatsschr. 26. 1912. S. 121. — Hutviert, Über das Hörvermögen des Neugeborenen. Schaefer-Passows Beiträge. 1912. — Isemer, Klinische Erfahrungen bei der Behandlung der Otitis media mit Stauungshyperämie. Arch. f. Ohrenheilk. Bd. 69. 1906. S. 131. — Jürgens, Weitere Untersuchungen über die diagnostische Bedeutung der Rhodanreaktion im Speichel Ohrkranker usw. Monatsschr. f. Ohrenheilk. Bd. 38. 1904. S. 193. — Kander, Die Störungen der Geschmacksempfindung bei chronischen Mittelohrvereiterungen, insbesondere nach operativen Eingriffen. Arch. f. Ohrenheilk. Bd. 68. 1906. S. 69. — Kayser, Ein einfacher Ersatz für den Lärmapparat. Monatsschr. f. Ohrenheilk. 74. 1910. S. 1215. — Kishi, Über die otitische Dyspepsie der Säuglinge. Arch. f. Ohrenheilk. Bd. 70. 1907. S. 1. — Kobrak, Mittelohrdiphtherie ohne Membranbildung. Zeitschr. f. Ohrenheilk. Bd. 62. 1904. S. 11. — Körner, Über die konservative Behandlung der chronischen Mittelohreiterung. Zeitschr. f. Ohrenheilk. Bd. 56. 1908. S. 283. — Kossel, Charité-Annalen. XVIII. S. 497. — Kümmel-Heidelberg, Bakteriologisch-klinische Untersuchungen bei akuten Mittelohrentzündungen. Aus Bericht über die XV. Versammlung der deutschen otologischen Gesellschaft. Arch. f. Ohrenheilk. Bd. 69.

1906. S. 257. — Kuscharianz, Arch. f. Ohrenheilk. Bd. 10. 1906. S. 119. — Leischner und Denk, Berl. klin. Wochenschr. 1911. S. 821. — Lewin, Zur Frage über die Mittelohrdiphtherie. Arch. f. Ohrenheilk. Bd. 63. 1904. S. 229. — Leibecke, Zur Sekretion des Urotropins durch Schleimhäute und seröse Häute. Berl. klin. Wochenschr. 1913. — Mauthner, Zur Kenntnis der Schwerhörigkeit und Ertaubung nach Meningitis cerebrosp. epidemica. Monatsschr. f. Ohrenheilk. 45. I. 1911. S. 1385. — Netter, Comptes rendus de la société de biologie. 1883. Nach Rasch. — Max, Abnormes topographisches Verhalten der Carotis interna und des Bulbus der Vena jugularis zur Paukenhöhle. Wiener med. Wochenschr. 1905. Nr. 1—3. — Meyer, J., Vortrag in d. München. mediz. Gesellschaft f. Kinderheilk. Jahrb. f. Kinderheilk. Bd. 77. S. 75. — Most, Topographisch-anatomische und klinische Untersuchungen über den Lymphgefäßapparat des äußeren und des mittleren Ohres. Arch. f. Ohrenheilk. 64. Bd. S. 203. — Nadoleczny, Jahrb. f. Kinderheilk. S. 77. Bd. 77. — Neumann, Über infektiöse Labyrintherkrankungen. Monatsschr. f. Ohrenheilk. 45. I. 1911. S. 572. — Obermüller, Die konservative Behandlung der akuten Mittelohrentzündung. Therap. Monatsschr. 25. 1911. S. 536. — Papanikolavu, Der Wildesche Schnitt und dessen Heilpotenz. Arch. f. Ohrenheilk. S. 123. Bd. 50. — Pius, Jahrb. f. Kinderheilk. N. F. Bd. 26. S. 298. — Ponfick, Berl. klin. Wochenschr. 1897. — Preysing, Otitis media der Säuglinge. Wiesbaden, Verlag von Bergmann. — Rasch, Jahrb. f. Kinderheilk. Bd. 37. S. 319. — Rietschel, Otitis media im Säuglingsalter. Therap. Monatsh. 23. 1909. S. 252. — v. Ruppert, Zur Behandlung und Prognose der chronischen Mittelohreiterung. Münch. med. Wochenschr. 1908. S. 1123. — Scheibe, Über induzierte Labyrinthitis. Bericht über die 21. Versammlung der deutschen otologischen Gesellschaft. Hannover 1912. S. 210. — Derselbe, Was müssen wir von der konservativen Behandlung chronischer Mittelohreiterung erwarten? Zeitschr. f. Ohrenheilk. Bd. 56. 1908. S. 284. — Derselbe, Zur Ätiologie und Prophylaxe der Nekrose des Knochens im Verlauf der chronischen Mittelohreiterung. Zeitschr. f. Ohrenheilk. Bd. 43. 1903. S. 47. — Schmalz, Arch. d. Heilk. S. 251. — Schwartze, Tod durch Meningitis nach fehlerhaften Versuchen einen Stein aus dem Ohre zu entfernen. Arch. f. Ohrenheilk. Bd. 67. S. 110. — Siebenmann, Die Therapie der Mittelohreiterung, nach Ref. Zeitschr. f. Ohrenheilk. Bd. 56. 1908. S. 358. — Shin-Sza-Ziba, Über den Einfluß kalter Bäder aufs Ohr. Arch. f. Ohrenheilk. Bd. 86. 1911. S. 312. — Spira, Über die Behandlung akuter Mittelohrentzündungen mit der Stauungshyperämie nach Bier. Monatsschr. f. Ohrenheilk. Jahrg. 44. S. 288. Heft 3. — Stimmel, Biersche Stauung bei Otitis media. Münch. med. Wochenschr. 1908. S. 1128. — Tenzer, Über das Verhalten des Augenhintergrundes bei Erkrankungen des Gehörorgans. Arch. f. Ohrenheilk. Bd. 63. 1904. S. 23. — Tröltsch, Nach Rasch und Wendt zitiert. — Uffenorde, Die therapeutischen Erfahrungen über die otogene Meningitis. Bericht über die 21. Versammlung der deutschen otologischen Gesellschaft. Hannover 1912. S. 69. — Derselbe, Passows Beiträge. 1911. Heft 4. — Derselbe, Die komplizierten Fälle von Mittelohreiterung. Monatsschr. f. Ohrenheilk. 45. I. 1911. S. 1221. — Derselbe, Kasuistische Beiträge zum Durchbruch ins Labyrinth nach akuter Mittelohreiterung. Beiträge zur Anatomie, Physiologie etc. des Ohres, der Nase und des Halses. Bd. 3. 1910. S. 74. — Urbantschitsch, Lehrbuch der Ohrenheilkunde. Urban und Schwartzenberg, Berlin-Wien. 5. Aufl. 1910. — Derselbe, Über vom Ohr ausgelöste Reflexe und Irritationserscheinungen. Monatsschr. f. Ohrenheilk. 45. I. 1911. S. 746. — Vogt, Die Dauererfolge bei der konservativen Behandlung der Otitis media chronica purulenta. Zeitschr. f. Ohrenheilk. Bd. 58. 1909. S. 288. — Voß, Weitere sieben Fälle von Sinusthrombose bei ausgeheilter akuter Mittelohrentzündung. Zeitschr. f. Ohrenheilk. Bd. 53. 1907. S. 42. — Wanner, Funktionsprüfungen bei akuten Mittelohrentzündungen. Zeitschrift f. Ohrenheilk. Bd. 43. 1901. S. 61. — Wendt, Arch. d. Heilk. XIV. Verschiedene Arbeiten, besonders S. 97 u. 262. — Wreden, Otitis media neonatorum. Monatsschr. f. Ohrenheilk. 1868. Nr. 7, 8, 9, 10, 11. — Zaufal, Über das Vorkommen seröser Flüssigkeit in der Paukenhöhle. Archiv für Ohrenheilkunde. 5. 1870. S. 38. Prager med. Wochenschr. 1902. 47. S. 562.

Vierter Teil

Nasenrachen- und Mittelohrerkrankungen in ihrer Beziehung zu den akuten Infektionskrankheiten.

I. Diphtherie.

1. Erkrankung der Nase und des Nasenrachenraumes.

Der Diphtheriebazillus besitzt eine gewisse Affinität zur Nasenschleimhaut. Wir finden ihn dort als Schmarotzer besonders im Säuglingsalter, und zwar wird er im Schleim der Nasengänge leichter gefunden als in Rachenabstrichen.

Diphtheriebazillenträger. Nach Seligmann und Schloß zeigten die in das Berliner Säuglingsasyl aufgenommenen Säuglinge im vergangenen Jahre 10% Diphtheriebazillen im Nasenschleim. Ebenso wie Neufeld und die genannten Autoren fanden auch wir am häufigsten und hartnäckigsten diese Bazillen bei Kindern mit chronischen Nasenerkrankungen und zwar, wie ich auf Grund sorgfältiger wiederholter Untersuchungen behaupten darf, ohne daß es zur Nasendiphtherie zu kommen braucht. Ja auch, wenn eine akute Grippeepidemie eine Abteilung befällt, während ein Bazillenträger in derselben ist, wird man vorzugsweise bei den Kindern mit akutem Schnupfen Bazillen finden, ohne daß alle diese Nasendiphtherie hätten. Solche Fälle würde man dann als Nasendiphtherie ohne Beläge betrachten, wenn nicht gleichsinnig und gleichzeitig erkrankte Kinder auf derselben Abteilung, die keine Diphtheriebazillen beherbergen, diesen Schluß unmöglich machten.

So wurden zu gleicher Zeit auf derselben Abteilung zwei Fälle mit Grippeninfektion beobachtet.

Bei Fall 1 entwickelte sich eine diphtherische Erkrankung des hinteren Rachenraumes und des Kehlkopfes mit Streptokokken, aber ohne Diphtheriebazillen. Die Untersuchung wurde im Leben und bei der Sektion so oft wiederholt, daß das Vorkommen von Diphtheriebazillen nicht übersehen werden konnte. Im zweiten Falle bestand ein schwerer Schnupfen ohne jede diphtherischen Beläge, aber das Kind hatte Diphtheriebazillen.

Es hat Zeiten gegeben, wo es den Anschein hatte, als ob man ungestraft auf Säuglingsstationen Bazillenträger aufnehmen könne. Gegen dieses Verfahren spricht jedoch schon die Beobachtung, daß die Zahl der Diphtheriebazillenträger in Säuglingsanstalten sich verdoppelte (Seligmann und Schloß). Daß Monate vergehen können, ehe eines dieser Kinder an Diphtherie erkrankt, darf uns über die bestehende Gefahr nicht hinwegtäuschen. Dreimal sah ich in solchen Zeiten junge Schwesterschülerinnen, die, vom Urlaub zurückgekehrt, auf eine Station mit Bazillenträgern kamen, in den ersten Tagen an Diphtherie erkranken. Tritt vollends eine Grippeepidemie auf der Säuglingsabteilung auf, dann verbreitet sich nicht nur der Löfflersche Bazillus auf der Station, sondern er beginnt auch pathogen zu wirken [1]).

Bei der Diagnose des Diphtheriebazillus ist es doch mitunter notwendig, sich davon zu überzeugen, ob es sich in der Tat um virulente Bazillen handelt. Das gilt namentlich (Neufeld) für das Vorkommen des Bazillus bei Ozäna. Gerade bei dieser Krankheit genügt die gewöhnliche Methode nicht zum Nachweis.

Nasendiphtherie. Die Nasendiphtherie als Komplikation schwerer Diphtherie des Pharynx bedarf keiner weiteren Besprechung. Sie tritt gegenüber der Hauptlokalisation an Bedeutung zurück. Sie ist immer ein Ausdruck einer besonderen Bösartigkeit der Erkrankung. Anders die primäre, lange Zeit isoliert bleibende Nasendiphtherie.

Die primäre Nasendiphtherie als isolierte, selbständige Erkrankung ist in keinem Alter selten. Im Säuglingsalter aber ist sie die gewöhnliche Reaktionsform auf den Löfflerschen Bazillus. Schon unter den Neugeborenen der Entbindungsanstalten gibt es Epidemien.

Unter 20 im Hause vorhandenen Neugeborenen einer Entbindungsanstalt fand ich 5 Nasendiphtherien. Die Kinder waren durch eine Bazillenträgerin (Hebammenschülerin) infiziert worden.

Diese Empfindlichkeit bleibt durch das ganze erste und wohl auch zweite Lebensjahr hindurch bestehen, so daß, obgleich die Universitätskinderklinik in Göttingen leider keine Infektionsabteilung besitzt und nicht mehr als 20—25 Kinder beherbergt, in den ersten zwei Jahren des Bestandes schon 15 Fälle von Nasendiphtherie auf der Abteilung entstanden, die meistenteils den ersten zwei Lebensjahren angehörten. Nicht so häufig ist die Nasendiphtherie in der Praxis. Wiewohl ich in der Privatpraxis und Poliklinik seit vielen Jahren schon darauf fahnde, verfüge ich nur über eine etwa ebenso große Reihe von Fällen, die aber diagnostisch um so wichtiger sind (vgl. Blochmann). Bei Lungenentzündung, Bronchopneumonien, besonders nach Masern, schließlich auch bei schwer appetitlosen verschnupften Säuglingen zeigte die Untersuchung der an eitrigem Ausfluß erkrankten Nase diphtherische Beläge. In einzelnen Fällen wurde der Grund einer beginnenden leichten Heiserkeit oder rauhen Hustens durch die Nasenuntersuchung erkannt. Auch bei älteren Kindern sind hartnäckige Schnupfen, ja Fälle, die durchaus wie „skrofulöser" Schnupfen aussehen, durch die diphtherische Erkrankung der Schleimhäute bedingt.

Man denkt um so weniger an diese Natur der Erkrankung, als sich meistens Diphtherie auf subakuten oder chronischen Schnupfen aufpfropft.

Achtjähriger Knabe, seit Jahren chronischer Schnupfen. Sechs Wochen vor der ersten Untersuchung Verschlimmerung desselben, hie und da Nasenbluten. Ausgebreitete Beläge der Nase.

Vierjähriges Kind, erkrankt an ziemlich hartnäckigem Schnupfen. Am sechsten Tage dieses Schnupfens weder diphtherische Beläge, noch Bazillen nachweisbar. Als ich 10 Tage später das Kind wiedersehe, finde ich diphtherische Beläge und Diphtheriebazillen, und jetzt erst erkrankt ein Kind derselben Abteilung an Nasendiphtherie.

In allen Altersstufen ist die unkomplizierte Nasendiphtherie meist lange Zeit hindurch eine harmlose Erkrankung. Die Temperaturkurve wird wenig

---

[1]) Die Diphtheriebazillenträger sind nach Schrammen zeitweise in der Schule etwa ebenso häufig (6—10%) wie in Säuglingskliniken. Doch standen sie in keiner Beziehung zu diphtherischen Erkrankungen. Conradi und Schanz unterscheiden zwischen Hauptträgern und Nebenträgern. Hauptträger sind solche, die ihre Diphtheriebazillen durch unmittelbare Ansteckung an einem Diphtheriekranken erworben haben und die Diphtheriekranken vor, während und nach der Erkrankung. Die Nebenträger sind bei der Verbreitung der Diphtherie nicht beteiligt. Diese Anschauung würde manches Rätsel erklären. Die neueren Forschungen über die Mutation von Bakterien machen eine solche Differenz verständlich. Die Möglichkeit eines plötzlichen Rückschlages eines mutierten Stammes in seine alten Eigenschaften ist freilich anzuerkennen.

oder gar nicht verändert. Ja man kann die schönsten „Monothermien“ bei Säuglingen beobachten. Der allgemeine Gesundheitszustand leidet direkt wenig oder gar nicht.

Das verfallene Aussehen einzelner Brustkinder ist oft nur bedingt durch das mangelhafte Trinken. Durch eine Flasche Tee kann man diesen „Verfall“ dann prompt beseitigen.

Dieser geringen Reaktion des Körpers entspricht leider auch ein chronischer Verlauf. Ja man hat fast den Eindruck, als wenn es spontan wenigstens innerhalb von Wochen nicht zur Heilung kommen könnte. Je länger jedoch die Erkrankung dauert, um so mehr machen sich Schädigungen geltend. Die zunehmende Verstopfung der Nase und wohl auch die Miterkrankung des Nasenrachenraums haben beim Säugling nicht nur alle Schädigungen des chronischen Schnupfens zur Folge, sondern die Appetitlosigkeit wird häufig fast zur Nahrungsverweigerung. Mitunter sehen wir nach wochenlangem Verlaufe doch noch den Übergang auf den Kehlkopf, das Ohr und die Konjunktiva (vgl. Blochmann). Bei älteren Kindern ist die Störung des Allgemeinbefindens dann auch wohl, wenn auch weniger kraß ausgeprägt vorhanden. Außerdem scheint mir aber aus Anamnesen hervorzugehen, daß die überraschenden Croupfälle ohne Erkrankung der Pars oralis häufig viele Tage vorher an einem auffälligen Schnupfen gelitten haben. Einen solchen Fall haben wir kürzlich in unserer Klinik beobachten können. Ich möchte denselben geradezu für typisch halten.

Kind Hermann, 1¾ Jahr alt. Multiple Tuberculome und Fungus des Fußgelenkes unter Rosenbachscher Tuberkulinbehandlung ausgeheilt. Blühendes, kräftiges Kind. Seit ¾ Jahr auf der Abteilung. Schon einmal Bazillenträger, einmal Nasendiphtherieerkrankt, erkrankt am 4. November an Nasendiphtherie. Da er auf Serum schon einmal mit schwerster Anaphylaxie reagiert hat, nur lokale Serumbehandlung. Die Nasendiphtherie zeigt innerhalb von sechs Tagen keine Veränderung. Verlegung auf die Infektionsabteilung der medizinischen Klinik. Wird mit freier Nase zwecks Demonstration in der Vorlesung am 23. November vorgeführt. Am Abend schwerer Croup, am zweiten Tage Tracheotomie. Heilung trotz Lungenentzündung, Lähmungen und anderer Störungen.

Verhältnismäßig selten werden im Säuglingsalter Nasendiphtherien beobachtet, die von vornherein mit schweren Fiebererscheinungen beginnen. Der Verlauf aber braucht darum kein schlimmerer zu sein, auch wenn es sich um sechsmonatliche Säuglinge handelt. Anders, wenn der diphtherische Schnupfen beim elenden Kinde zur beginnenden Bronchitis hinzutritt. Hier habe ich den Eindruck, daß die Bronchitis bösartiger verläuft, und wenn sie auch erst nach Heilung der Diphtherie zum Tode führt, daß doch die Diphtherie Mitschuld an dem traurigen Ausgang hat. Umgekehrt ist der Verlauf der Diphtherie ein bösartigerer bei Kindern, die bei Masern und Pneumonie einen diphtherischen Schnupfen acquirieren. Hier kam es in unseren Fällen schon in den ersten Tagen zu leichter Heiserkeit, und es dürfte also frühzeitig in anderen Fällen zum ausgesprochenen Croup kommen. Mancher Fall von ascendierendem Croup nach Pneumonie und Masern mag so beginnen. Die rechtzeitige Erkennung des diphtherischen Schnupfens hätte dann Gelegenheit gegeben, die sonst meist verlorenen Fälle zu retten.

Diagnose der Nasendiphtherie. Der Beginn des diphtherischen Schnupfens unterscheidet sich beim Säugling anfänglich nicht vom gewöhnlichen Schnupfen. Meist erscheint in der ersten Woche bei der liegenden Haltung des Säuglings die Nase trocken. Erst später, nur bei älteren Kindern schon in den ersten Tagen, macht blutig eitriges Sekret, besonders aber Nasenbluten auf eine tiefergehende Erkrankung aufmerksam.

Es bedarf also einer gewissen Zeit, ehe sich das typische Sekret einstellt. Es ist daher dringend notwendig, daß der Arzt sich angewöhnt, bei jedem eitrigblutigen Schnupfen und bei Nasenbluten, namentlich auch bei Masern und

Lungenentzündung, ferner aber auch bei sonst unverdächtigem Säuglings-
schnupfen während einer Epidemiezeit die Nase direkt zu untersuchen.

Als Kontrolle, sonst aber nur als Notbehelf, soll die bakterielle Untersuchung dienen,
doch beweist diese streng genommen nur, daß das Kind ein Bazillenträger ist. Das Un-
erfreuliche für den Praktiker liegt darin, daß er den wichtigsten Teil der Diagnose in die
Hände eines Instituts legt, und daß ein einmaliger negativer Befund nicht einmal be-
weisend ist. Im allgemeinen vergehen aber über dieser Untersuchung 24, ja oft noch mehr
Stunden, und diese Zeit kann man wohl beim unkomplizierten diphtherischen Schnupfen,
nicht aber bei gleichzeitigen Masern oder Lungenerkrankungen verlieren.

Die Untersuchung erfolgt nach der im ersten Abschnitt geschilderten
Technik. (S. 6.)

Die Nase ist meistenteils, wenn sie auch von außen trocken erscheint, mit Sekret
gefüllt, das vorwiegend schleimig, eitrig oder wässrig-blutig sein kann. Die Entfernung
desselben erfolge nur durch mit Vaselin getränkte Wattetupfer, um jede Blutung zu vermeiden. Sitzt die Diphtherie beim Säugling im mittleren Nasengang, so ist oft die erkrankte Nasenseite durch bernsteinfarbiges eingedicktes Sekret verschlossen.

Bei weitem am häufigsten finden wir am Septum gleich vorn ein- oder beiderseitig
einen meist ziemlich dünnen Belag. Mit einem feinen Wattetupfer schiebt man ein wenig
diese Membran zurück und weist so nach, daß es sich wirklich um eine Membran handelt,
die festhaftet und nicht ohne Substanzverlust zu entfernen ist. Derber und sukkulenter
sind die Membranen auf der unteren Muschel. Sie sind im Beginn oft nur erbsengroß.
Seltenere Formen der Affektion sind Beläge auf dem Boden des unteren Nasenganges.
Bei Säuglingen sah ich zweimal isolierte Erkrankung der mittleren Muschel ein- und beiderseits, aber die Diagnose war hier besonders leicht, da nach dem Lamannschen Gesetze
die nach außen von einer Verstopfung der Luftwege gelegenen Teile, hier also die untere
Nasenmuschel, extrem abgeschwollen waren. Bei weiter fortgeschrittenen Fällen ist
freilich die Diagnose sehr viel leichter. In differentialdiagnostische Zweifel kommt man
nur bei den beginnenden Fällen. Bei chronischen Rhinitiden von Säuglingen und auch
bei Untersuchungen von Säuglingsnasen, bei denen einige Tage vorher die Septumschleimhaut leicht malträtiert worden ist, finden sich ganz unbedeutende Beschläge, die freilich
sehr viel zarter sind als die ausgesprochenen diphtherischen. Ein Irrtum aber ist doch
nicht ganz ausgeschlossen.

Nur in seltenen Fällen wird die Diagnose dadurch erleichtert, daß wir
beim starken Würgen die ersten weißen Beläge am obersten Teil des Seiten-
stranges hervortreten sehen. Es sei hierbei noch die bekannte Tatsache hervorgehoben, daß dieser Teil des Nasenrachenraums und ein oder das andere adenoide
Granulum mitunter die ersten wahrnehmbaren Erkrankungsstellen des Rachens
sind. Auch dies weist darauf hin, wie häufig die Nase und der Nasenrachenraum
der primäre Sitz der Erkrankung sind.

Beteiligung der Nebenhöhlen. Die Nebenhöhlen sind in der überwiegenden Mehrzahl der Fälle, die zur Sektion kommen, entzündet. Namentlich die Highmorshöhle. Es
kommen alle Formen der Erkrankung bis zu schweren diphtherischen Entzündungen vor.
Als Erreger ist nicht immer der Diphtheriebazillus anzusprechen (Wolff). Klinisch tritt
die Erkrankung nicht hervor, doch dürften ähnliche Krankheitsbilder wie bei Scharlach
(siehe dieses) im Bereich der Möglichkeit liegen.

Prophylaxe. Wenn sich herausstellt, daß Bazillenträger unter den Säuglingen stets so häufig sind wie in den letzten Jahren, müssten alle Kranken-
häuser und ebenso auch Waisenhäuser Quarantänestationen besitzen, aus denen
die Kinder nur in die allgemeine Abteilung übergeführt werden dürfen, nachdem ihr Nasensekret sich frei von Diphtheriebazillen erwiesen hat. In Schulen
wäre schon viel gewonnen, wenn wir nach Seligmann und Schloß wenigstens
alle Schnupfenkranken in Epidemiezeiten auf diesen Bazillus untersuchten.

Zum mindesten kann man fordern, daß schon jetzt Fälle von diphtherischem Schnupfen, die ja doch so leicht durch direkte Inspektion erkannt werden können, nicht erst auf
die allgemeine Abteilung aufgenommen werden.

Man muß also jedem Kinde, das mit Schnupfen behaftet ist, bei der Aufnahme
nicht nur in den Hals sehen, sondern auch in die Nase.

Numerisch aber ist dies ein sehr geringer Prozentsatz von Fällen. Diese Maßregel
macht daher eine Quarantäneabteilung nicht überflüssig.

Therapie der Bazillenträgerschaft. Bei Bekämpfung der schmarotzenden Diphtheriebazillen hat sich uns Pyocyanase, Bolus alba und anderes als völlig wirkungslos erwiesen. Dagegen scheint eine Protargolsalbe wirksam zu sein [1]).

Von acht Bazillenträgern einer Provenienz, die in einem Zimmer untergebracht waren, verschwanden bei vier mit Protargol behandelten nach viertägiger Behandlung die Bazillen dauernd, während der Nasenabstrich bei den vier Kontrollfällen positiv blieb. Als diese dann mit Protargol behandelt wurden, zeigten sie gleichfalls dieselben guten Resultate. Ich möchte daher diese Methode, die von anderer Seite angegeben wurde, wärmstens zur Nachprüfung empfehlen [2]).

Eine Injektion von Diphtherieserum selbst in den größten Dosen hat keinen Einfluß auf die Zeit des Verschwindens der Diphtheriebazillen.

Therapie der Nasendiphtherie. Bei ausgebrochener Diphtherie ist die Injektion von Diphtherieserum auch beim jüngsten Säugling von überraschender Wirkung, und zwar ist beim Neugeborenen schon eine Dosis von 1500 Einheiten wünschenswert und möglich. Dieses oft so chronische Leiden verschwindet in 3—4 Tagen. Eine lokale Anwendung, die heute anderorts empfohlen wird, dürfte wohl kaum mehr leisten. In dem einzigen Falle, in dem sie ohne Serumeinspritzung angewendet wurde, hat sie versagt.

So sehr ich daher bei Nasendiphtherie oder begründetem Verdacht zur Injektion von Serum rate, so möchte ich doch entschieden die Immunisierung bei Bazillenträgern für falsch halten. Namentlich, wenn Kinder längere Zeit auf der Säuglingsstation verweilen, kommen sie oft wiederholt in diese unangenehme Lage. Einer der oben zitierten Fälle zeigt uns, daß gerade, wenn das Serum am nötigsten ist, dann mitunter seine Anwendung durch Anaphylaxie unmöglich geworden ist.

2. Beteiligung des Mittelohres an der Diphtherie.

Die Häufigkeit der Erkrankung des Mittelohrs infolge von Diphtherie ist außerordentlich verschieden. Während Levin in 63% seiner Fälle Mittelohrerkrankungen fand, berichtet Stangenberg bei 1000 Diphtheriekranken nur über 6,5% Mittelohrkatarrhe. Diese Zahlen allein demonstrieren schon, wie falsch es ist, Normalzahlen für die Beteiligung des Mittelohrs bei Infektionserkrankungen auf Grund einzelner Epidemien anzugeben.

Das Mittelohr erkrankt in der überwiegenden Mehrzahl der Fälle nur an einem sekundären Katarrh, seltener kommt es zur echten anatomischen Mittelohrentzündung.

Als dritte Form sind leichte katarrhalische Affektionen mit sterilem Sekret im Anfangsstadium der Diphtherie von Braun beschrieben worden. Eine weittragende theoretische Schlußfolgerung kann man jedoch daran nicht knüpfen. Ist doch auch bei Mittelohrkatarrh der Säuglinge das Sekret nach Preysing nicht nur im Heilungsstadium, sondern auch im Anfangsstadium steril. Wir kommen auf diese Beobachtung von Braun beim Scharlach noch einmal zurück.

Sekundärer Mittelohrkatarrh. Der Mittelohrkatarrh tritt in der Regel erst in der Zeit des Abheilens Ende der ersten, Anfang der zweiten Woche auf. Er ist in der Mehrzahl der Fälle außerordentlich gutartig. Meist nur eine etwas schmerzhafte Affektion, wie wir sie als Erkrankung leichtesten Grades (s. S. 96) beschrieben haben. Ein paar Tropfen Karbol-Glyzerin, ja ein ruhiger Zuspruch genügt zur Beseitigung der Beschwerden. Relativ selten kommt es spontan oder nach Parazentese zum Ohrenfluß. Wieweit in diesen Fällen, ebenso wie übrigens auch bei anderen katarrhalischen Mittelohrentzündungen

---

[1]) Protargol 3,0, Solve in aqua destillata frigida 5,0, Lanolini 12,0, Vaselini flavi ad 30,0. Das in der ursprünglichen Angabe enthaltene Menthol habe ich bei der Gefährlichkeit dieses Mittels für den Säugling weggelassen.

[2]) Auf die Therapie bei älteren Kindern gehe ich hier nicht ein. Sie ist sicher weniger Erfolg versprechend. Die Besiedelung der Pars oralis ist hier mehr zu berücksichtigen. Eine Beschleunigung des Verschwindens der Bazillen erzielte Bauer durch Ausspülen des Nasenrachenraums mittels eines besonderen Instrumentes.

ohne Diphtherie, Diphtheriebazillen vorkommen (Kobrak und Forbes), mag dahingestellt bleiben. Wir werden mit Levin nur die Fälle als Ohrendiphtherie bezeichnen, bei denen die pathologisch anatomischen Prozesse diphtherischer Natur sind.

Mittelohrdiphtherie. Die eigentliche Mittelohrdiphtherie tritt im Anschluß an schwere Pharynxdiphtherie. oder auch scheinbar primär auf. Beide Formen sind recht selten. Unter den Stangenbergschen 1000 Fällen war kein einziger. Sie tritt bei älteren Kindern meist zu schweren ausgebreiteten Rachendiphtherien hinzu.

In den von mir beobachteten drei Fällen war der Zustand der Kinder ein so schwerer, daß klinisch wohl kaum ein Hinweis auf die Ohren bestand. Den ersten Anfang konnte ich ein einziges Mal beobachten. Das Trommelfell war im hinteren Quadranten längs des Hammergriffs und der Randpartien intensiv glänzend rot, in den übrigen Partien noch relativ leicht getrübt und noch von deutlicher Trichterform. Nach etwa 27 Stunden Tod. Im Gehörgang schon wässrige Flüssigkeit, mit Flocken gemischt. Die hintere Paukenwand mit vielen fibrösen Belägen bedeckt. Das Trommelfell in einem Sektor von ca. 120 Grad nekrotisch, hing als Fetzen am Knochen und am Hammergriff fest.

In der Regel hat man nur Gelegenheit, den Befund zu erheben, wenn bereits wässriger, flockiger Ausfluß im Gehörgang auf das Leiden aufmerksam machen. Mit Mühe gelingt es dann, Flocken und Schuppen völlig zu entfernen, und man findet dann bereits einen sehr großen Defekt.

Es scheint sich zumeist die Krankheit damit zu begnügen einen Teil der hinteren unteren und der beiden vorderen Quadranten des Trommelfells zu zerstören. Dann heilt der Prozeß ohne weitere Folgen aus. Die schwere fibrinöse Erkrankung kann natürlich auch an anderen Stellen als am Trommelfell zur Nekrose führen. Übergreifen auf Facialis und Labyrinth kommen vor, sind aber vergleichsweise selten. Schließlich kann die Miterkrankung vom Antrum und seinen Nebenhöhlen zur Erkrankung des Knochens führen, die eine Aufmeißelung erfordert.

Uffenorde beschreibt einen Fall von tödlicher Bulbusblutung am 10. Tage: Bei einem ¾ jährigen Kinde bestand Ohrenlaufen seit vier Tagen. Bei der Untersuchung am vierten Tage der Krankheit fand ich neben gewöhnlicher Mittelohrentzündung mit ziemlich großem, wahrscheinlich älterem Defekt, klinisch und bazillär Nasendiphtherie. Hier war wohl die schwere Kachexie an der Bösartigkeit des Prozesses schuld. Denn die Diphtherie war zur Zeit des Todes bereits abgeheilt.

Primäre Ohrendiphtherie. Wir hatten hier schon einen Fall erwähnt, in dem es eben zur Not gelang, die Nasendiphtherie als primäre Erkrankung nachzuweisen. An diese schließen sich solche an, bei denen dieser Nachweis nicht gelungen ist und die wir daher zum mindesten praktisch als primäre Ohrendiphtherien ansprechen müssen (Stein, Daae, Blochmann). Klinisch unterscheidet sich zunächst der Ohrenbefund in nichts von dem bei einer gewöhnlichen Mittelohrentzündung. Nach der Parazentese entleert sich spärlichwässriges Sekret, dem sich in den nächsten Tagen Flocken und Fetzen beimischen, die den Verdacht einer diphtherischen Entzündung erregen und zur bakteriologischen Untersuchung Veranlassung geben. Bequemer war die Diagnose bei einem von mir beobachteten 10 monatl. Säugling.

Das Trommelfell war stark vorgewölbt, so daß auf dem ausgiebigen Trommelfellschnitt eine stärkere Sekretion erwartet wurde. Nach Abtupfung der Blutung drängte sich schließlich ein weißer Fetzen zur Schnittöffnung heraus. Einige Tage bestand diese Entleerung von Membranen, ohne daß es zur Einschmelzung des Trommelfells kam.

Wenn diese Fälle auch oft gutartig verlaufen, so kommt es doch mitunter zur stärkeren Einschmelzung des Trommelfells oder zur diphtherischen Erkrankung des Warzenfortsatzes mit den oben beschriebenen Folgen (Daae).

Therapie. Die Therapie der katarrhalischen Mittelohrerkrankungen unterscheidet sich nicht von den sonst üblichen. Bei den wirklich diphtherischen Mittelohrentzündungen bedürfen die bösartigsten leider kaum einer Therapie.

Selbst ein zeitiger Trommelfellschnitt dürfte nur selten das Trommelfell retten können. Viel wichtiger ist die Parazentese bei den primären Ohrdiphtherien, denen man freilich vorher diese Natur nicht ansehen kann. Man muß sich daher nur durch die allgemeine Indikation leiten lassen. Durch sorgfältig wiederholte Untersuchung von Nase und Nasenrachenraum gelingt es oft, diese Fälle zu entlarven. Alle Fälle mit anhaltend serös-flockigem Sekret müssen bakteriell untersucht werden, auch wenn nur jeder 20. Fall sich als Diphtherie erweisen sollte. Ist die Diagnose gestellt, so ist eine reichliche Seruminjektion am Platze.

Anhang.
Diphtherische Erkrankung der Ohrmuschel und des äußeren Gehörganges.

Die Erkrankung an der äußeren Seite der Gehörmuschel tritt auch bei recht unbedeutendem Wundsein auf. Einmal schloß sich an einen solchen Fall eine Hausepidemie an. Die Reaktion war relativ unbedeutend, doch ließen die charakteristischen fibrinösen Beläge die Krankheit leicht erkennen. Schwereren Verlauf kann die Diphtherie des äußeren Gehörganges nehmen. Tiefergreifende Zerstörungen können narbige Stenosen hinterlassen. Alexander empfiehlt außer der Injektion von Heilserum das Eintropfen von Kalkwasser.

Literatur.

Alexander, Ohrenkrankheiten im Kindesalter. Handbuch der Kinderheilk. Pfaundler-Schloßmann, Bd. 6. — Blochmann, Zur Diagnose der larvierten Diphtherie im jüngeren Kindesalter. Berl. klin. Wochenschr. 1911. Nr. 38. S. 1. — Derselbe, Diagnose der Nasendiphtherie bei Neugeborenen und Säuglingen. Ibid. 1910. Nr. 44. — Braun, Otitis media als Frühsymptom und Teilerscheinung von Allgemeininfektion. Zeitschr. f. Ohrenheilk. Bd. 59. S. 45. — Conradi, Zur Prophylaxe der Diphtherie. Dtsch. med. Wochenschr. 1913. S. 608. — Daae, Primäre Ohrendiphtherie. Zeitschr. f. Ohrenheilk. Bd. 51. Heft 3. S. 240. — Forbes, Journal of Pathology and Bacteriology. Bd. 8. S. 448. (Zitiert nach Kobrack.) — Kobrack, Mittelohrdiphtherie ohne Membranbildung. Arch. f. Ohrenheilk. Bd. 62. Heft 1 u. 2. — Levin, Zur Frage über die Mittelohrdiphtherie. Arch. f. Ohrenheilk. Bd. 63. Heft 3 u. 4. — Neufeld, Ozäna, chronische Diphtherie und Rachendiphtheroid. Berl. klin. Wochenschr. 1912. S. 403. — Schanz, Zur Prophylaxe der Diphtherie. Dtsch. med. Wochenschr. 1913. S. 608. — Schrammen, Über Diphtheriebazillenträger in einem Cölner Schulbezirk. Zentralbl. f. Bakteriolog. Orig.-Bd. 67. S. 423. — Seligmann und Schloß: Zeitschr. f. Kinderheilk. Bd. 4. 1912. — Stangenberg, Beiträge zur Kenntnis des Verhältnisses zwischen Diphtherie und Ohrenkrankheiten. Arch. f. Ohrenheilk. Bd. 62. Heft 3 u. 4. — Stein, Zur Kenntnis der primären Ohrdiphtherie. Zeitschr. f. Ohrenheilk. Bd. 53. S. 235. — Uffenorde, Die komplizierten Fälle von Mittelohreiterung. Monatsschrift f. Ohrenheilk. 1911. S. 1239. — Wolff, M., Die Nebenhöhlen bei Diphtherie, Masern und Scharlach. Zeitschr. f. Hyg. u. Infekt.-Krankheiten. 1895. Bd. 19. S. 220.

II. Scharlach.
1. Erkrankung der Nase und des Pharynx.

Die schweren Erkrankungen von Nase und Nasopharynx bei Scharlach sind bekannt genug, so daß wir uns auf einzelne Andeutungen beschränken dürfen. Die Nasenerkrankung ist in schweren Fällen fibrinöser Natur und zeichnet sich durch besonders starke diffuse Schwellung der Schleimhaut vor der gleichen Erkrankung bei Diphtherie aus. Auch sind keineswegs in allen schweren Fällen, wenigstens im vorderen Teil der Nase, Beläge nachweisbar, auch sind diese nie so dick und succulent. Die Nasenerkrankung ist stets nur sekundär und Teilerscheinung der diffusen schweren Erkrankung des gesamten Pharynx. Hierauf beruht, daß wir sie stets als böses Zeichen auffassen müssen. Die wesensgleichen Erkrankungen des Pharynx, ihr Verhältnis zum Scharlachgift, zu Streptokokken und Diphtheriebazillen können hier nicht besprochen werden. Auch beim jüngsten Säugling ist die nekrotisierende Pharyngitis ebenso wie Jugulardrüsenerweiterung bei Scharlachinfektion in der Umgebung des Kindes zu beobachten, während in diesem Alter Ausschlag nie festgestellt worden ist (s. S. 59 und 146). Erwähnt mag werden, daß die ausgesprochensten Fälle im Anschluß an die ersten Krankheitstage, aber auch um den 10. Tag herum auftreten können. Dieses Verhalten, das unwillkürlich von vielen Ärzten schon als „Rückfall" bezeichnet wurde, ist ja neuerdings von Pospischill und Weiß als „der Scharlacherkrankung zweiter Teil" gut charakterisiert worden.

Es ist klar, daß eine so tiefgehende Erkrankung zu ernsten Zerstörungen der Schleimhaut führen muß, die gelegentlich nur durch schwere Narbenbildung ausheilen kann. Ein von Uffenorde angeführtes Beispiel zeigt aber, daß selbst bei zerfetztem Gaumensegel doch noch eine relativ gute Heilung erreicht werden kann, so daß man sich hüten muß, störende Fetzen zu entfernen. Eigentümliche Membranbildung kann zwischen Gaumensegel und hinterer Rachenwand sich ausspannen und so den gesamten Nasenrachenraum verschließen (z. B. Sommer). Das resultierende Bild ist in manchen Fällen sehr eigentümlich.

Sechsjähriger Knabe, vor ca. 1½ Jahren schwerster Scharlach mit Scharlach-Diphtherie und Mittelohrentzündung. Gaumensegel wohl gebaut, zierliches Zäpfchen. Hinter dem Zäpfchen ein knapp markstückgroßes Loch, das von beiden Seiten und unten von schöner rosa Schleimhaut umsäumt ist. Durch dieses Loch kommuniziert der Nasenrachenraum mit dem Mundteil des Pharynx. Keine Funktionsstörung irgendwelcher Art.

Hier spannte sich also ein Diaphragma von der hinteren Pharynxwand zum hinteren Rand des Gaumensegels und ließ nur die Mitte frei für den Luftweg (Abercrombie, Biehler).

Erkrankung der Nasennebenhöhlen. Es ist begreiflich, daß wie bei allen schweren Nasenerkrankungen auch bei Scharlach die Nebenhöhlen miterkranken. Dies hat Wolff zuerst durch Sektionen nachgewiesen. Von Wichtigkeit sind klinisch jedoch nur diejenigen Fälle, wo die Entzündungserscheinungen sich nicht mehr auf die Schleimhaut beschränken, sondern zum mindesten sich durch kollaterales Ödem auf der Außenseite des Knochens oder Durchbruch durch die Knochen manifestieren.

Übermäßig häufig ist diese Erkrankung auch da nicht, wo sorgfältig darauf geachtet wurde. So fand Ruedi unter 750 Scharlachfällen nur 0,8 % komplizierte Nebenhöhlenerkrankungen. Auch bei bösartigeren Epidemien als die beschriebenen, glaube ich nach eigener Erfahrung nicht an eine größere Häufigkeit der klinisch beachtenswerten Fälle, aber bei einer Krankheit wie Scharlach muß man stets darauf gefaßt sein, gelegentlich eine sonst seltene Komplikation gehäuft auftreten zu sehen.

Die Erscheinungen der komplizierten Nebenhöhlenerkrankungen sind im zweiten Abschnitt beschrieben worden. (S. 79.)

Die Krankheit tritt selten zwischen dem dritten und siebenten Tage, häufig in der zweiten und noch häufiger in der dritten Woche auf. Je später sie auftritt, um so schärfer hebt sich ihre klinische Bedeutung aus dem gesamten Krankheitsbilde selbständig hervor. Hohes Fieber, schwerer Kopfschmerz und Unbehagen gesellen sich zu dem äußeren Befunde hinzu. Auch in diesem Stadium ist die Krankheit eines spontanen Rückganges fähig. Schwellungen und Beschwerden lassen schnell nach, ja in einem Falle sah ich nach drei Tagen vollständige andauernde Heilung auftreten.

Mitunter aber ist die Besserung trügerisch. Es kommt zu rezidivierenden Ödemen und schließlich doch noch zu ernsten Folgeerscheinungen. Am bösartigsten sind nach Killians Erfahrungen die Fälle von Stirnhöhlenerkrankungen, bei denen es wiederholt zur eitrigen Meningitis oder zur Thrombose des Sinus longitudinalis gekommen ist. E. Meyer beschreibt auch einen Fall von konsekutiver seröser Meningitis.

Bösartiger ist auch der Verlauf bei Erkrankung sämtlicher Sinus. Bei der Prognosestellung kommt es in erster Linie auf die Erfahrung des Operateurs an und auf die rechtzeitige Vornahme der Operation. Nicht vergessen darf werden, daß wohl ein erheblicher Teil der ernsteren Fälle von vornherein zur septischen Form des Scharlachs gehören.

Retropharyngealabszeß. Bei einem Leiden, das besonders zur Erkrankung sämtlicher Lymphdrüsen des Halses führen kann, wäre es begreiflich, wenn wir öfter Retropharyngealabszesse zu sehen bekämen. Aber sie sind selten. Eher noch findet man eine nicht zur Eiterung kommende Schwellung der lateralen pharyngealen Drüsen. Doch muß man hierbei natürlich zur Diagnose sich der Digitaluntersuchung bedienen. Ausgesprochene Retropharyngealabszesse erlebte ich dagegen zweimal in der 4.—5. Woche.

In einem Falle war es notwendig, durch Eingehen mit dem Finger in die Inzisionsöffnung die Abszeßhöhle einheitlich zu gestalten, da vorher eine Abschwellung nur unvollkommen erzielt werden konnte. Trotz Seltenheit sollte aber an dieses Vorkommen gedacht werden. Denn bei der häufigen Verschwellung des Pharynx aus anderen Ursachen wird der Retropharyngealabszeß, wenn er einmal wirklich vorhanden ist, zweifellos leicht übersehen.

Fast nur bei Scharlach kommt der Durchbruch größerer Arterien in einen Retropharyngealabszeß vor (siehe S 60).

2. Beteiligung des Mittelohres.

Von allen Infektionskrankheiten ist der Scharlach vielleicht nicht die häufigste, aber wohl die bedeutendste Ursache der Mittelohrentzündung.

Je nach der Schwere der Infektion schwanken die Zahlen von 7,9—10 %. Wenn man aber, wie Nager es getan hat, alle Scharlachkranken otoskopiert, so findet man sehr viel mehr. So fand dieser Autor 15,8 %, wiewohl seine Epidemie nicht als schwer bezeichnet werden kann. Doch waren auch bei seinen Fällen nur 7,5 % Perforationen.

Die Bedeutsamkeit der Mittelohrentzündung nach Scharlach ergibt sich daraus, daß selbst klinisch leicht verlaufende Fälle sehr häufig dauernde Schädigung des Hörvermögens hinterlassen, wie z. B. in allerletzter Zeit wieder Holmgren gezeigt hat.

Also muß selbst dann, wenn der Verlauf sich von dem andersartiger Mittelohrentzündung nicht wesentlich unterscheidet, die anatomische Schädigung hochgradiger sein. Den besten Einblick aber in die soziale Bedeutung der Scharlach-Mittelohrentzündung gewinnt man bei Einsicht der Berichte der Hallenser Ohrenklinik über die an Ohrenerkrankungen gestorbenen Patienten [1]).

Die meisten der infolge von chronischer Mittelohrentzündung als halb oder völlig Erwachsene zugrunde gehenden Patienten haben vor Jahren bis Jahrzehnten ihre Mittelohrentzündung bei Scharlach acquiriert. Auch als Schularzt kann man an der Häufigkeit oder Seltenheit der chronischen Mittelohreiterung bei den Aufnahmeschülern geradezu ablesen, wann eine schwere Scharlachepidemie zuletzt gewesen ist.

Für den, der sämtliche Scharlachkranke otoskopiert, sind die häufigsten Mittelohrentzündungen im Initialstadium zu beobachten (Nager, Levy). Ja sie können geradezu als Initialerscheinung aufgefaßt werden. Wenigstens beobachtete Braun derartige Fälle mit sterilem Sekret. Nur eine relativ kleine, absolut leider noch recht große Zahl macht klinische Erscheinungen.

Eine gewisse Anzahl verhält sich dabei wie eine gewöhnliche katarrhalische Mittelohrentzündung. Sie heilt nach Parazentese oder Spontanperforation ziemlich schnell aus, doch sei man auch bei diesen Fällen auf der Hut. Namentlich bei Kindern der ersten drei Lebensjahre erlebt man plötzlich nach scheinbar normalem Verlauf mitunter eine akute Mastoiditis.

Ein Teil der Mittelohrentzündungen fängt jedoch von Beginn an anders an.

Die Entzündung ist von vornherein stärker, das Trommelfell stark durchtränkt, schuppt ab und näßt in vielen Fällen, so daß etwas dünnes, wässriges Sekret den äußeren Gehörgang füllt. Sehr vielfach begleitet eine Entzündung und Rötung des tiefsten Teiles des Gehörganges den Prozeß. Oft habe ich erlebt, daß sich Laien dabei beruhigten, daß ja jetzt der Durchbruch eingetreten wäre, wenn das Ohr liefe. Auch Ärzte haben sich hierdurch täuschen lassen.

---

[1]) Die Berichte der Hallenser Ohrenklinik enthalten seit jeher eine vollständige Beschreibung aller Todesfälle, also auch der Mißerfolge, ein Verfahren, das auch in anderen Disziplinen einer Nachahmung wert wäre.

Freilich ist die Reinigung des Ohres hier oft sehr erschwert, doch soll man sich unter allen Umständen einen Einblick verschaffen. Denn wenn das Kind auch sonst schwer an der allgemeinen Erkrankung leidet, wird wenigstens von den Eltern der Arzt nicht auf ein Mittelohrleiden aufmerksam gemacht. Fieberkurve und Allgemeinbefinden ist in dieser kritischen Zeit mancherlei anderer Deutung fähig.

Auch nach rechtzeitiger Parazentese oder Durchbruch wollen oft Schmerzen und Entzündungserscheinungen nicht weichen. Die hintere Gehörgangswand hängt herab, der Übergang zwischen dem hinteren Rand des Trommelfells und dem Gehörgang ist verwischt. Meist schmilzt dann das Trommelfell zu einem größeren Teile ein, und diese Einschmelzung erreicht leider auch sehr häufig die Randpartien der Membran. So kommt es besonders oft nach Scharlach zu den randständigen Defekten, deren Bedeutung für die spätere Zeit schon früher (s. S. 104) beschrieben ist.

Die Nekrose beschränkt sich aber nicht immer auf das Trommelfell. Die Schleimhaut, die die Knochen der Hinterwand bedeckt, die Gehörknöchelchen, ausgedehnte Knochenpartien des Warzenfortsatzes oder an der Labyrinthwand des Mittelohres, können der Nekrose zum Opfer fallen. Alle Folgen des akuten Prozesses sind daher bei Scharlach anders zu beurteilen als bei gewöhnlicher Mittelohrentzündung. Wohl geht manchmal ein Ödem über dem Warzenfortsatz noch zurück, aber im allgemeinen seltener als in anderen Fällen, da häufig eine Nekrose des Knochens zugrunde liegt. Dieser Prozeß ist keineswegs immer schon dann demarkiert, wenn eine chirurgische Öffnung des Warzenfortsatzes vorgenommen wird. Wie Pospischill und Weiß meinen, kommt es gerade unter dem Einfluß der Operation noch zu einem Fortschreiten der Nekrose, eine Ansicht, die z. B. bestätigt wird durch Beobachtung von Patienten, die bei einer schweren Ohrenoperation Wundscharlach acquirieren (Sterner und Gmeinder). Auch spontane Blutungen aus dem Sinus, der bei der Operation freigelegt worden ist, weisen auf Fortdauer der nekrotisierenden Prozesse hin (Eulenstein, Freytag). Auch ohne daß eine Operation stattgefunden hat, kann die Nekrose den Sinus transversus oder den am Boden der Paukenhöhle gelegenen Bulbus venae jugularis erreichen und zu Blutungen Veranlassung geben (Lebram, Manasse) oder auch zur Sinusthrombose führen.

Ein Fall, der so ziemlich alles zeigt, was akute Scharlachotitis herbeiführen kann, sei nach Manasse zitiert.

Vierjähriger Knabe. Seit vier Wochen Scharlach mit Rachennekrose, war plötzlich während einer doppelseitigen Mittelohrentzündung ertaubt. In der vierten Woche des Scharlachs profuse venöse Blutung aus dem linken Ohr. Rechts Ausstoßung des Hammers. Acht Tage später Schüttelfröste und unregelmäßige Temperaturen. Bei der Operation war ziemlich ausgedehnte Sinusthrombose nachzuweisen.

3. Labyrinth- und Hörnervenerkrankungen.

Die Labyrinthwand kann gleichfalls der Nekrose zum Opfer fallen, und so wird immer wieder von Fällen berichtet, wo Monate oder Jahre später ein Sequester ausgestoßen wird, der ganz oder teilweise das Labyrinth umfaßt. Aber auch andere Formen der Zerstörung sind sicher beobachtet. So kann die Nekrose der Weichteile am runden oder ovalen Fenster das Labyrinth eröffnen. Die Entzündung kann dann das ganze Labyrinth in Form der Eiterung zerstören, aber es besteht augenscheinlich eine besondere Neigung zur Demarkation, die wenigstens das Fortschreiten der Eiterung hindert. Trotzdem geht wohl meistenteils funktionell das gesamte Labyrinth verloren, wenn auch, wie Manasse meint, oft nur durch seröse Entzündung. Dann aber kann sich durch das unzerstörte Fenster die Entzündungserscheinung auf das Labyrinth fortsetzen und zwar in einigen Fällen ohne nachweisliche Durchwanderung von Bakterien (Nager, Mayer), so daß diese Entzündung mit dem Hypopyon bei Keratitis verglichen wird.

Neuritis des Hörnerven. Schließlich kann auch der Nervus octavus isoliert erkranken. Die Entstehung der Taubheit ist dann etwas langsamer, der Hörverlust nicht so absolut (Wittmaack). Hierhin gehören wahrscheinlich die Fälle, wo die Ertaubung bei geringer Mittelohrerkrankung auftritt.

10jähriges Mädchen, das einen leichten Scharlach mit sehr geringen Komplikationen beider Ohren überstanden hatte, jedenfalls nach 10 Wochen im Besitze normaler Trommelfelle war, verlor wahrscheinlich in der zweiten Woche vollständig das Gehör. Es wurde jähzornig, mied Spiel mit Kindern. Acht Monate nach der Ertaubung wurde beobachtet, daß das Kind Orgeltöne, bald auch Kindergeschrei und gewöhnlichen Lärm bemerkte. Zwei weitere Monate später nahm das Kind plötzlich an der Unterhaltung wieder teil (Eitelberg).

Urämische Taubheit. Als letzter Grund der Ertaubung bei Scharlach ist Urämie denkbar, und in der Tat ist ein solcher Fall von Treitel beschrieben worden.

Panotitis. Gewöhnlich tritt die Labyrintherkrankung in der Form der Panotitis auf.

Die Panotitis soll etwa unter 1000 Fällen von Scharlach nur einmal vorkommen, leider aber gilt das nicht für schwerere Epidemien. Gewöhnlich, wenigstens in drei von meinen vier Fällen, sind es schwer septische Scharlachfälle, und meist (drei von vier Fällen) ist sie doppelseitig. Der größere Teil dieser Kinder bleibt glücklicherweise nicht am Leben, sondern geht an den übrigen Scharlacherscheinungen zugrunde.

Der äußere Gehörgang ist in der Regel mit dünnem, wässrigem Sekret gefüllt. Nach Entfernung von schmierigen Schuppen liegen entweder schon große Defekte vor, oder man kann sich an der grauen schmierigen Trommelfellfläche kaum orientieren. Wenn man mit der Sonde prüft, dringt dieselbe durch das Trommelfell hindurch. Lebt das Kind noch einige Tage länger, so sieht man oft die kahle weiße Knochenwand der Paukenhöhle. Zugleich ist plötzlich meist unter schweren Erscheinungen von Ohrensausen eine Ertaubung aufgetreten. Bei schwerkranken Kindern fehlen natürlich außer der Taubheit alle Symptome. Nur ein einziges Mal sah ich die Krankheit bei einem blühenden 4—5jährigen Kinde bei leichtem unkompliziertem Scharlach auftreten.

Fünfjähriger Knabe, am rechten Ohr gleich am ersten Tage des Scharlachs eine deutliche Mittelohrentzündung. Am zweiten Tage war das Trommelfell farb- und glanzlos. Die Sonde durchdrang dasselbe und erwies, daß es sich um eine nekrotische Masse handelte. Am nächsten Tage starkes Ohrensausen und Schwindel. Das Trommelfell war verschwunden, die hintere Paukenwand weiß. Das Kind war auf diesem Ohre vollkommen ertaubt. Der Schwindel hielt ungefähr eine Woche lang an. In ca. 4—5 Wochen heilte unter mäßigem Ohrenfluß die Mittelohraffektion mit Totaldefekt des Trommelfells aus und rezidivierte nicht, wie das Kind zwei Jahre später ein durch zwei Ärzte sicher konstatiertes Scharlach noch einmal durchmachte.

Wenn vollständige Ertaubung eingetreten ist, dann ist sie in der Regel auch eine dauernde. Doch hat Manasse einen Fall von Heilung beobachtet.

Erna, drei Jahre. Am achten Tage des Scharlachs doppelseitige Mittelohrerkrankung. Am 10. Tage plötzliche Ertaubung. Schwere Ohreneiterung, die nach der vierten Woche auf der einen Seite zur Radikaloperation führte, sechs Wochen nach Eintritt der plötzlichen Taubheit laute Sprache am rechten Ohr gehört. Auf eben dieser Seite wurde im dritten Monat nach der Erkrankung Konversationssprache auf 5—6 m gehört. Manasse erklärt sich dieses Resultat durch Demarkation des Fensterdurchbruchs und Ausheilung der sekundären serösen Labyrinthentzündung und macht diese Erklärung durch einen anatomischen Befund bei einem anderen Falle plausibel.

4. Otogene Meningitis.

Vom Labyrinth ausgehende Meningitis bei Scharlach ist im akuten Stadium sehr selten. Dies ist uns nach den von Manasse beschriebenen anatomischen Erscheinungen wohl begreiflich. Doch sind Meningitiden zwar nicht bei den Fällen von Panotitis, sondern bei gelegentlichem späteren Durchbruch eines Labyrinthfensters durch die Mittelohreiterung beobachtet worden. Ebenso kann natürlich an eine Nekrose des Labyrinths eine Gehirnhautentzündung sich anschließen. Im übrigen ist nach Görkes Ansicht nicht jede eitrige Labyrinthitis mit Erkrankung des Gehirns und seiner Häute vom Labyrinth kontinuierlich fortgeleitet. So berichtet Lebram über embolisch entstandene Arachnoidale und enzephalitische eitrige Herde bei Scharlachnekrose.

5. Beziehung der Ohrenerkrankungen zu den Krankheitsphasen.

Ebenso wie bei allen Komplikationen des Scharlachs sehen wir auch zu zwei Zeiten besonders die Mittelohrentzündung auftreten, nämlich in den ersten Krankheitstagen und um den 10. Krankheitstag. Wenn man von den Mittelohrerkrankungen der ersten Tage nur die klinisch in Erscheinung tretenden Fälle berücksichtigt, so kann man sich dem Eindruck, den unter anderem auch Lewy geäußert hat, nicht entziehen, daß diese Frühform besonders häufig bösartig ist. Unter den Spätformen sehen wir viel häufiger gewöhnliche sekundäre katarrhalische Mittelohrentzündungen. Wenn auch sicher nicht dies für alle Epidemien zutrifft, so ist doch jeder Fall von Frühform besonders ernst zu nehmen. Die Schwere des Prozesses hängt wesentlich von der Natur der gleichartigen Erkrankung im Nasenrachenraum ab. Relativ selten sehen wir daher die bösartige Form, z. B. die Panotitis, ohne gleichzeitige Nekrose im Pharynx.

Verhalten des jungen Säuglings. Bekanntlich erkranken junge Säuglinge so gut wie nie an Scharlachausschlag, zeigen aber, wenn sie der Infektion ausgesetzt sind, oft ohne sichtbare Beteiligung des Pharynx Vereiterung der Jugulardrüsen. Bei nekrotisierender Scharlach-Halsentzündung einer Mutter erkrankte ein Säugling von ca. acht Wochen an Scharlach-Diphtherie des hinteren Pharynx und nekrotisierender Mittelohrentzündung mit Absterben beider Trommelfelle und Entblößung der Labyrinthwand (Einzelbeobachtung). Es ist daher in diesem Alter die Scharlach-Mittelohrentzündung ohne Ausschlag denkbar.

6. Spätere Folgeerscheinungen der Ohrkomplikationen.

Da die Labyrintherkrankung meist komplet und doppelseitig ist, so pflegt sie zur Taubstummheit zu führen. Fälle von Besserung sind so selten, daß man mit ihnen nicht rechnen darf.

Von seiten des Mittelohres ist bei einigermaßen heftiger Entzündung auch bei erhaltenem und sich schließendem Trommelfell auf völlige Hörschärfe nicht wieder zu rechnen. Bei Fällen mit gröberer Zerstörung des Trommelfelles bleibt außerordentlich häufig chronischer Ohrenfluß zurück. Gewiß ist er in einer Reihe der Fälle ebenso wie sonst relativ leicht heilbar, wenn nur die Schädigung durch Zersetzung des Ohreneiters beseitigt wird. Aber vielfach unterhalten Knochennekrosen oder bei randständigen Defekten das Cholesteatom die Eiterung, worauf im Anfang dieses Kapitels hingewiesen ist.

7. Therapie der Nasen-, Rachen- und Ohrenkomplikationen bei Scharlach.

Die Therapie der Nasenrachenerkrankung ist im akuten Stadium recht unerfreulich. Die Angaben, daß man mit Ichthyol, Sozojodolpräparaten oder Pyocyanase den Krankheitsverlauf beeinflussen und gar auf die Entstehung von Mittelohreiterung Einfluß gewinnen könne, beruhen auf Selbsttäuschung. Daß im Heilungsstadium ein oder das andere Mittel heilungsbefördernd wirken kann, leugne ich nicht. Die Beweiskraft aber von Statistiken kann man bei Scharlach überhaupt nicht anerkennen.

Nach mannigfaltigen Versuchen habe ich mich beschränkt auf mehrfach täglich zu wiederholende Eingießung von Wasserstoffsuperoxyd (die offizinelle Lösung 1 : 5) in die Nase. Nach jeder Reinigung Einstreichen von Essigsauretonerdesalbe (siehe S. 30). Das gleiche harmlose Wasserstoffsuperoxyd wurde auch bei der Behandlung der Pharyngitis benutzt. Die Entfernung des Sekretes wirkt zweifellos mildernd und heilungserleichternd. Irgend welche forcierte oder schmerzhafte Eingriffe, namentlich aber Eintreibung von Flüssigkeit unter Druck in die Nase verbieten sich von selber.

Die Aufgabe des Hausarztes ist es, sorgfältig die Ohren zu überwachen und auch bei dem entferntesten Verdachte, namentlich bei jeder nicht unbedingt klaren Störung des Allgemeinbefindens das Ohr zu untersuchen. Damit, daß die Ohren „laufen“, sollte der Arzt sich nie begnügen. Gerade die schwersten, Parazentese bedürftigsten Fälle täuschen, wie oben beschrieben, einen solchen Ohrenfluß vor. Auch bei geöffnetem Trommelfell ist sorgfältige Untersuchung und Reinigung durch die Hand des Arztes außerordentlich wünschenswert. Nur so entdeckt man z. B. den Grund neuer Fiebersteigung in einer relativen Sekretverhaltung und kann sie rechtzeitig durch Parazentese erfolgreich bekämpfen. Nur dann ist der Arzt imstande zu erkennen, daß der Ablauf der Mittelohrerkrankung kein normaler ist und daß Komplikationen eintreten können.

Ich glaube im Gegensatz zu Gomperz nicht, daß durch rechtzeitige Parazentese die Entstehung der großen Defekte häufig vermieden werden kann. Der Grund für diese Erscheinung liegt meist in der anatomischen Natur des Krankheitsprozesses. Oft genug sah ich die größten Defekte entstehen bei frühzeitigstem Trommelfellschnitt.

Sobald der Ablauf der Erkrankung kein normaler ist, eine Komplikation nur in entferntester Weise geahnt werden kann, muß man sich sofort ohrenärztliche Beratung sichern[1]). Zu den bedrohlichsten Zeichen gehört nach Nager ein frühzeitiges Födidwerden des Eiters. Ich würde prinzipiell raten, bei jeder leichten Schwellung der hinteren Gehörgangswand mindestens von Zeit zu Zeit sich mit einem Ohrenarzte zu beraten, wenn, wie oft genug, die gänzliche Überweisung aus äußeren Rücksichten nicht möglich ist.

Nach Abklingen des akuten Verlaufes kann sorgfältige Reinigung viele Fälle zur schnelleren Heilung bringen, und es muß daher unsere Aufgabe sein, dahin zu wirken, daß diese Reinigung auch sachgemäß fortgeführt wird. Wo diese Reinigung das Fortbestehen der Eiterung und namentlich der fauligen Zersetzung nicht zu hindern vermag, da ist eine ernstere Auffassung des Leidens zweifellos geboten.

Literatur.

Scharlach.

Abercrombie, Perforation des weichen Gaumens nach Scharlach. Ref. Zentralbl. f. Laryng. Bd. 24. — Biehler, Vier Fälle von Perforation des weichen Gaumens bei Scharlach. Ref. Zentralbl. f. Laryng. Bd. 23. — Braun, Otitis media als Frühsymptom und Teilerscheinung von Allgemeininfektion. Zeitschr. f. Ohrenheilk. Bd. 59. S. 45. — Eitelberg, Zeitschr. f. Ohrenheilk. Bd. 45. S. 151. — Eulenstein, Über Blutungen infolge Arrosion der Hirnblutleiter. Zeitschr. f. Ohrenheilk. Bd. 43. S. 29. — Freytag, Zur Kasuistik der otitischen Pyämie. Zeitschr. f. Ohrenheilk. Bd. 45. S. 224. — Guber, Über Labyrintherkrankungen. Arch. f. Ohrenheilk. Bd. 60. S. 16. — Gomperz, Über die Ursachen des Offenbleibens und Vernarbens von Trommelfelllücken im Kindesalter. Zeitschr. f. Kinderheilk. Bd. 5. S. 54. — Holmgren: Über Otitis media perforativa bei scarlatina. Arch. f. Ohrenheilk. Bd. 90. S. 52. — Killian, Erkrankung der Nebenhöhlen bei Scharlach. Zeitschr. f. Ohrenheilk. Bd. 56. S. 189. — Lange, Akute Nebenhöhlenempyeme nach Scharlach. Arch. f. Ohrenheilk. Bd. 69. S. 286. — Lebram, Über Spontanblutungen

---

[1]) Inzwischen scheint sich die Ansicht immer mehr Bahn zu brechen, daß bei Scharlach-Mastoiditis die einfache Inzision und ev. geringste Nachhilfe mit dem scharfen Löffel der Aufmeißlung vorzuziehen ist und nur drohende intrakranielle Komplikationen einen wirklichen chirurgischen Eingriff indizieren (Manasse, Monatsschr. f. Kinderheilk. 1913. S. 53 und Sörensen, Therapeutische Monatshefte 1913).

10*

infolge Arrosion des Sinus transversus bei Scharlach-Otitis. Zeitschr. f. Ohrenheilk. Bd. 50. S. 77. — Lewy, Über Frühformen der Scharlach-Otitis und deren Bösartigkeit. Zeitschr. f. Ohrenheilk. Bd. 44. S. 161. — Manasse, Zur Lehre von der plötzlichen Ertaubung bei Scharlach-Otitis. Arch. f. Ohrenheilk. Bd. 89. S. 146. — Mayer, Arch. f. Ohrenheilk. Bd. 81. S. 99. — Meyer, E., Berl. klin. Wochenschr. 1905. S. 955. — Nager, Eine statistische Studie über die skarlatinöse Erkrankung der Gehörorgane. Zeitschr. f. Ohrenheilk. Bd. 57. S. 175. — Oppikofer, Beiträge zur normalen und pathologischen Anatomie der Nase und ihrer Nebenhöhlen. Arch. f. Laryng. Bd. 19. — Pospischill und Weiß, Der Scharlacherkrankung zweiter Teil. Wien 1910. — Ruedi, Zur Kenntnis der skarlatinösen Erkrankung des Warzenfortsatzes. Zeitschr. f. Ohrenheilk. Bd. 57. S. 198. — Scholle, G., Über Stirnhöhlenempyeme bei Kindern. Arch. f. Ohrenheilk. Hannover 1912. Bd. 68. S. 149. — Sterner und Gmeinder, Jahresbericht Halle. Ibid. Bd. 81. S. 1. — Treitel, Ein Fall von Urämie mit Taubheit. Monatsschr. f. Ohrenheilk. Jahrg. 37. S. 519. — Uffenorde, Wissenschaftlicher laryngologischer Jahresbericht. Monatsschr. f. Ohrenheilk. 1911, Kasuistische Beiträge zum Durchbruch ins Labyrinth nach akuter Mittelohreiterung. Schäfer-Passow, III. S. 74. — Wittmaack, Konkommittierende Neuritis bei Scharlacheiterung. Zeitschr. f. Ohrenheilk. Bd. 53. S. 1.

(Ausführliche Literatur über Mittelohrentzündung bei Scharlach siehe Lewy.)

III. Masern.

1. Beteiligung des Nasenrachenraumes.

Die lebhafte Beteiligung der Nase und des Nasenrachenraums im Prodromal- und Effloreszenzstadium der Nase bedarf keiner weiteren Besprechung. Im Gegensatz zum Scharlach können wir in der Erkrankung der Nasenschleimhaut eine wesentliche und primäre Erscheinung dieser Krankheit sehen. Verständlich ist, daß an dem Entzündungsprozesse auch die Nebenhöhlen, wenn auch in klinisch nicht markanter Form teilnehmen (Wolff).

Sehr zu beachten ist jedoch, daß, wie im ersten Kapitel dieses Abschnittes S. 136 ausgeführt, die so entzündete Nasenschleimhaut eine Prädisposition zur Nasendiphtherie besitzt. Eitriger und blutiger Schnupfen nach Beendigung der Eruption, namentlich aber gegen Ende der ersten und in der zweiten Woche, müssen zur zeitigen Inspektion der Nase Veranlassung geben.

In der dritten bis vierten Woche findet man auch gelegentlich einmal, namentlich bei kleinen Kindern, einen Retropharyngealabszeß.

2. Beteiligung des Mittelohrs.

Die Beteiligung der Mittelohren ist bei Masern fast regelmäßig vorhanden. Die Angaben über Häufigkeit und Intensität der Erkrankung variieren je nach der Schwere der Epidemie und nach der Auswahl des Materials. Bedeutsam erscheint die Masern-Mittelohrentzündung schon in den Statistiken, die nur die perforativen eitrigen Fälle berücksichtigen. So stellten nach Bürkner von 1295 eitrigen Mittelohrentzündungen die Masern 8,5%. Viel häufiger aber erscheint die Beteiligung des Ohres am Masernprozesse, wenn man ad hoc jeden Masernfall otoskopiert, wie es Nadoleczny getan hat. Dieser fand bei seiner recht gutartigen Masernepidemie in über 50% erheblichere Mittelohrveränderungen, ja die negativen Fälle können mangels vollständiger Beobachtung gar nicht einmal sicher in Rechnung gestellt werden.

Schon im Prodromalstadium sind häufig genug Mittelohrentzündungen, sogar mit Perforation zu beobachten (Nadoleczny). Häufig sah ich in dieser Zeit intensiv geröteten Hammergriff und Injektion des hinteren oberen Quadranten bei noch ungetrübtem Trommelfell. Braun hat auch hier Fälle mit sterilem Sekret gefunden.

So nimmt das Mittelohr zumeist an der Gesamterkrankung der oberen Luftwege im Prodromal- und Eruptionsstadium teil und zwar um so regelmäßiger, je jünger das Kind ist.

Es ist begreiflich, daß ganz genau ebenso, wie sich an das Exanthem der Bronchen die Bronchitis anschließt, im Mittelohr auf die primäre initiale Neigung eine Entzündung folgt, von der es dahingestellt bleiben muß, wie weit und wie lange sie noch ein Produkt des unbekannten Maserngiftes darstellt oder durch eine Sekundärinfektion beherrscht wird. Natürlich tritt diese später oder früher ein. Hierauf weist der Befund von Streptokokken oder Staphylokokken hin (Bezold).

Im allgemeinen behält der Prozeß eine gewisse Gutartigkeit bei. Ein großer Teil der exsudativen Mittelohrentzündungen geht, wie auch Nadoleczny hervorhebt, ohne Perforation zurück und macht geringe oder überhaupt keine klinischen Erscheinungen.

So gibt es ganze Masernepidemien, bei denen man kaum eine Störung von seiten des Mittelohres in ärztliche Behandlung bekommt. Dagegen wurde ich in anderen Epidemien fast regelmäßig gegen Ende der ersten Woche wegen Ohrenschmerzen oder erneutem, vom Ohr ausgehendem Fieber gerufen. Von Nadolecznys Fällen entstanden von 33 erheblicheren Mittelohrentzündungen 16 und von 19 perforierenden 7 in der ersten Woche.

So wird die Krankheit meistenteils gegen Ende der ersten oder im Anfang der zweiten Woche manifest und führt auch um diese Zeit zur spontanen Perforation. Nadoleczny hebt mit Recht hervor, daß in diesen bedeutsameren Fällen auf das Ohr hinweisende Symptome bei nur einigermaßen zureichender Sorgfalt nicht vermißt werden.

Der Verlauf ist selbst bei den spontan perforierenden in der Mehrzahl der Fälle ein recht milder, und unterscheidet sich nicht von dem der gewöhnlichen katarrhalischen Mittelohrentzündung. Die Heilungsdauer hängt wie immer zu einem gewissen Grade von der Säuberung des Gehörganges ab. Da der Defekt aber meist klein ist, so erfolgt der Verschluß selbst bei wenig oder garnicht behandelten Fällen schneller, als wir bei Scharlach zu sehen gewohnt sind.

Diese günstige Anschauung von der Bedeutung der Masern-Mittelohrentzündungen gilt jedoch nur für nicht bösartige Epidemien, wie sie uns die letzten Jahre gebracht haben und außerdem nur für das nicht kachektische oder sonst geschädigte Individuum.

Schon die heftigeren Entzündungsgrade, die Bacharach bei Masernleichen nachweisen konnte, weisen darauf hin, daß hier ernste Prozesse möglich sind.

Schwere Zerstörungen des Trommelfells, nekrotisierende Knochenerkrankungen und Panotitis kommen auch bei Masern vor. Auch bei der Entstehung von chronischem Ohrenfluß mit allen seinen Folgen nehmen die Masern nach Scharlach die erste Stelle ein.

3. Therapie.

Wenn man die Angaben der Statistiken vergleicht und sich erinnert, wie verschieden die Mittelohrerkrankungen in den verschiedenen Epidemien verlaufen, dann wird man im Gegensatz zu manchen Autoren (Weiß, Sugar, und Nadoleczny) den Wert prophylaktischer Nasenbehandlung für die Vermeidung von Mittelohrentzündungen nicht allzu hoch einschätzen.

Weiß empfiehlt Einträuflung von halbprozentiger Höllensteinlösung in die Nase, Nadoleczny die Einträuflung von flüssigem Paraffin oder Einstreichen von Borsalbe. Das Einstreichen von einer Salbe nach Reinigung der Nase ist zweifellos für den Zustand der vorderen Nase zu empfehlen.

Nützlich wirkt zweifellos auch alles, was die Entwicklung schwerer Lungenkomplikationen zu hemmen imstande ist. So ist bei kleinen Kindern die absolute Ruhe zu vermeiden. Sie müssen aus dem Bette herausgenommen und aufgesetzt werden. Die übliche betäubende Behandlung durch Abschluß von Luft und Licht ist zu verwerfen. Senfmehlbäder mit kalter Begießung müssen den soporösen Kranken vor den Schädigungen durch diesen Sopor schützen. Wo es hierdurch gelingt, einen schlimmeren Verlauf der Krankheit abzuwenden, da beugen wir auch am besten einem schlimmen Verlauf der Ohrenentzündung vor.

Die übrige Therapie der Mittelohrentzündung ist die auch sonst übliche. Die Parazentese erweist sich hier, sobald sie indiziert ist, meist als prompt schmerzstillend und leitet meist die Heilung sofort ein. Hier noch mehr als bei Scharlach kann man häufig durch sorgfältige Reinigung Entstehung chronischen Ohrenflusses verhindern. Für die selteneren bösartigeren Fällen gilt alles, was wir für den Scharlach schon gesagt haben.

4. Spätere Folgen der Masern für die Konstitution in ihrer Rückwirkung auf Nase und Ohr.

Nach Überstehen von Masern bleibt in vielen Fällen eine Empfindlichkeit der Schleimhäute zurück, die sich in rezidivierendem Schnupfen oder Mittelohrentzündung äußert und zwar auch in solchen Fällen, wo während der Krankheit das Mittelohr gesund geblieben ist. Auch sieht man jetzt oft erst die Hypertrophie der lymphatischen Organe des Nasenrachenraumes eintreten. Diese Folge der Masern ergibt oft Indikationen zu längerer klimatischer Therapie.

Literatur.

Masern.

Bacharach, Beitrag zur Kenntnis der Mittelohraffektionen bei Masern. Diss. Basel 1910. — Bezold, Ergebnis der pathologisch-anatomischen Untersuchung der Ohren bei Masern. Münch. med. Wochenschr. 1896. Nr. 10 u. 11. — Blau, Erkrankungen des Gehörorgans bei Masern. Arch. f. Ohrenheilk. 1889. Bd. 27. — Bürkner, Beiträge zur Statistik der Ohrenkrankheiten. Arch. f. Ohrenheilk. Bd. 20. — Nadoleczny, Über Erkrankung des Mittelohres bei Masern. Jahrbuch f. Kinderheilk. N: F. Bd. 60. S. 309. — Wolff, Moritz, Zeitschr. f. Hygiene. Bd. 19. S. 259.
(Ausführliche Literatur bei Bacharach.)

IV. Meningitis cerebrospinalis epidemica.

1. Beteiligung von Nase und Nasenrachenraum.

Meningokokkenträger. Ebenso wie der Diphtheriebazillus findet sich der Meningokokkus auch bei Gesunden in den oberen Luftwegen. Durch diese Meningokokkenträger wird die Krankheit verbreitet, während der Meningitiskranke nach Ausbruch der Krankheit praktisch als sehr wenig gefährlich und nach der ersten Krankheitswoche auch theoretisch als ungefährlich betrachtet werden darf, da um diese Zeit nach v. Lingelsheim der Meningokokkus aus den Luftwegen des Gehirnkranken zu verschwinden pflegt. Bei Gesunden aber finden wir im Durchschnitt 4—5 Wochen lang den einmal eingenisteten Kokkus, ja selbst $2\frac{1}{2}$ Monate lang wurde er dort nachgewiesen (Bruns und Hohn). Es scheint fast, als ob es, wenn auch sehr selten, Dauerausscheider gäbe. Zum Unterschied gegen die Diphtheriebazillen sind die Meningokokken reichlicher und sicherer aus dem hinteren Teil der Nase und dem Nasenrachenraum zu züchten. Gerade in dem Nasenrachenraum aber scheinen sie besonders gut zu gedeihen (Westenhoeffer). Bei Untersuchung auf Meningokokken ist daher auf dem Nasen- oder Mundwege das Wattestäbchen in den Nasenrachenraum einzuführen.

Der Meningokokkenträger ist in den meisten Fällen unter den heutigen Verhältnissen bemerkenswerterweise der Vater und nicht, wie man annehmen sollte, die das Kind pflegende Mutter. Nach Bruns waren mit dem Krankheitserreger behaftet

der Vater in   50 %
die Mutter in   34 %
die Geschwister in 33 % der Fälle.

Hier spiegelt sich auch die von Flatten und Jehle zuerst aufgedeckte Tatsache wieder, daß der Vater sich in seiner Arbeitsstätte infiziert und als Meningokokkenträger die Krankheit auf seine Familie überträgt.

Die Zahl derjenigen Familienmitglieder, die Meningokokkenträger werden, variierte je nach Art und Phase der Epidemie. Dies eigentümliche Verhalten der Genickstarreerreger dürfte auch bei anderen Infektionserregern, namentlich beim Diphtheriebazillus, zu beobachten sein.

Der Meningokokkenkatarrh ohne Meningitis. Es ist sicher, daß in der Hälfte der Fälle der Meningokokkus im Nasenrachenraum ohne erhebliche Reaktion ertragen wird (vgl. z. B. Bochali). In vielen anderen Fällen findet man Reaktionserscheinungen, Schnupfen, häufiges Niesen, Husten, schwere Anginen, ja Meningokokkenlungenentzündungen, ohne daß es zu Meningitis jetzt oder später zu kommen braucht. Eine derartige lokale Meningokokkenaffektion bedeutet aber keinen Schutz vor späterer Meningitis.

Es muß Flatten zugegeben werden, daß nicht jeder Katarrh plus Meningokokken ein Meningokokkenkatarrh ist. In Zeiten, wie z. B. Mai 1905, wo ich als Schularzt ¾ sämtlicher Schulkinder mit akuten Pharyngitiden behaftet fand oder zu einer Zeit, wo die Soldaten der Beuthener Garnison zu über 40 % an akuten Nasenrachenerkrankungen litten, sind die 50 % Meningokokkenträger mit Nasenrachenerkrankung als Beweis für diese Frage nicht heranzuziehen. Nur eine gewisse Häufung der Fälle und ein Vergleich mit der typischen Nasopharyngitis der beginnenden Genickstarre erlaubt uns, trotzdem von einer Meningokokkenpharyngitis ohne Meningitis zu sprechen.

Lokale Disposition des Nasenrachenraums zur Infektion mit Genickstarre. Das Vorhandensein einer hypertrophischen Nasenrachenmandel im strengsten Sinne ist ein so banales Ereignis, daß es klinisch nicht in Rechnung gezogen werden kann. Die Vergleiche von Edmund Meyer sprechen trotz strengster Kritik gleichfalls nicht für einen solchen Zusammenhang. So fand er bei 87 Genickstarre-Kranken 37 % normale Nasenrachenmandeln, bei 70 der Infektion ausgesetzten Kindern, die aber nicht erkrankt waren, fand er nur 30 %, dagegen mittel und stark hyperplastische Mandeln bei der ersten Gruppe in 52 %, bei der zweiten in 47 %. Es scheint daher die Fränkelsche Lehre, daß die Hypertrophie der lymphatischen Organe nicht für Diphtherie disponiere, auch für die Meningokokken zu gelten.

Ähnlich aber, wie wir es bei Diphtherie beschrieben haben, scheint die akute katarrhalische Erkrankung der Nasenrachenorgane eine lokale Disposition zur Infektion zu schaffen. Dafür spricht die Verbreitung der Epidemie hauptsächlich während der kalten Jahreszeit. Auch dürften die gehäuft auftretenden foudroyanten Fälle der oberschlesischen Genickstarreepidemie während des Mai und Juni 1905 nicht ganz unabhängig von der gleichzeitig herrschenden, oben erwähnten Schnupfenepidemie gewesen sein.

Erkrankung des Nasenrachenraums als Initialerscheinung der Genickstarre. Die Entzündung des Nasenrachenraums oder irgend eines Abschnittes der oberen Luftwege bis zu den Bronchen hinab gehört zu den typischen Erscheinungen der Genickstarre. Wir finden die Erkrankung des Nasenrachenraums aber durchaus nicht in allen Fällen.

Bei 30 Sektionen von innerhalb der ersten acht Tage Verstorbenen fand ich 20 mal, also ungefähr in zwei Drittel der Fälle mehr oder weniger ausgesprochene Erkrankung des Nasenrachenraums. Edmund Meyer fand bei 32 in der ersten Krankheitswoche im Leben untersuchten Fällen 24 mal, also in drei Viertel der Fälle deutliche Veränderung ebenda. Zugleich weisen aber meine Befunde darauf hin, daß diese Pharynxaffektion nicht immer im Prodromalstadium schon entwickelt ist, sondern zum mindesten erst im Verlauf der Erkrankung zunimmt.

Am ausgesprochensten waren meine Befunde bei den Kranken, die am 4.—5. Tage der Genickstarre erlegen waren. Dann läßt Häufigkeit und Intensität nach, wie auch nach Lingelsheim nach dem fünften Tage die Meningokokken aus dem Nasenrachenraum verschwinden. Die Nasenrachenerkrankungen, die man bei später Verstorbenen hie und da findet, sind durch eine gewöhnliche Nasenracheninfektion entstanden, zu der der Genickstarrekranke wie jeder Chronischkranke nur allzu leicht neigt.

Bei der klinischen Beobachtung entgeht uns bei der gewöhnlichen Methode der Untersuchung die krankhafte Veränderung des Nasenrachenraums und des oberen Nasenganges, deren Bedeutung wir aus den Westenhoefferschen Untersuchungen kennen. Wir sind also auf die Betrachtung des Gaumens und des Pharynx angewiesen. Die gewöhnliche initiale Angina, die zuerst von Jäger und Reinhard gewürdigt und von E. Meyer beschrieben ist, sieht nach meinen Erfahrungen folgendermaßen aus:

Der vordere Gaumen, ein wenig oberhalb des scharfen Randes, zeigt einen roten Strich oder ist bis an seinen freien Rand hin gerötet, aber nur an seinem oberen, nach dem Zäpfchen führenden Teile. Sehr vielfach ist auch der obere Pol der Mandel entzündet. Das Zäpfchen zeigt an seiner vorderen Fläche Rötung, die sich scharf gegen die Basis absetzt. Die Hinterseite ist gleichfalls affiziert. Die Pars oralis kann frei sein. Oft sind auch die Pharynxseitenstränge oder auch die ganze hintere Rachenwand stark entzündet.

Wir sehen daher alle Charakteristika einer vom Nasenrachenraum fortgeleiteten Entzündung und können aus der Form derselben auf die Erkrankung des Nasenrachenraums schließen (vgl. S. 8).

Edmund Meyer beobachtete noch speziell in 10 Fällen, daß die roten, strichförmigen Flecke oberhalb des Gaumenbogens im Gaumen scharf gegen die Umgebung abgesetzt und ganz leicht erhaben waren ähnlich der Schleimhauteruption bei Morbillen. Doch sind die Flecke größer, ja mitunter bis 50 Pfennigstückgroß.

Schwere Affektionen der Mandel, die vollständig der Angina tonsillaris gleichen können, Fälle mit phlegmonöser Angina kommen, wenn auch selten, vor. Neuerdings beschreibt Reiche eine pseudomembranöse Pharyngitis durch Meningokokken.

2. Beteiligung des Mittelohrs.

An der ersten Erkrankung des Nasenrachenraums beteiligt sich das Mittelohr, wie von vornherein als wahrscheinlich anzunehmen war, und zwar ein wenig nachhinkend und nicht ganz so regelmäßig. So zeigen von 18 in der ersten Krankheitswoche Verstorbenen nur 50% kranke Mittelohren, und zwar ist bei den 5 am 1. Krankheitstage Erlegenen überhaupt nur ein einziger Patient und noch dazu einseitig erkrankt. Die früheste ausgesprochene Mittelohrentzündung fand ich erst am 3. Krankheitstage, und zwar sowohl bei der Sektion wie im Leben.

Je länger aber die Krankheit dauert, um so häufiger die Mittelohrerkrankung, die immer mehr den Charakter annimmt, den wir besonders beim kachektischen und bei chronisch kranken Säuglingen als Otitis media purulenta subacuta ohne Neigung zur Perforation beschrieben haben (s. S. 102).

Folgende kleine Tabelle mag uns dieses Verhalten näher illustrieren.

Verhalten des Mittelohres im Leben.

	1 Woche	2—3 Wochen	4—6 Wochen	Später	Insgesamt
Normal	23 = 65 %	9 = 30 %	11 = 41 %	12 = 50 %	44 %
Otitis media	10 ⎫	17 ⎫	12 ⎫	8 ⎫	
Beginnende Otitis media	3 ⎭ 35 %	3 ⎭ 70 %	4 ⎭ 59 %	4 ⎭ 50 %	50 %

Die Intensität der Schleimhautreizung zeigt die verschiedensten Grade bei der Erkrankung. In der ersten Woche finden sich eher noch, wenn auch nicht regelmäßig, schwerere Entzündungserscheinungen. Der Krankheitserreger ist in dieser Zeit häufig, wiewohl nicht regelmäßig der Meningokokkus (Schreiber, Ghon, Fordan). Überwiegend negative Befunde hatte v. Lingelsheim.

Bei der Mittelohrentzündung der späteren Wochen überwiegen die Fälle mit geringster Reizung, und die Bakterienflora ist eine wechselnde. Das Trommelfell gleicht daher etwa den Abbildungen S. 88, 5 u. 7. Es erfolgt außerordentlich selten Perforation und dann meist in der 3.—4. Woche. Gelegentlich kann es auch einmal zu subjektiven Störungen und zu Knochenerkrankungen kommen (Fordan und Haßlauer, Altmann), doch handelt es sich um ganz extreme Ausnahmefälle.

Es ist mir noch nie gelungen, subjektive Beschwerden in meinen zahlreichen Fällen auf Mittelohrentzündung zurückzuführen, und von Knochenerkrankungen habe ich aus dem ganzen riesigen schlesischen Material nur den Altmannschen Fall ermitteln können.

Der Meningokokkus bei schweren Ohrenerkrankungen. Aus der Hallenser Ohrenklinik sind von Richard Müller und Döring im ganzen vier Fälle beschrieben worden, die ein merkwürdiges Verhalten des Meningokokkus zeigen. Zweimal wurden je bei einem chronischen und bei einem akuten Ohrenfluß mit schwerer Knochenerkrankung im Ohreneiter auch nach Aufmeißlung des Warzenfortsatzes „morphologisch und kulturell" Meningokokken gefunden. Zweimal fand sich im Gehirneiter bei sicherlich otogen bedingter Meningitis der Meningokokkus. Da die genaue Differentialdiagnose nicht angegeben ist, so ist die Möglichkeit nicht auszuschließen, daß es sich vielleicht doch nicht um den echten Meningokokkus gehandelt hat.

3. Die Beteiligung des Labyrinths.

Die Labyrintherkrankung ist bei Genickstarre leider fast stets doppelseitig. Sie steht zu der Mittelohrentzündung in gar keiner Beziehung und ist fortgeleitet vom Arachnoidalraum aus.

Der Einbruch ins Labyrinth erfolgt nach Görke, Alt und Mauthner längs des Acusticus, durch den Aquaeductus cochleae und vielleicht auch durch den Aquaeductus vestibuli. Am häufigsten scheint der erste Weg zu sein. Die Erkrankung führt nie zur Knochenaffektion und heilt als plastische Entzündung mit Gewebsneubildung aus.

Zu der Schwere der Erkrankung des Gehirns steht sie in keiner direkten Beziehung. Häufig genug sehen wir sie ja bei den abortiven Fällen.

Das Kind hat einen Tag gebrochen, ist etwas unwohl gewesen und wacht am nächsten Morgen schon stocktaub, aber sonst munter auf.

Im allgemeinen entstand, wenigstens bei der oberschlesischen Epidemie, die Labyrintherkrankung in der ersten Woche, und nur ausnahmsweise sah ich die Krankheit noch in der zweiten entstehen.

Moos fand folgendes Verhalten:

Eintreten der Taubheit in

> den ersten 3 Tagen bei 11 Fällen,
> vom 3.—10. Tage in 17 Fällen,
> von 14 Tagen bis 4 Monaten in 15 Fällen.

Ebensowenig wie von der Schwere der Erkrankung des Individuums hängt die Häufigkeit der Labyrinthitis von der Schwere der Epidemie ab. Vielmehr spielt der Genius epidemicus seine unerklärliche Rolle.

Die soziale Bedeutung dieser Erkrankung ist je nach der Art der Epidemie verschieden groß. Es ist als Glück zu betrachten, daß bei der oberschlesischen Epidemie viele Ertaubte gestorben sind. Aber immerhin hatten von den Genesenen 16 % ihr Hörvermögen verloren. Nach der Literatur schwankt die Zahl der Ertaubten zwischen 2 und 33 %.

Klinische Erscheinungen. Soweit die Kranken nicht benommen sind, klagen sie bei Eintritt der Labyrinthaffektion über Schwindel und Ohrengeräusche. Bei den ganz Ertaubten verschwinden letztere bald. Auch bei jungen Kindern werden Beschwerden vermißt. Im allgemeinen weist ein taumelnder Gang noch wochen-, ausnahmsweise auch monatelang auf das langsame Zugrundegehen des Vestibularapparates hin. Die nicht völlig Ertaubten leiden an Schwindelerscheinungen und entotischen Geräuschen jeder Art, die monatelang den Patienten belästigen können und auch schon von älteren Kindern peinlich empfunden werden. Mitunter kann Schwindel und Gleichgewichtsstörung das Bild vollständig beherrschen.

In einem von mir beobachteten Falle war bei grober Prüfung das Gehörvermögen völlig normal. Nur Schwindel, Fallen nach links beim Gehen und Drehversuch, Klingen und Sausen im linken Ohr, daneben Doppelbilder, die angeblich leicht übereinanderstanden, waren vorhanden.

Der Grad des Gehörverlustes ist meist am 1.—2. Tage entschieden. Besserung sieht man im weiteren Verlauf sehr selten. Bei vollständiger Ertaubung ist nichts zu erwarten, und bei teilweiser sah ich mit einer einzigen Ausnahme nach Eintreten der körperlichen Genesung das Leiden sich stets noch um ein wenig verschlechtern. Ja Mauthner sah noch nach Jahren Verschlechterung des Hörvermögens.

4. Therapie.

Von einer Therapie kann nur insofern die Rede sein, als wir uns bestreben müssen, die Meningokokkenträger von ihren Schmarotzern zu befreien.

Die optimistischen Hoffnungen, die Jehle an die Pyocyanase knüpfte, haben einer Prüfung nicht standgehalten, und nach sorgfältigen Versuchen von Selter, Bruns und Hohn kommen wir zu einem vollständig negativen Standpunkt. Das von Wassermann und auch von Kolle hergestellte Serum in Trockenform hat seine Wirksamkeit erst einwandsfrei zu beweisen. Schneider empfiehlt neuerdings wohl im Anschluß an Angaben von Vincent und Bellot folgende Therapie: Pinselung des Nasenrachenraums mit 3 %igem Jodglyzerin, Gurgelung mit der käuflichen Wasserstoff-Superoxydlösung in Verdünnung von 1 : 5 und schließlich Einatmung von Jod, Gujakol und Thymol, in Alkohol gelöst und auf 60 Grad erhitzt. Nach vier Tagen sah er bei 24 Fällen Heilung. Hoffentlich bestätigen sich diese Angaben. Auch die Protargolsalbe (siehe Diphtherie) wäre zu versuchen. Von einer energischeren reizenden Therapie ist aber dringend abzuraten.

Vielleicht kommt es praktisch gar nicht einmal so sehr auf die völlige Freiheit des Nasenrachenraums von Meningokokken an, sondern vielmehr auf die Verringerung der Keime. Dazu ist aber die Anwendung von Pyocyanase, die mehrfach am Tage wiederholt werden muß, wahrscheinlich geeignet.

Die Mittelohrerkrankung bedarf nur in vereinzelten Fällen einer Therapie, immerhin sollte sie beachtet werden.

Bei der Labyrinthitis dürfte in den meisten Fällen die Serumtherapie zu spät kommen. Doch wird sie, wenn die Erfolge sich weiter bestätigen, wenigstens die Fälle, die in der zweiten Woche entstehen, verhindern können.

Bei Verschlimmerung zur Zeit der Genesung und später wird man durch Jodpräparate, vor allem aber durch Schwitzkuren mit Pilocarpin die Krankheit zu beeinflussen suchen.

Literatur.

Busse, Die übertragbare Genickstarre. Klin. Jahrbuch 1910. — Döring, Über Meningokokkenbefunde im Ohreneiter. Münch. med. Wochenschr. 1912. S. 1955. — Görke, Die entzündlichen Erkrankungen des Labyrinths. Arch. f. Ohrenheilk. Bd. 80. S. 1. — Göppert, Über Genickstarre. Ergebn. f. inn. Med. u. Kinderheilk. Bd. 4. — Heßler, Über einen Fall von akuter Mittelohrentzündung bei Genickstarre. Arch. f. Ohrenheilk. Bd. 73. S. 194. — Levinger, Meningitis cerebrospinalis epidemica und Mittelohreiterung. Zeitschr. f. Ohrenheilk. Bd. 79. S. 35. — Mauthner, Zur Kenntnis der Schwerhörigkeit und Ertaubung nach Genickstarre. Monatsschr. f. Ohrenheilk. 1911. S. 1385. — Meyer, Edmund, Berichte über rhinologische Beobachtungen bei der Genickstarre-Epidemie 1905. Klin. Jahrbuch XV. S. 227. — Müller, Richard, Bakterienbefunde im Mittelohreiter. Zeitschr. f. Ohrenheilk. Bd. 29. S. 137. — Reiche, Pharyngitis ulcerosa meningococcica. Berl. klin. Wochenschr. 1909. S. 29. — Schneider, Prophylaxie de la méningite cérébrospinale épidémique et des infections du rhinopharynx. Journal de méd. de Paris. 19. März 1910. — Vincent und Bellot, Nach der Berl. klin. Wochenschr. 1910. Nr. 34. — Westenhoeffer, Pathol.-anatom. Ergebnisse der oberschlesischen Genickstarre-Epidemie. Klin. Jahrbuch XV. S. 447.

(Ausführliche Literaturangaben bei Busse und Göppert.)

V. Parotitis epidemica.

Bei der Parotitis epidemica treten, wie bekannt, Störungen des Hörorgans auf. Nach Oskar Mauthner, dem wir eine ausführliche klinische Darstellung verdanken, entsteht die Ohraffektion in der Regel am 3.—4. Tage, während die Allgemeinerscheinungen abklingen oder ein neuer Fieberanstieg mit der Erkrankung der zweiten Ohrspeicheldrüse einsetzt. Doch auch in der Rekonvaleszenz bis zum 15. Tag und darüber kann die Krankheit beginnen.

Ihr Anfang ist meist ein allmählicher. Leichtere subjektive Geräusche, wie Klingen und Glockenläuten, steigern sich allmählich zum intensivsten Ohrensausen, das in der kürzesten Zeit zu vollständiger Taubheit führen kann, die glücklicherweise im Gegensatz zu dem Verhalten bei Genickstarre eine einseitige ist. Die Miterkrankung des Tonus-Labyrinthes, die keineswegs regelmäßig ist, markiert sich zu Anfang durch Schwindel und Gleichgewichtsstörungen in verschiedenem Grade.

Nicht immer ist die Prognose der Erkrankung so schlecht. Selbst bei schwerer Schädigung der Funktion von Schnecke und Vorhof kann eine mehr oder weniger vollständige Heilung in wenigen Tagen eintreten.

Außer diesen schwereren Fällen kommen auch ganz leichte Erkrankungen vor. Ein wenig Schwindel, ein wenig Ohrenklingen, eine geringe Herabsetzung des Hörvermögens wird ja leicht übersehen, um so mehr, als das Hörvermögen nach Mauthner besonders häufig nur in gewissen Tonlagen herabgesetzt ist. Interessant ist, daß die Vestibularstörung sich noch lange Zeit durch ausgesprochenen Nystagmus verraten kann.

Nach Mauthner spricht die größere Wahrscheinlichkeit dafür, daß es sich nicht um eine Erkrankung des Labyrinthes handelt, sondern daß eine Neuritis die Ursache ist, die bald mehr den Nervus cochlearis, bald mehr den Vestibularis betrifft, mitunter aber den ganzen Acusticus befallen kann.

Ausführliche Literatur siehe bei

Mauthner: Die Erkrankung des Nervus octavus bei Parotitis epidemica. Arch. f. Ohrenheilk. Bd. 87. S. 223.

VI. Typhus abdominalis.

1. Beteiligung des Mittelohrs.

Von vornherein ist anzunehmen, daß bei einer Krankheit, bei der primäre und sekundäre Lungenentzündungen vorkommen und bei der der Kranke mehr oder weniger benommen wochenlang im Bett zubringen muß, das Mittelohr erkrankt. Je nach dem Grunde der Mittelohrentzündung werden wir im Ohreneiter entweder den Typhusbazillus finden oder einen beliebigen Eitererreger. Die Verhältnisse liegen daher wahrscheinlich genau so wie bei Genickstarre. Dafür sprechen z. B. Untersuchungen von Day und Jackson. Diese fanden in der dritten Woche des Typhus in 93 % der Fälle Mittelohrentzündung. Nie aber war im Eiter der Typhusbazillus vorhanden. Andere Untersucher haben (z. B. Müller) den Typhusbazillus im Ohreiter gefunden.

Es dürfte daher im allgemeinen die Mittelohrentzündung bei Typhus eine leichte Erkrankung sein, die nur in relativ seltenen, absolut aber noch genügend häufigen Fällen ernste Bedeutung erlangt. Dann freilich fällt bei der Prognosestellung der geschwächte körperliche Zustand des Kranken erschwerend ins Gewicht.

2. Labyrinth- und Nervenerkrankung.

Im Anfangsstadium des Typhus ist Klingen und Sausen ganz außerordentlich häufig. Curschmann bezieht diese Erscheinung auf leichte Labyrinthreizung. Die Störung geht in der überwiegenden Zahl der Fälle, ohne weitere Folgen zu hinterlassen, vorüber. Dagegen sieht man wohl mehr im späteren Verlauf der Fälle Abschwächung des Hörvermögens auftreten, die mehr oder weniger hochgradig sein kann. Diese hinterläßt öfters dauernde Hördefekte. Als Ursache der Krankheit wird eine Neuritis des Nervus acusticus angenommen. In anderen Fällen mag Erkrankung der Schnecke durch Blutungen und kleinzellige Infiltration die Ursache der Störung sein (Moos).

Wenn man auch an alle diese Ereignisse recht wenig bei Typhus zu denken gewöhnt ist, so ist doch die Rolle, die der Typhus bei Entstehung von Schwerhörigkeit und Ohrenleiden spielt, nicht so ganz gering. Nach Bezold werden 4 % der Typhuskranken hörleidend (1243 Typhuskranke siehe Curschmann). In Bürkners Wirkungskreis führten 1,8 % aller Schwerhörigen ihr Leiden auf den Typhus zurück.

Literatur.

Bürkner, Beiträge zur Statistik der Ohrenkrankheiten. Arch. f. Ohrenheilk. Bd. 20. — Curschmann, Der Typhus. Nothnagels Handbuch. — Day und Jackson, Eitrige Mittelohrentzündung als Komplikation des Abdominaltyphus. Ref. Zeitschr. f. Ohrenheilk. Bd. 50. S. 185. — Müller, Richard, Bakterienbefunde im Mittelohreiter. Zeitschr. f. Ohrenheilk. Bd. 49. S. 137.

(Siehe literarische Angaben bei Curschmann.)

VII. Typhus exanthemathicus.

Da der Flecktyphus von lebhaften Erscheinungen der Schleimhäute in Nase und Nasenrachenraum begleitet ist, ist es sehr verständlich, daß Tubenkatarrhe und Mittelohrentzündung aller Art vorkommen können. Nach den Angaben von Hartmann, dem wir eine größere Reihe von Untersuchungen danken und nach der Ansicht von Curschmann treten diese Mittelohrerkrankungen wesentlich in der Rekonvaleszenz auf, während Lebert annimmt, daß gegen Ende der ersten Woche am häufigsten Schwerhörigkeit beobachtet wird. Dies war auch das Verhalten bei einer kleinen oberschlesischen Epidemie, deren Beschreibung wir Staub verdanken. Es fragt sich, wie weit die Herabsetzung des Hörvermögens mit Mittelohraffektion zusammenhängt.

Nach Hartmann verteilen sich nämlich die Ohrenleiden, die bei Rekonvaleszenten gefunden werden, in folgender Weise:

Von 130 Rekonvaleszenten litten an

Tubenschwellung mit Katarrh der Trommelhöhle.	14
Akute Mittelohrentzündung ohne Perforation	4
Akute Mittelohrentzündung mit Perforation	9
Früher vorhandenes Sausen und Schwerhörigkeit verstärkt	3
Sausen ohne Befund	2
Labyrintherkrankung	3
	35

Danach scheint doch noch in der Rekonvaleszenz die Labyrintherkrankung garnicht zu selten zu sein. Bei einem zwölfjährigen Mädchen, dem einzigen Flecktyphusfall, den ich zu untersuchen Gelegenheit hatte, war zur Zeit des Blütestadiums der Krankheit eine starke Herabsetzung des Hörvermögens vorhanden, ohne daß am Trommelfell Zeichen entzündlicher Reizung oder Retraktion wahrnehmbar waren. Wir müssen daher bei dieser Krankheit mit der Möglichkeit häufigerer Labyrinthaffektionen oder Erkrankung des Hörnerven rechnen, von denen ein Teil jedenfalls dauernde Störungen hinterlassen dürfte.

Literatur.

Curschmann, Der Flecktyphus. Handbuch von Nothnagel. — Hartmann, Zeitschr. f. Ohrenheilk. Bd. 8. Heft 3. — Staub, Zeitschr. f. ärztl. Fortbildung. 1905. Heft 17.

VIII. Tuberkulose.

1. Beteiligung der Nase.

Die Tuberkulose der Nase tritt in drei Formen auf. Die eine ist wesentlich primär und hat einen proliferierenden Charakter, die zweite schließt sich an schwere progressive Lungentuberkulose an, die dritte ist als Lupus der Nase zu bezeichnen. Nur die erste und letzte Form spielen im Kindesalter und auch dann nur jenseits des 10. Lebensjahres eine geringe Rolle.

Primäre Nasentuberkulose. In der Regel erkrankt das Septum am vorderen Drittel, also dort, wo Verletzung mit dem Fingernagel möglich ist, seltener die untere Muschel oder der Nasenboden. Das tuberkulöse Infiltrat präsentiert sich nach Zarniko und Pasch als flache, graurötliche Schwellung, die tumorartige Beschaffenheit annehmen kann, meist aber durch begleitende Zerfallserscheinungen als entzündliche Geschwulst gekennzeichnet ist. Die Affektion ist äußerst bazillenarm, daher wohl nicht die Ursache später manifest werdender Lungenschwindsucht. Vor dem 10. Lebensjahre wurde diese Krankheit bisher nicht beobachtet (Brieger).

Lupus. Nach Mygind erkrankt sehr häufig derjenige innere Teil der Nase, der noch Hautüberzug hat, zuerst an Lupus, und von hier aus breitet sich erst Gesichts- oder auch Schleimhautlupus aus. So wäre bei chronischem Ekzem des Naseneinganges immerhin auf Lupus zu fahnden.

Therapie. Die Behandlung beider Formen kann nur eine chirurgische sein. Vielleicht kann diese, wie es Heermann bei Kehlkopftuberkulose annimmt, und wie es uns in einem eigenen, andersartigen Falle schien, Mesbé diese Therapie unterstützen, doch müssen erst weitere Erfahrungen abgewartet werden.

2. Teilnahme des Nasenrachenraumes.

Selbständige Erkrankungen des Nasenrachenraums an Tuberkulose spielen im Kindesalter keine Rolle. Relativ häufig aber (4—5 %) sollen bei nicht nachweisbarer Tuberkulose in der hypertrophischen Rachenmandel tuberkulöse Herde gefunden werden. Weit häufiger findet man in den Adenoiden und namentlich in den Tonsillen Tuberkeln bei an offener

Tuberkulose Erkrankten. Auch bei miliarer Tuberkulose bei jungen Säuglingen können wir wohl hämatogen entstandene Tuberkeln gelegentlich im Schnitt nachweisen.

Als sichere Eingangspforten der Tuberkulose sind beide lymphatischen Organe wohl mit Unrecht vielfach angesehen worden. Eine Diskussion dieser Frage aber möchte ich an dieser Stelle vermeiden.

3. Tuberkulose des Mittelohrs.

Die Tuberkulose verläuft im Mittelohr unter jedem beliebigen Bilde einer chronischen Mittelohreiterung. Häufiger als bei Ohrenerkrankung anderer Provenienz ist das Leiden ausgezeichnet durch das Fehlen von Schmerzen im Ohr, frühzeitig ausgedehnte Knochenerkrankungen, Warzenfortsatzfistel, Verkäsung der dem Warzenfortsatz aufliegenden Drüsen und frühzeitige Lähmung des Facialis. Die Krankheit kann sich wesentlich im Warzenfortsatz abspielen, dann ist das Trommelfell nicht perforiert und erweist sich nur als getrübt und verdickt. Umgekehrt sind aber auch multiple Perforationen der Trommelfellmembran und schlaffe, immer wiederkehrende Paukenhöhlenpolypen für das Leiden charakteristisch.

Meist wird das Labyrinth zunächst im Kindesalter wenigstens verschont. Der Durchbruch erfolgt auch hier wohl durch die Fenster und ist langsam fortschreitend, so daß der Körper zur Demarkierung und zum Schutze des inneren Gehörganges Zeit genug hat. So schließt sich an Labyrintherkrankungen nach Mittelohrtuberkulose auch im späteren Alter kaum je eine Meningitis an.

Progressive Mittelohrtuberkulose des ersten Lebensjahres. Eine besonders stark fortschreitende Knochentuberkulose beobachten wir hauptsächlich in dem ersten Lebensjahr, und zwar vielfach in den ersten sechs Lebensmonaten. Nach den Befunden von Konietzko, Haike, Oppikofer, Poli und Uffenorde und drei eigenen Fällen scheint mir diese Form einer besonderen Besprechung wert zu sein, der ich hauptsächlich diese letzteren zugrunde lege.

Bei Säuglingen, die in tuberkulöser Umgebung leben, entwickelt sich langsam eine Mittelohrentzündung, bei der klinische Erscheinungen zu Anfang nicht wahrgenommen werden. Wir bekommen sie daher in der Regel erst zu sehen, wenn Trommelfellperforation eintritt.

Bei der Untersuchung im Leben ist auffällig, daß oft fast alle Lymphdrüsen, auch die prä- und subaurikularen, in einer Vollständigkeit vergrößert tastbar sind, wie wir sie sonst kaum zu sehen bekommen. Das einmal perforierte Trommelfell zerfällt dann schnell weiter. Die Paukenhöhlenwand scheint von Schleimhaut entblößt. Die Drüsen können zum Teil von vorn her in den äußeren Gehörgang durchbrechen und so einen erheblichen Teil des durch den Gehörgang ausfließenden, wäßrig flockigen Sekretes liefern. In einem meiner Fälle reichten die tuberkulösen Drüsen bei dem damals noch nicht fünf Monate alten Kinde an der vorderen und unteren Seite des Gehörganges bis zur Schädelbasis. Zur äußeren Erscheinung am Warzenfortsatz kam es in keinem meiner Fälle. Facialisparalyse kann frühzeitig eintreten, aber auch fehlen oder erst, wie in einem meiner Fälle, im dritten Monat der Erkrankung kurz vor dem Tode auftreten.

Bei einer zweiten Form kommt es aber weder zur Perforation des Trommelfells, noch zum Durchbruch der Warzenfortsatzerkrankung nach außen, so daß ein Leiden, das den Warzenfortsatz bis zur Dura zerstört hat, nur einen Leichenbefund darstellen kann (bei einem vier Monate alten Kinde).

Pathologische Anatomie. Auch bei der Miliartuberkulose des Säuglings kann es an einer oder der anderen Stelle zu fungöser Erkrankung der Schleimhaut, z. B. der Schleimhautbekleidung der beiden oberen Quadranten des Trommelfelles kommen. (Eigener Fall.)

In einem weiteren Falle schwerer Warzenfortsatztuberkulose ohne Trommelfellperforation war die gesamte Schleimhaut und die Falte, die die Chorda tympani enthält, in tuberkulöse Granulationsmassen verwandelt, und nur der untere Teil des Trommelfells zeigte einen leidlich tuberkulosefreien Schleimhautbelag. Der ganze Knochen des Warzenfortsatzes war aber mit sorgfältiger Schonung der Knochen des Labyrinthes durch fungöses Gewebe aufgezehrt oder durchsetzt. Gehirnwärts reichte die Erkrankung bis unter die Dura. Die Innenseite der harten Gehirnhaut war völlig gesund. Mikroskopisch erwies sich das eigentliche Gewebe der Dura als normal. Wie auch Poli hervorhebt, scheint die Dura für die Tuberkulose einen Wall darzustellen, der nicht so leicht zu überwinden ist.

Das Mittelohrleiden führt daher meist nicht per continuitatem zur tuberkulösen Meningitis, und darauf beruht es wohl, daß selbst sehr ausgedehnte Prozesse noch erfolgreich operativ angegriffen werden können.

Bei der Säuglingstuberkulose ist meist die Nasenrachenmandel miterkrankt (Haike, Oppikofer, eigener Fall), ebenso wie die Tube. Bei älteren Kindern scheint vielfach fast ausschließlich der Warzenfortsatz der Sitz des Leidens zu sein.

Genese. Über die Entstehung der Mittelohrtuberkulose sind die Ansichten geteilt. Fortsetzung von primär erkrankter Nasenrachenmandel, Eindringen von tuberkulösem Sputum in den Mittelohrraum sind als Ursachen theoretisch annehmbar und werden mehr oder weniger für einzelne Fälle wahrscheinlich gemacht. Da aber auch bei geschlossener Tuberkulose, ja typischer Miliartuberkulose, wie in meinem oben beschriebenen Falle, die Schleimhaut des Mittelohrs fungöse Erkrankungen zeigen kann, so scheint mir der hämatogene Weg der plausiblere. Besonders aber spricht auch die Beobachtung von Henrici bei älteren Kindern hierfür. Er nimmt wohl mit Recht an, daß vielfach der Warzenfortsatz primär erkrankt und sekundär erst die Mittelohraffektion entsteht. Hier würde also die Genese sich mit einer tuberkulösen Knochenerkrankung in der Nähe eines Gelenkes decken.

Diagnose. Die Anhaltspunkte für die Diagnose tuberkulöser Mittelohrentzündung der gutartigeren Form sind bereits oben gegeben. Keiner derselben hat absolute Bedeutung, auch nicht der schmerzlose Beginn einer Mastoiditis, den wir ja bei zweijährigen Kindern häufig genug auch sonst erleben. In sehr vielen Fällen wird die Diagnose erst durch die Operation, ja erst durch die mikroskopische Untersuchung des hierdurch gewonnenen Materials gestellt, und es ist erstaunlich, wie häufig bei systematischer mikroskopischer Untersuchung sich nachträglich eine Tuberkulose nachweisen läßt. Da der Warzenfortsatz meistens erkrankt ist, so ist die Indikation zur Operation ebenso wie bei Ohrenleiden anderer Ätiologie gegeben. In den Fällen mit stark beteiligter Pauke kann gelegentlich die Untersuchung eines exstirpierten Granuloms oder auch der Nachweis von Tuberkelbazillen die Diagnose ergeben. Bei der malignen Säuglingstuberkulose ist die käsige Erkrankung der Drüsen um den Gehörgang herum und die kariöse Entblößung der Paukenwand absolut charakteristisch. Selbst bei dem allerelendsten Säugling sieht man die Entblößung des Knochens höchstens nur bei den sonst leicht zu diagnostizierenden Fällen von Scharlachnekrose (s. S. 146). Einzelne Fälle entziehen sich, wie ersichtlich, jeglicher Beachtung im Leben.

Therapie. Die Therapie ergibt sich durch den äußeren Befund am Warzenfortsatz. Die Erfolge sind unerwartet günstig, auch dann, wenn auf eine peinliche Entfernung alles kranken Gewebes und eine Aufdeckung der Mittelohrräume verzichtet wurde (Henrici).

Bei offener Mittelohrtuberkulose will Much allerdings bei älteren Personen durch Saugtherapie Erfolge erzielt haben. Die progrediente Tuberkulose des Säuglings ist in ihrer ausgesprochenen Form, soweit sie der Diagnose überhaupt zugänglich ist, nur in Ausnahmefällen und zwar nur bei wahrnehmbarer Erkrankung des Warzenfortsatzes Gegenstand einer Operation gewesen. Da die meisten Kinder ausgebreitete Miliartuberkulose in kurzer Zeit akquirieren, so ist auf häufige Erfolge nicht zu rechnen. Immerhin ist es meist der einzig größere und anscheinend ältere tuberkulöse Prozeß im Körper, so daß die Operation doch mitunter von Erfolg begleitet sein könnte. So erzielte Grimmer trotz ausgedehnter Zerstörung des Schläfenbeins bei einem fünfmonatlichen Kinde Heilung.

4. Tuberkulöse Meningitis und Mittelohrerkrankung.

Die tuberkulöse Meningitis entsteht auch bei Mittelohrtuberkulose auf hämatogenem Wege. Wiederholt wird aber bei Meningitis oder Hirntuberkeln, die schwere Hirnerscheinungen auslösen, eine gewöhnliche Mittelohrentzündung mit meist sehr geringen Entzündungserscheinungen am Trommelfell gefunden. Das Auftreten einer derartigen Mittelohrentzündung ist bei einer Krankheit, die mit Bewußtseinsstörung, Kachexie oder häufigem Erbrechen einhergeht, keineswegs wunderbar, und dürfte eigentlich nach dem, was wir früher besprochen haben, a priori erwartet werden. (S. 103.)

Doch kommen solche Ohrerkrankungen ebenso wie akute Nasopharyngitiden nach Erfahrungen von Alt, Schultze, Haike, denen ich beipflichten muß, gelegentlich einmal im Anfangsstadium der tuberkulösen Meningitis vor, ohne daß derartige Gründe vorhanden sind. In diesen Fällen ist eine falsche Deutung der am Kinde sich zeigenden Krankheitserscheinungen sehr schwer vermeidlich.

Literatur.

Tuberkulose.

Alt, Beziehungen der eitrigen Mittelohrentzündung zur epidemischen und tuberkulösen Meningitis. Monatsschr. f. Ohrenheilk. Bd. 38. Nr. 3. — Blegvad, Beiträge zur Frage der Mittelohrtuberkulose. Monatsschr. f. Ohrenheilk. 1911. S. 1189. — Grimmer, Beitrag zur Pathologie und Diagnose der tuberkulösen Mittelohrentzündung. Zeitschr. f. Ohrenheilk. Nr. 44. S. 101. — Grunert und Schulze, Jahresbericht der kgl. Universitätsklinik zu Halle. Arch. f. Ohrenheilk. Bd. 59. S. 194. — Haike, Beiträge zur Pathologie des Mittelohres im Säuglingsalter. Arch. f. Ohrenheilk. Bd. 65. S. 292. — Henrici, Die Tuberkulose des Warzenfortsatzes im Kindesalter. Zeitschr. f. Ohrenheilk. Ergänzungsheft. Bd. 48.

Konietzko, Ein anatomischer Befund von Mittelohrtuberkulose. Arch. f. Ohrenheilk. Bd. 59. — Much, Ein zweiter Fall von beiderseitiger Mittelohrtuberkulose, der durch Saugwirkung vom Gehörgang aus zur Heilung kam. Zeitschr. f. Ohrenheilk. Bd. 58. S. 64. — Mygind, Lupus cavi narium. Arch. f. Laryng. 1905. S. 484. — Oppikofer, Jahresbericht der otolaryngologischen Klinik. Zeitschr. f. Ohrenheilk. Bd. 48. S. 238. — Pasch, Beiträge zur Nasentuberkulose. Arch. f. Laryng. 1905. S. 454. — Poli, Referat. Arch. f. Ohrenheilk. Bd. 60. S. 107. — Schulze, Ohreneiterung und Hirntuberkulose. Arch. f. Ohrenheilk. Bd. 55. S. 110. — Struyken ter Knile, Tuberkulöse Entzündung des Ohres und der Hirnhäute. — Uffenorde, Schäfer-Passows Beitr. III. — Zarniko, Die Krankheiten der Nase und des Nasenrachenraums. Berlin 1910.

IX. Syphilis.

1. Beteiligung der Nase.

a) Frühsyphilis der Nase.

Bei der kongenitalen Syphilis spielt der Schnupfen bekanntlich die allerwichtigste, ja die beherrschende Rolle. Er geht dem Ausbruch des Ausschlags bei allen scheinbar syphilis-gesundgeborenen Kindern vorher, und zwar nicht nur um Tage, sondern sogar, wie wir immer wieder erleben können, um viele Wochen. Nach Hochsinger, dessen Darstellung wir auch sonst vielfach folgen werden, war von 65 Fällen der Schnupfen bemerkt worden:

38 mal bei der Geburt
5 ,, erschien der Schnupfen in der 1. Woche
4 ,, ,, ,, ,, ,, ,, 2. ,,
4 ,, ,, ,, ,, ,, ,, 3. ,,
2 ,, ,, ,, ,, ,, ,, 2. ,,

Wenn es sich weiterhin herausstellen sollte, daß in der Tat so häufig wie oben angegeben, der Schnupfen in der überwiegenden Mehrzahl der Fälle schon in den ersten 14 Lebenstagen vorhanden ist, auch dann, wenn die Kinder gesund geboren werden, so würde das die Ansicht Rietschels modifizieren, daß ein erheblicher Prozentsatz der erst in der vierten Woche erkrankenden Säuglinge deswegen so spät erkranken, weil die Infektion erst kurz vor und während der Geburt auf hämatogenem Wege erfolgt. Man müßte dann den Zeitpunkt der Ansteckung auf einige Wochen vor der Geburt verlegen.

1. Stadium.

Der Schnupfen beginnt, wie Hochsinger am schärfsten hervorhebt, als Rhinitis chronica anterior, also mit starker Schwellung der Schleimhaut auch der vorderen Teile der Nase, aber fast stets ohne erheblichere Sekretion. Dieses Stadium der Sekretionslosigkeit hält einige Zeit, tage- bis wochenlang, an.

2. Stadium.

Dann setzt das zweite Stadium mit eitriger Sekretion ein. Später wird das Sekret braunrot. Es kommt somit zur Erosion der Schleimhaut. War schon zuletzt, während der Zeit der trockenen Rhinitis, die Intensität der Nasenverlegung auffällig, so bewirkt die Schwellung der Schleimhaut, verbunden mit der starken Sekretion, ein eigentümliches, schlürfendes Schnüffeln, das außerordentlich charakteristisch ist.

Die schwere Entzündung des Naseninnern bewirkt eine gewisse Gedunsenheit des Nasenrückens und des Wulstes, der sich beiderseits als Fortsetzung der Wange nach der Nase zieht, so daß hierdurch allein der Nasenrücken weniger prominent und breiter erscheint, als er in der Tat ist.

Zugleich tritt jetzt jener charakteristische Umschlag der Gesichtsfarbe des Kindes ein, den man sonst nirgends findet. Der Farbenton wird graugelblich.

3. Stadium.

Die weiteren Folgen dieser luetischen Entzündungen sind im ersten Lebensjahr durchaus nicht etwa häufig destruktive Prozesse, wiewohl die Neigung hierzu nicht zu verkennen ist. Hochsinger hat ein Weicherwerden des Knorpelgerüstes beschrieben, das sich klinisch darin äußert, daß man die Nasenspitze stärker als sonst nach unten drücken kann.

Histologisch fand er am knorpligen Septum die Bindegewebsfasern der Knorpelhaut aufgelockert und mit zahlreichen Kernen durchsetzt, stellenweise herdförmige Zellanhäufungen, an der Grenze zwischen Perichondrium und Knorpel gelegen. So kann der Knorpel buchtig ausgehöhlt und verdünnt werden. Im Knorpel sah er bedeutende Vermehrung der Knorpelzellen auf Kosten der geschwundenen Knorpelsubstanz.

Es bedarf nur eines leichten Zerfalls der schwer veränderten Septumschleimhaut, um auch zum Zerfall des Septums zu führen. Wenn größere Teile desselben verloren gehen, kann es zu der schwersten Entstellung, Lorgnettennase, Bocksnase usw. kommen.

Häufig sind diese tiefgreifenden Zerstörungsprozesse nicht. Parrot fand sie überhaupt nicht und Hochsinger unter 257 klinisch untersuchten Fällen nur sechsmal.

Am häufigsten kommen die Entstellungen der Nase zustande ohne Verlust an Knochen- und Knorpelgerüst. Die einfachste Form der Entstellung ist das Einsinken des Nasenrückens, nächstdem eine starke Verbreitung und Hyperostose des knöchernen Nasendaches. Diese Entstellung aber fällt erst erheblich auf durch eine schon im 4. Lebensmonat zu beobachtende Schrumpfung der Weichteile der vorderen Nase, die die Nasenspitze nach oben und hinten hebt, etwa wie wir es bei der Inspektion der Nase tun.

Wichtiger als die Veränderung am Knorpelknochengerüst sind die schweren Entzündungserscheinungen an der Nasenschleimhaut selbst. Nicht nur der untere Teil des Septums und die Nasenmuschel sind, wie Hochsinger fand, von Epithel entblößt, sondern auch die gesamte Epithel-Decke der Nase und des Nasenrachenraums kann zum überwiegenden Teil verloren gegangen sein. So fand ich in einem unten näher zu beschreibenden Falle nur eine kleine Epithel-Insel im oberen Nasengange und Epithel-Reste in den Nischen des Nasenrachenraums. Die Nasenschleimhaut war stark entzündlich infiltriert und mit fest haftendem Sekret bedeckt. Es ist begreiflich, daß in solchen Fällen profuse

Blutung aus Mund und Nase erfolgen kann. Daß bei einer so ausgedehnten Schleimhautzerstörung eine völlige Restitution nicht immer möglich ist, liegt klar auf der Hand. Atrophie der Schleimhaut, Adhäsion oder gar Oblitteration im Naseninnern müssen als Folgen dieser Veränderung erwartet werden. Diese Folgen der Frühsyphilis werden noch ihre Besprechung finden.

Luetischer Schnupfen als Ausgangspunkt von Infektionen. Wie bei jedem schweren Schnupfen im Säuglingsalter ist sekundäre Infektion möglich. Es ist hier weniger an die Erkrankung der Lunge und der Luftwege zu denken, an der freilich mancher Luetiker zugrunde geht. So sah ich einmal infolge einer Grippeepidemie gerade die drei Luetiker der Abteilung zugrunde gehen. Im allgemeinen wird die eitrige Blockierung der Nase auch in den schwersten Fällen noch relativ gut vertragen. Gefährlicher sind septische Erkrankungen und fortgeleitete eitrige Entzündungsprozesse nach den Meningen.

Wilhelmine G., am 33. Lebenstage aufgenommen. Gesichtsfarbe graugelb, eine einzige typische Papel an der Oberlippe. Nasenbefund: reichliches, leicht blutiges Sekret, Muschel- und Septumschleimhaut stark geschwollen, doch ist die Nase bis zur mittleren Muschel zu übersehen. Trotz Beginn der Schmierkur am 38. Lebenstage graublau, Aspiration der Zunge, blutiger Ausfluß aus dem Munde. Zugleich beginnt ein Fieberzustand, der ungefähr bis zum 43. Lebenstage dauert. Mehrere Tage Blutausfluß aus dem Munde. Im Urin Eiweiß und reichlich Formelemente. Nun schließt eine Lungenentzündung von wechselnder Intensität an mit geringem Fieber, schließlich tritt am 47. Lebenstage unter starker Verschlimmerung des Nasenleidens die Sepsis wieder in den Vordergrund. Aus dem hinteren Teil der Nase fließt das Blut in den Pharynx so reichlich, daß das Kind am vorletzten Lebenstage den ganzen Mund voll Blut hat. Die vordere Nase zeigte nur eine sehr stark entzündete Schleimhaut, die sofort wieder zu bluten anfing. Die Sektion ergab bronchopneumonische Herde beiderseits und frische fibrinöse Pleuritis. Etwas interstitielle Pneumonie links, zentrale Verfettung der Leber. Der mikroskopische Befund der Nase und des Nasenrachenraums ist oben wiedergegeben [1]).

Daß von derartig schweren Schleimhauterkrankungen allgemeine Sepsis ausgehen kann, ist wohl begreiflich. Das schließliche Hinzutreten der Bronchopneumonie ist hierbei zweifellos nicht die Hauptsache gewesen.

Eine zweite Form ist mir in der Praxis häufiger begegnet. Es handelt sich um Kinder, die mit sehr schwerem Schnupfen und ausgesprochener graugelber Gesichtsfarbe zum ersten Male in meine Behandlung traten, die aber alle verdächtig matt waren und fieberten. Der Ausschlag war entweder nicht vorhanden oder erst seit wenigen Tagen, angeblich einmal am Tage vor der ersten Vorstellung in der Sprechstunde, aufgetreten. Die Verlegung der Nase war in diesen Fällen keineswegs extrem. Am nächsten Tage oder schon früher bekamen sie Krämpfe und gingen unter hohem Fieber und anhaltenden Krampfzuständen, also wahrscheinlich an eitriger Meningitis zugrunde.

Einmal habe ich innerhalb von 10 Tagen drei derartige Fälle durch den Tod verloren, dann aber wieder jahrelang keinen solchen gesehen. Die meisten der Fälle waren in ärztlicher Behandlung gewesen, doch war mangels eines Ausschlages die Natur des Leidens nicht erkannt worden.

Wirkung des Schnupfens auf den Allgemeinzustand. Die Bedeutung des Schnupfens bei Lues für den Allgemeinzustand deckt sich mit dem, was wir für den gewöhnlichen schweren Schnupfen angegeben haben (s. S. 30).

Erschwertes Trinken und dadurch Brustverlust wird hier noch bedeutsamer für das Kind, weil ein Luetiker seine Immunität viel nötiger braucht als ein anderes Kind. Das Trinken wird aber auch schließlich so erschwert, daß selbst mit Flasche und Löffel die Ernährung schwierig von statten geht. Dazu kommt die Störung des Schlafes und die Erscheinung der Aspiration der Zunge.

---

[1]) Um die Schleimhaut vor Vertrocknung zu schützen, war unmittelbar nach dem Tode die Nasenöffnung durch Watte mit 4%igem Formaldehyd verschlossen worden. Der ganze Nasenrachenraum und die Nase mit dem harten Gaumen war im ganzen herausgestemmt und gehärtet worden.

Zeitliches Verhältnis zwischen Schnupfen und Auftreten des Ausschlages.
Zwischen dem Eintreten des Ausschlags im Verhältnis zum Schnupfen existieren alle denkbaren Variationen, doch so, daß der Schnupfen fast immer
das erste, wenn auch manchmal noch recht unscheinbare Symptom ist. Sehr
häufig sind die Fälle, in denen das Auftreten des Ausschlages erst beobachtet wird,
wenn die Nasenerkrankung so weit fortgeschritten ist, daß eine Erhaltung der
Nasengestalt nicht mehr möglich oder daß gar schon das Leben des Kindes
verloren ist. Nur bei dem angeborenen, oder in den ersten Lebenstagen auftretenden Pemphigus lueticus kann Schnupfen fehlen.

Folgen der Frühsyphilis. Von der Entstellung der äußeren Nase, die die
Frühsyphilis zur Folge haben kann, und, wenn unbehandelt, auch meist hat,
ist bereits die Rede gewesen. Aber auch für die Nasenschleimhaut ist die Grenze,
innerhalb deren eine volle Restitution erfolgen kann, mitunter überschritten. Es
kommt dann zur Atrophie, zum ausgesprochenen Bilde der Rhinitis atrophicans.

Meist weist die aufgestülpte Nase auf die Ätiologie deutlich hin. Häufig kann sich
das Bild der echten Ozäna entwickeln. Die trockenen Krusten fangen an zu stinken.
Wenigstens bis zu einem geringen, zeitweise sich einstellenden Fötor konnte ich einmal
die Entwicklung der Frühsyphilis der Nase zur Rhinitis atrophicans und zur Ozäna beobachten. Das häufige Auftreten von Stinknase bei früher Luetischen (Hochsinger,
Gerber) und die zahlreichen Fälle von Wassermann-positiven Fällen im Ozänamaterial
einzelner Beobachter (Frese) lassen eine postluetische Ozäna als besondere Gruppe dieser
Krankheit annehmen.

In diesen Fällen ist immerhin die Wiederherstellung einer Epithel-Bekleidung und damit ein Offenhalten der Nasengänge möglich gewesen. Wo
auch dies nicht mehr der Fall ist, kommt es zur Verwachsung einer oder der
anderen Nasenmuschel mit dem Septum, in extrem seltenen Fällen zum völligen,
narbigen Verschluß der Nase.

Helmut W. seit der 5. Lebenswoche Schnupfen und Ausschlag. In der 10. Lebenswoche am 7. Januar mit schwerer, vernachlässigter Lues aufgenommen. Sehr starker
Schnupfen. Nasenschleimhaut stark gerötet, sehr leicht blutend. Im Verlauf der Behandlung zeitweise erhebliche Drucksteigerung im Arachnoidal-Raum. Infolge der erschwerten
Nasenatmung einige Tage lang beschleunigte und vertiefte Atmung. Die Nase ist innerlich
seit dem 12. Januar nicht mehr untersucht worden. Trotzdem schließlich das Kind sich
erholt, schwindet der Schnupfen nicht. 2. II. Bei nachträglicher Befragung sagt die Schwester
aus, daß fast seit 14 Tagen in die Nase eingestrichene Salbe nicht mehr ausgeprustet wird.
Seit dieser Zeit ist auch die Nasenverstopfung schlimmer geworden. Im Naseneingang
befindet sich nur die eingestrichene Salbe. Nach deren Entfernung sieht man beiderseits
in einen kleinen Trichter hinein. Derselbe ist 10—12 mm tief. Seine Spitze liegt etwa
in der Stelle, wo man den mittleren Nasengang vermutet. Die Wände dieses Trichters
sind von weißlicher Farbe, unempfindlich gegen Betastung mit der Sonde und sezernieren
nicht, sind also völlig epidermisiert. Lufteinblasung, selbst unter Anwendung starker
Gewalt, gelingt nicht. Dagegen läßt sich mit einer Sonde an der Spitze des Trichters eine
kleine Öffnung nachweisen, gerade groß genug, um einen Knopf der gewöhnlichen feinen
Sonde durchzulassen. Von hier aus läßt sich der Nasenrachenraum sondieren. Es handelt
sich nach dem Sondenbefund nicht etwa um einen membranösen Verschluß, sondern um
eine feste, flächenhafte Verwachsung. Der Zustand ist seitdem stabil geblieben. (1. VIII. 13.)

Diagnose. Wir müssen uns also zum Prinzip machen, den luetischen
Schnupfen auch unabhängig von anderen klinischen Symptomen ebenso diagnostisch zu verwerten wie eine einzige Papel auf der Haut. Das erste Stadium
des Schnupfens zeichnet sich gegenüber anderen chronischen Schnupfenformen
des Säuglingsalters durch die starke und anhaltende Schwellung der Schleimhaut
der vorderen Nase aus, die bei sonstigem Schnupfen des Säuglings relativ selten ist.
Ist dieser Schnupfen gar noch längere Zeit im wesentlichen trocken, so kann
man wohl Verdacht schöpfen. Jedenfalls ist es möglich und wünschenswert,
durch Anstellung der Wassermannschen Reaktion bei Vater oder Mutter
in solchen Fällen den Verdacht näher zu begründen.

Im zweiten Stadium wird das starke Schnüffeln, das eitrige, allmählich
eitrig-blutig werdende Sekret auf Lues hinweisen, und der hier zu dieser Zeit

schon beginnende Farbenumschlag des Gesichtes läßt mit hoher Wahrscheinlichkeit die Diagnose stellen.

Differentialdiagnostisch kommt hier die chronische Nasendiphtherie in Betracht, die man bei solchen schon länger bestehenden Fällen durch Besichtigung der Nase leicht ausschließen kann. Der bakteriologische Nachweis von Diphtheriebazillen genügt natürlich nicht. Denn der Luetiker wird gerade sehr häufig zum Bazillenträger.

Die seltenen Fälle von chronischer, trockener Rhinitis und Neigung zu Blutungen lassen sich aus dem Nasenbefund allein kaum differenzieren. Zweifellos wird die Diagnose gelegentlich kaum zu stellen sein, aber das Sekret wird hier nie für längere Zeit eitrig-blutig, auch fehlt die Gesichtsfarbenänderung (vgl. Fall K. S. 26).

In vielen Fällen ist der typische Beginn und Verlauf in einer dauernden Progression ein diagnostisches Hilfsmittel, auf das Hochsinger mit Recht hinweist. Bei sorgfältiger Beobachtung muß es so gelingen, die Krankheit, auch ohne daß Ausschlag besteht, zu erkennen. Die oben zitierten Fälle zeigen uns, daß wir nicht Zeit haben, auf den Ausbruch des Exanthems zu warten, wenn anders das Kind gerettet oder vor Entstellung seiner Nase geschützt werden soll.

Therapie der Nasenerkrankung. Die Aufgabe, die Luestherapie beim Säugling zu schildern, liegt uns hier nicht ob. Ob die Salvarsanbehandlung günstiger als Quecksilber auf den Schnupfen einwirkt, ist mit Sicherheit noch nicht zu behaupten. Die Inunktionskur wirkt nur langsam auf den Schnupfen, und zwar um so langsamer, je mehr blutiges Sekret auf tiefergreifende Zerstörung der Nasenschleimhaut hinweist. Dies ist begreiflich, da wir ja gesehen haben, daß der Entzündungsprozeß der Oberfläche der Schleimhaut längst nicht mehr rein luetischen Ursprungs ist, sondern durch Sekundärinfektion verstärkt wird. So hat der Arzt lange Zeit noch den Schnupfen zu behandeln, ehe die Schmierkur die definitive Ausheilung sichert.

In den schwersten Fällen ist daher, wie bei der Behandlung des gewöhnlichen Schnupfens geschildert, die Aspiration der Zunge durch Seitenlage oder häufigeres Herumtragen mit leichterhöhtem Kopf und Rumpf zu verringern. Das hilft dem Kinde über die schwersten Tage des Leidens hinweg. Durch Einträufeln weniger Tropfen Adrenalinlösung [1]) in beide Nasenlöcher 10 und 5 Minuten vor dem Trinken kann man dem Kinde die Nahrungsaufnahme erleichtern, ja selbst in fortgeschrittenen Fällen oft noch das Trinken an der Brust ermöglichen. Da meist die Brust nicht völlig abgetrunken wird, muß dieselbe künstlich entleert und die entleerte Milchmenge dem Kinde mit dem Löffel gereicht werden. Peinlichst ist dafür zu sorgen, daß das Kind keinen Durst leidet (siehe S. 31).

Es scheint, daß die Abheilung der Nase durch Einstreichen von Quecksilbersalbe befördert wird.

Man lasse zweimal täglich in die Nasenöffnung eine leicht schmelzbare Salbe von etwa folgender Zusammensetzung einstreichen, so daß die Nasenlöcher voller Salbe sind: Hydrarg. praecip. alb. oder oxyd. via humid. rec. parat. 0,2, Lanolini 3,0, Paraffini liquidi 2,0, m. f. ung. s., in acht Tagen zu verbrauchen.

Die Einführung mit Wattetampon kann nach den anatomischen Befunden auch in ärztlicher Hand kein schonendes Verfahren genannt werden. Bei der Verwendung der Nasensalbe tut man jedoch immer gut, sich daran zu erinnern, daß ein gewisser Teil der Salbe resorbiert wird. Dadurch, daß man nur kleine Mengen Salbe verschreibt, ist ein Mißbrauch ausgeschlossen.

b) Spät-Syphilis der Nase.

Die späte Manifestation hereditärer Lues unterscheidet sich in keiner Weise von der tertiären der Erwachsenen.

---

[1]) Solutio adrenalini haemostatici (1 : 1000) 1,0, Aqua borata 2,0.

Die Zerstörungen setzen von der Schleimhaut aus meist an Nasenscheidewand und Nasenboden ein, können aber auch von einer primären Knochenerkrankung ausgehen. Ein aashafter Gestank charakterisiert nur die fortgeschritteneren Fälle. Sie gehören in das Gebiet des Nasenspezialisten (siehe Gerber).

Damit der Nasenspezialist aber rechtzeitig die Fälle zur Beurteilung und Behandlung bekommt, muß der Arzt wissen, daß das Anfangsstadium vollständig einer gewöhnlichen hypertrophischen Rhinitis gleichen kann. Ferner muß er alle Fälle von infiltrierenden Geschwüren, Tumorbildung oder Granulom sofort einer sachverständigen Beurteilung unterwerfen.

2. Beteiligung des Mittelohrs.

Die Beziehungen der hereditären Syphilis zum Mittelohr sind nicht völlig geklärt.

Baraton fand bei 14 totgeborenen Luetikern 12 mal eine Erkrankung der Paukenhöhle, die aber, wenn wir an die Befunde von Aschoff denken, doch nicht ohne weiteres als Syphilisfolge anzusprechen ist. Panse fand gleichfalls häufiger Veränderungen, aber mehr mikroskopischer Natur, außerdem Blutungen. Bei Kindern, die längere Zeit gelebt haben, finden sich häufiger schwere Residuen von Mittelohrentzündung, ja Durchbruch eitriger Mittelohrerkrankungen ins Labyrinth mit konsekutiver Ertaubung (Panse, Gerber). Bei dem schweren Schnupfen, der die erste Zeit der Krankheit charakterisiert, ist die Entstehung der Mittelohrentzündung sehr leicht begreiflich. Die Bösartigkeit der eitrigen Sekundärinfektionen der Nase und des Nasenrachenraums läßt begreifen, daß bei diesen Kindern die Mittelohrentzündung bösartiger als gewöhnlich beim Säugling gelegentlich verlaufen kann. Auch ist zu bedenken, daß es sich im wesentlichen um Kinder handelt, die der Syphilis und ihren Folgeerscheinungen erlegen sind.

Auch im späteren Alter können gleichzeitig mit akuten Prozessen im inneren Ohr Katarrhe des Mittelohres in verschiedensten Graden nachweisbar sein. Nicht nur Retraktion des Trommelfells, sondern auch Mittelohrentzündung kann bestehen (Wanner, Arzt). Mag man diese Ereignisse deuten, wie man will, klinisch sind sie sehr beachtenswert, da der Mittelohrkatarrh leicht die Erkrankung des inneren Ohres übersehen läßt.

3. Beteiligung des inneren Ohres und des Hörnerven.

Das Labyrinth kann, wie schon erwähnt, infolge schwerer Mittelohrprozesse gelegentlich zugrunde gehen. In der Regel aber droht der Feind von einer anderen Seite.

Die Verbreitung der Spirochäten und der syphilitischen Entzündung im Schläfenbein und in den benachbarten Meningen ist augenscheinlich viel hochgradiger, als man bisher angenommen hat (Grünberg). Von den Hirnhäuten aus kann daher Nerv und Labyrinth erkranken. So stellt sich Mayer den Prozeß folgendermaßen vor:

1. Es spielen sich bei hereditärer Lues auch noch im späteren Lebensalter entzündliche Prozesse an den Meningen ab.

2. Es kommt hierdurch zur Neuritis acustica.

3. Es wird dieser Prozeß fortgeleitet auf das innere Ohr. (Siehe auch Rosenthal.)

Es muß aber hervorgehoben werden, daß Blutüberfüllung im Labyrinth und degenerative Prozesse von Panse auch bei hereditär luetischen Säuglingen schon gefunden worden sind. So kann es auch durch einfache degenerative Prozesse vor und nach der Geburt zur Ertaubung kommen (Urbantschitsch).

Klinische Erscheinungen. Die angeborene oder in den ersten Lebensmonaten entstehende Ertaubung ist nicht Gegenstand klinischer Betrachtung. Mehr Interesse hat die später einsetzende Erkrankungsform. Sie tritt meistenteils zwischen dem 7. und 8. oder 11. bis 12., also kurz zwischen dem 7. und 12. Lebensjahr auf. Besonders werden von ihr betroffen Kinder, die den bekannten Stempel der hereditären Syphilis sichtbar zur Schau tragen. Am plausibelsten ist die Erklärung Mayers, daß die von ihm beschriebene latente luetische Meningitis aufflammt, oft gleichzeitig mit parenchymatöser Keratitis und Schleimhauterkrankungen. Hiermit stimmt auch, daß die Affektion stets doppelseitig ist. Wahrscheinlich wird es ferner dadurch gemacht, daß Knik und Zaloziecki die Meningitis luetica als Grund der Acusticuserkrankung auch im Gefolge von Salvarsan-Behandlung nachgewiesen haben.

Die klinischen Erscheinungen können sehr lebhaft sein. Schwindel, subjektive Tonempfindungen quälen dann die Patienten. In anderen Fällen schwindet mehr oder weniger schnell das Hörvermögen, ohne daß der Patient über Beschwerden klagt. Die Ertaubung kann in wenigen Tagen, ja über Nacht auftreten, ebenso auch sich im Laufe eines Jahres langsam entwickeln.

Es darf wohl angenommen werden, daß diejenigen Fälle, bei denen wesentlich das Labyrinth erkrankt, am schnellsten verlaufen und am irreparabelsten sind. Bessere Aussichten dürften wohl die Fälle bieten, in denen der Acusticus allein erkrankt ist. Auf diese Form würde ein gleichzeitiges Bestehen von Erkrankung des Facialis und anderer Hörnerven hindeuten, aber auch dann muß man sich an die Erfahrungen erinnern, die man bei der Herxheimerschen Reaktion des Acusticus nach Salvarsan gemacht hat, daß nämlich der Acusticus nicht so leicht sich völlig restituiert wie andere Nerven. Teilerkrankungen des Labyrinthes sind natürlich gleichfalls denkbar. So wurden allerdings nur bei erworbener Syphilis, namentlich von Beck isolierte Erkrankungen des Vorhofapparates beobachtet.

Diagnose. Die Aufgabe des Nichtohrenarztes ist im wesentlichen, Verdacht zu schöpfen. Ohrensausen, Abnahme des Hörvermögens bei hereditär Luetischen dürfen nicht ohne Beratung mit einem Sachverständigen auf gleichzeitige Mittelohrprozesse zurückgeführt werden. Es ist ja begreiflich, daß man bei hereditär Luetischen häufig nicht ganz normale Mittelohren findet. ·Wenn irgendwo, so soll man hier den sachverständigsten Rat sofort aufsuchen. Ein Abwarten aber, auch noch von wenigen Tagen, ist bei dem häufig so schnellen Verlaufe der Krankheit eine schwere, nicht wieder gut zu machende Unterlassungssünde.

Therapie. Die Therapie ist, selbst wenn sie frühzeitig genug erfolgt, in einer großen Reihe der Fälle sehr unbefriedigend. Dies muß man sich vor Augen halten, wenn man die Leistungsfähigkeit von Quecksilber und Salvarsan vergleichen will. Da die Fälle so verschiedenartig sind, so ist zur Entscheidung dieser Fragen der einzelne Erfolg ebensowenig zu verwerten wie der Mißerfolg. Daß Salvarsan bei rapidem Verlauf oder bei Versagen des Quecksilbers zu versuchen ist und versucht werden darf, scheint festzustehen. Ob aber im allgemeinen dieses oder jenes Mittel mehr leistet, bleibt noch dahingestellt (Urbantschitsch, Beck, Wanner, Siebenmann). Bei fortgeschrittener Ertaubung und nach längerem Verlauf ist meist nichts von einer spezifischen Kur zu erwarten, doch mahnen einzelne Fälle, (Behm) einen Versuch dennoch zu wagen.

Bei vergeblicher, spezifischer Behandlung oder unvollkommenem Erfolg soll durch Pilokarpinschwitzkur eine leichte Besserung öfters zu erzielen sein.

Literatur.

Syphilis.

Arzt, Die Bedeutung der Wassermannschen Reaktion in der Ohrenheilk. Archiv f. Ohrenheilk. Bd. 81. S. 180. — Beck, Ibid. S. 12. Monatsschr. f. Ohrenheilk. 1911. S. 233, 298, 514, 1403. — Beck, Oskar, Hochgradige Schwerhörigkeit bei Erbsyphilis durch Salvarsan wesentlich gebessert. Beiderseitige Ausschaltung des Vestibularapparates, rechts

Taubheit, und zwar nach Salvarsan. Monatsschr. f. Ohrenheilk. 1911. S. 233, 298, 308, 514, 1403; siehe auch Med. Klinik. 1911. Nr. 1. — Behm, Ein Fall von Syphilis tarda beider Ohrenlabyrinthe. Arch. f. Ohrenheilk. Bd. 67. S. 74. — Frese, Über den Zusammenhang von Syphilis und Ozäna. Arch. f. Laryng. Bd. 20. S. 259. — Gerber, Die Syphilis der Nase, des Halses und der Ohren. Berlin 1910. — Hochsinger, Studien über hereditäre Syphilis. Wien 1904. — Knik und Zaloziecki, Über Akustikus-Erkrankungen im Frühstadium der Lues. Berl. klin. Wochenschr. 1912. S. 639. — Körner, Ein neues operatives Verfahren zur Beseitigung von Adhäsionen in der Nase. Zeitschr. f. Ohrenheilk. Bd. 60. S. 252. — Mayer, Histologische Untersuchungen zur Kenntnis der Entstehung der Taubheit infolge von angeborener Syphilis. Ibid. S. 193. — Panse, Pathologische Anatomie des Ohres. Leipzig bei Vogel; siehe auch Arch. f. Ohrenheilk. Bd. 68. S. 32. — Ritschel, Über den Infektionsmodus bei der kongenitalen Syphilis. Mediz. Klinik 1909. Nr. 18. — Rosenstein, Zur Kenntnis der syphilitischen Erkrankung des Hörnervenstammes. Arch. f. Ohrenheilk. Bd. 67. S. 74. — Sommer, Syphilis des Nasenrachenraums. Passow-Schäfers Beiträge. Bd. 4. S. 130. — Urbantschitsch, Über die Beziehungen der syphilitischen Taubstummheit. Monatsschr. f. Ohrenheilk. Bd. 44. S. 774. — Wanner, Funktionsprüfung bei kongenitaler Lues. Zeitschr. f. Ohrenheilk. Bd. 56. S. 289.
(Ausführliche Literatur bei Hochsinger und Gerber.)

Sachregister.